JN270532

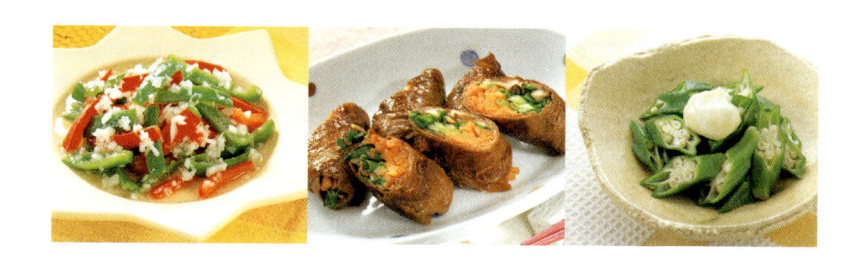

完全版

糖尿病を治す
おいしいバランス献立

東京家政学院短期大学　管理栄養士
金澤良枝

はじめに

糖尿病は21世紀の国民病といわれます。その患者数は年々ふえ、2010年には1000万人以上にものぼると予想されるほどです。日本人の糖尿病の原因の90％以上は、食べすぎや運動不足などといった生活習慣上の問題によるものです。糖尿病は血糖値がある程度高くなっても自覚症状が出にくいため、健康診断で糖尿病と診断されても放置する人が少なくありません。しかし、ほうっておいたり、正しい治療が行われないと、徐々に血管や神経がおかされ、網膜症や腎不全、神経障害、動脈硬化、壊疽などのこわい合併症を起こすおそれがあります。

糖尿病は完治することがない病気です。一生つきあっていかなければなりません。実は糖尿病だからといって、食べていけないものは何もないのです。押さえるべきポイントは「あなたにとって適切な食事の量を守る」「栄養のバランスをとる」「規則正しい食生活をする」の3つでじゅうぶんです。本書では、これらのポイントに沿って設計した自由にきく献立をたっぷりと紹介してあります。しかも、栄養計算はいっさいいりません。本書に従って食事療法をつづけていけば、食事療法の基本は言うまでもなく、自分にとっての適切な食事量やエネルギーを抑える調理のコツなどが自然と身についていきます。

食事療法は、長くつづけられるものでなければ意味がありません。そのためには、おいしくて、手軽に作れることが必須条件です。本書で紹介したメニューは、それらの条件をじゅうぶんに満たしています。しかも、多くのかたにおすすめできる「理想の食事」でもあるので、健康な人にも病気予防のためにフルに活用していただけます。糖尿病の人のご家族のかたも、主食の量をふやすなどしていっしょにご利用ください。

本書が、糖尿病の悩みをかかえるかたはもちろん、ご家族にとっても役立つ1冊となることを心から願ってやみません。

金澤良枝

完全版 糖尿病を治す おいしいバランス献立 目次

はじめに

- 糖尿病の食事療法はすぐに実行できます ……3
- 糖尿病の食事療法には3つのポイントがあります ……8
- 和食の基本形がバランス献立の基本 食事量の調節はこうします
- 主菜と副菜、もう一品を自由に組み合わせるだけ。栄養計算はいっさいいりません ……10
- その日の気分で自由におかずが選べます 主菜ページの見方
- 材料は正確にはかりましょう
- おかずはこのようにはかりましょう ……12
- あなたの主食の量を頭に入れておきましょう 指示エネルギー別 1食あたりの主食量 このような汁物なら、1日に1杯をとってもかまいません
- 毎日必ずとりたい牛乳・乳製品＆果物 ……13
  - 1日にとりたい牛乳・乳製品の量 ……14
  - 1日に食べられる果物の量

おかずの中心になる おいしくて作りやすい 主菜 ……15

肉料理

【牛肉】
- 牛肉の野菜巻き ……16
- 牛肉の柳川風 ……17
- すき焼き風煮物 ……18
- ビーフステーキ ……19

【豚肉】
- 肉野菜炒め ……20
- 豚肉とキャベツのみそ炒め ……21
- 豚肉のキムチ煮 ……22
- 豚肉のしょうが焼き ……23
- 豚肉のみそ漬け焼き ……24
- ゆで豚の中華ドレッシングあえ ……25

【鶏肉】
- ささ身の梅しそ巻き ……26
- 鶏肉の五目みそ炒め ……27
- 鶏肉の照り焼き ……28
- 鶏肉のトマト煮 ……29
- 蒸し鶏のピリ辛ソース ……30
- いり鶏 ……31

【ひき肉】
- 揚げだんごの甘酢あんかけ ……32
- スタッフドピーマン ……33
- 鶏つくねの炊き合わせ ……34
- なすのひき肉はさみ焼き煮 ……35
- ロールキャベツ ……36
- 和風ハンバーグ ……37

【内臓肉】
- 砂肝の南蛮漬 ……38
- レバーにら炒め ……39

魚介料理
- あじの干物焼き ……40
- あじフライ ……41
- あまだいのちり蒸し ……42
- いかとしめじのカレーマリネ ……43
- いかと野菜の煮物 ……44
- いかの四川風炒め物 ……45
- いさきの塩焼き ……46
- いわし（あじ）の香り焼き ……47
- えびのチリソース炒め ……48
- かじきのオイスター炒め ……49
- かつおのたたき ……50
- かれいの五目あんかけ ……51
- きんめだいの煮つけ ……52
- 銀だらの煮つけ ……53
- 鮭のかす煮 ……54
- 鮭の幽庵焼き ……55
- 刺し身サラダ ……56
- 刺し身盛り合わせ ……57
- さばのみそ煮 ……58
- さんまの塩焼き ……59
- しめさば ……60
- スモークサーモンのマリネ ……61
- たちうおの酒塩焼き ……62
- たらちり鍋 ……63
- なまりと野菜の炊き合わせ ……64
- ブイヤベース ……65
- ぶり大根 ……66
- カキのみそ鍋 ……67
- 貝柱とブロッコリーの炒め物 ……68

卵料理

- ぶりの照り焼き ……… 69
- ほたて貝柱と青梗菜のクリーム煮 … 70
- まぐろサラダ ……… 71
- まながつおの西京焼き … 72
- むつのしょうが煮 ……… 73
- 焼き鮭 ……… 74
- わかさぎのマリネ ……… 75
- かに玉 ……… 76
- 高野豆腐の卵とじ ……… 77
- 卵と絹さやの炒め物 ……… 78
- にら玉焼き ……… 79
- にらとじゃこの卵とじ ……… 80
- ふわふわ卵 ……… 81
- ポーチドエッグサラダ ……… 82
- 三つ葉とちくわの卵とじ ……… 83
- 目玉焼き ……… 84

豆腐・大豆製品料理

- 厚揚げの中華炒め ……… 85
- おでん ……… 86
- いり豆腐 ……… 87
- がんもどきと青菜の煮物 ……… 88
- ぎせい豆腐 ……… 89
- 高野豆腐の炊き合わせ ……… 90
- 中華風冷ややっこ ……… 91
- 豆腐の野菜あんかけ ……… 92
- 肉豆腐 ……… 93
- 袋煮 ……… 94
- 焼き厚揚げ ……… 95
- 湯豆腐 ……… 96

副菜 20～40 kcalの野菜たっぷりおかず

あえ物 97

- イクラおろし ……… 98
- オクラの山いもあえ ……… 98
- グリーンアスパラのカレーヨーグルトあえ … 99
- 昆布と野菜のからしじょうゆあえ … 99
- こんにゃくの酢みそあえ ……… 100
- さらし玉ねぎ ……… 100
- しらすおろし ……… 101
- たたきごぼう ……… 101
- なすとみょうがのおかかあえ ……… 102
- 長いもの梅あえ ……… 102
- 菜の花のからしあえ ……… 103
- にがうりの梅あえ ……… 103
- にらともやしの中華あえ ……… 104
- にんじんのごまあえ ……… 104
- ブロッコリーの酢じょうゆあえ ……… 105
- もやしのカレー風味 ……… 106
- モロヘイヤとオクラのあえ物 ……… 106
- ゆでキャベツと干し桜えびのからしじょうゆあえ … 107

炒め物

- エリンギのバターソテー ……… 107
- こんにゃくのザーサイ炒め ……… 108

おひたし

- ほうれんそうのおひたし ……… 108
- レタスとうどのおひたし ……… 109

サラダ

- うどとグレープフルーツのサラダ … 109
- 海藻サラダ ……… 110
- かぶのサラダ ……… 110
- トマトのアンチョビーサラダ ……… 111
- 白菜とオレンジのサラダ ……… 111

酢の物

- オクラと長ねぎのポン酢かけ ……… 112
- かぶと昆布の三杯酢 ……… 112
- 菊花かぶ ……… 113
- きゅうりとくらげの酢の物 ……… 113
- 大根とにんじんのなます ……… 114
- 白菜のごま酢 ……… 114
- ピーマンと赤ピーマンのマリネ ……… 115
- ひじきときゅうりの酢の物 ……… 115
- れんこんの甘酢カレー風味 ……… 116
- わかめとツナの酢の物 ……… 116

漬け物

- かぶときゅうりのあちゃら漬け ……… 117
- かぶのレモン漬け ……… 117
- カリフラワーとにんじんのピクルス … 118
- キャベツときゅうりの即席漬け ……… 118
- キャベツの甘酢漬け ……… 119
- たたききゅうりの中華風 ……… 119

煮物

- うどの白煮 ……… 120
- きのこのしぐれ ……… 120
- キャベツのスープ煮 ……… 121
- 切り昆布の煮物 ……… 121
- しめじとたけのこのうま煮 ……… 122
- 春菊ときのこの煮びたし ……… 122
- しらたきと干しえびのいり煮 ……… 123
- たけのこのおかか煮 ……… 123
- 青梗菜と干し桜えびの煮物 ……… 124
- とうがんとかに缶のスープ煮 ……… 124

にんじんのピリ煮 125
ねぎのスープ煮 125
白菜のスープ煮 126
ブロッコリーのスープ煮 126
若竹煮 127
わらびの煮びたし 127

蒸し物
きのこのワイン蒸し 128

焼き物
田楽 128

その他
辛子明太子 129
しらたきのたらこまぶし 129
ピリ辛ホットレタス 130
山いものせん切り 130

副菜
50〜70kcalのタンパク質＋野菜が中心の健康おかず 131

あえ物
寒天ときゅうりのごまあえ 132
きゅうりとかにの黄身酢あえ 132
きゅうりと鶏肉のごま酢あえ 133
春菊のごまあえ 133
白あえ 134
焼きかますのおろしあえ 134
野菜といかのしょうゆあえ 135

炒め物
炒めなます 135
キャベツのカレー風味 136
グリーンアスパラのバター炒め 136
スイートコーンのバターソテー 137
なすとピーマンのみそ炒め風 137

レタスとかにの炒め物 138

サラダ
ごぼうとささ身のサラダ 138
せん切り大根とほたて貝柱のサラダ 139
大根とハムのサラダ 139
ツナサラダ 140
マカロニサラダ 140

汁物
クラムチャウダー 141
具だくさんのみそ汁風 141

酢の物
カリフラワーのマリネ 142
きゅうりとたこの中華風酢の物 142
はるさめとハムの酢の物 143

煮物
いりおから 143
かぶと厚揚げの煮物 144
かぶのみそそぼろかけ 144
かぼちゃの含め煮 145
キャベツのいり煮 145
京菜と油揚げの煮びたし 146
切り干し大根と油揚げの煮物 146
根菜の田舎煮 147
セロリのミルク煮 147
大根とあさりの煮物 148
青梗菜とうなぎの煮びたし 148
青梗菜のクリーム煮 149
大豆とひじきの煮物 149
豆苗の卵とじ 150
白菜と鮭缶の煮びたし 150
白菜のえびあんかけ 151

ブロッコリーのかにあんかけ 151

焼き物
焼き麩の卵とじ 152
れんこんのきんぴら 152

その他
カリフラワーとブロッコリーのミニグラタン 153
なすのチーズ焼き 153
野菜のホイル焼き 154
にら玉フルフル 154

板わさ 155
納豆 156
冷ややっこ 156

一皿メニュー
主食と主菜がいっしょになった 157

炊き込みご飯 158
うな丼 159
牛丼 160
五目ちらし 161
カレーライス 162
五目チャーハン 163
スパゲッティ・ミートソース 164
焼きうどん 165
鍋焼きうどん 166
冷やし中華 167
焼きそば 167
サンドイッチ 168

もう一品
40〜60kcalの、副菜を補って栄養のバランスをとる 169

あえ物
うどの酢みそあえ 170
グリーンアスパラのごまみそあえ 170
春菊としめじのくるみあえ 170

炒め物

- たけのこの木の芽あえ …… 171
- 菜の花のからしマヨネーズあえ …… 171
- ほたて貝柱と三つ葉のソテー …… 171
- もやしのナムル …… 172
- れんこんとひじきの梅あえ …… 172
- わけぎのぬた …… 173
- キャベツとコンビーフのソテー …… 173
- さやいんげんとまぐろ缶詰のソテー …… 174
- まいたけと青梗菜のソテー …… 174

サラダ

- いんげんとにんじんの和風サラダ …… 174
- かぶの三色サラダ …… 175
- グリーンアスパラサラダ …… 175
- グリーンサラダ …… 175
- コールスローサラダ …… 176
- ピーマンとカテージチーズのサラダ …… 176
- ミニトマトの二色サラダ …… 176

酢の物

- きゅうりとわかめの酢の物 …… 177
- 切り干し大根の酢の物 …… 177
- 青梗菜とはるさめのわさび酢 …… 177

煮物

- うずら豆の甘煮 …… 178
- 切り干し大根の中華煮 …… 178
- ごぼうとカリフラワーの梅風味 …… 178
- こんにゃくのおかか煮 …… 179
- しらたきのピリ煮 …… 179
- 青梗菜の中華煮 …… 180
- にんじんのグラッセ …… 180
- ピーマンの甘辛煮 …… 180

焼き物

- ふろふき大根 …… 181
- いんげんの南蛮焼き …… 182
- ししとうの串焼き …… 182
- ねぎの信田焼き …… 182
- 焼きなす …… 181

その他

- オクラのマヨネーズかけ …… 183
- かぶの酢みそがけ …… 183
- 絹さやの黄身おろしかけ …… 183

低エネルギーおかず …… 184

- えのきのわさび漬けあえ …… 184
- なめこのおろしあえ …… 184
- 大根の梅肉あえ …… 184
- 小松菜と黄菊のおひたし …… 184
- ほうれんそうとまいたけのおひたし …… 185
- 梅干し …… 185
- もずくの二杯酢 …… 185
- セロリときゅうりのりんご酢漬 …… 186
- 白菜の柚香漬け …… 186
- ふきの青煮 …… 186
- 生わかめのスープ煮 …… 187
- こんにゃくの刺し身 …… 187
- 昆布のつくだ煮 …… 187
- 焼きのり …… 187

● ワンポイントアドバイス
- 糖尿病の食事療法を成功させる一口アドバイス …… 188
- 油は、種類が違ってもエネルギー量は同じです …… 188
- ノンオイルドレッシングはエネルギー量ゼロではありません
- おかずの味つけは薄味を心がけましょう
- スポーツ飲料類にはエネルギーがあるので注意しましょう
- 外食をする場合の注意点
- 巷のダイエット法に惑わされないでください
- 「アルコール類を飲んだらご飯を減らす」は間違いです

索引 …… 191

この本の約束ごと

■材料は必ず秤を使って計量し、掲載された分量を守りましょう。材料の計量には、一般的な計量スプーンや計量カップを使っています。すりきりで小さじ1＝5㎖、大さじ1＝15㎖、1カップ＝200㎖です。
なお、材料欄に表記されている
塩0.5gは、親指、人さし指、中指の指3本でスッとつまんだ量
塩0.3gは、親指と人さし指の指2本でスッとつまんだ量
を目安にしてください。0.7gや0.2gなども、上記の目安を参考に増減してください。
■フライパンを使う料理では、油の使用量を控えるため、できるだけフッ素樹脂加工やセラミック加工のフライパンを利用しましょう。
■材料欄にある「だし汁」とは、昆布と削りがつおでとった和風だしです。市販のだしの素を使う場合は、だしの素そのものに塩分が含まれていることが多いので、味つけに使う塩やしょうゆ、みそなどの分量を減らします。
■作り方に明記した電子レンジの加熱時間は、500Wの場合の目安です。400Wなら時間を2割増、600Wなら時間を2割減にしてください。
■家族の分もまとめて作る場合は、材料の使用量を人数分だけ掛け算してふやします。

糖尿病の食事療法はすぐに実行できます

糖尿病の治療法の基本として、確実に効果を上げるのが「食事療法」です。食事療法といっても、何か特別な治療食を口にするわけではありません。内容的には、ごく普通の人が、普通に食べる一般的な食事となんら変わりません。糖尿病だからといって、「食べていけないものは何もない」ということを、まず頭に入れておきましょう。

そのうえで、守っていただきたいくつかのポイントがあります。

食事療法には3つのポイントがあります

守っていただきたいポイントは、「あなたにとって適切な食事の量を守る」「栄養のバランスをとる」「規則正しい食生活をする」の3点です。

あなたにとって適切な食事の量を守る　糖尿病になる人の多くは、食べすぎの傾向があります。

糖尿病と診断されると、医師から、あなたの適切な食事量である"指示エネルギー"が処方されます。指示エネルギーとは、「あなたの1日の活動に必要なエネルギー量」のことです。この指示エネルギーを守ることが第一のポイントです。

以上の3点は、健康な人にも病気予防のためにぜひ実行していただきたい内容です。つまり、糖尿病の食事療法とは病人食ではなく、「理想の食事」と考えてよいでしょう。本書は、この3つのポイントを前提として作られています。

栄養のバランスをとる

偏食は、せっかくの食事療法を台なしにします。炭水化物、タンパク質、脂質の三大栄養素を過不足がないように摂取することが重要です。

また、ビタミンやミネラルは栄養素が効果的に利用されるための潤滑油として欠かせません。各種の栄養素を、不足や偏りがないようにバランスよくとることがたいせつなポイントです。

規則正しい食生活をする

まとめ食いは禁物です。1回でとる食事の量が多いと血糖値が急上昇してしまうため、血糖コントロール

1日に必要な食事量は、少なくとも3日以上に分けてとりましょう。朝・昼・夕の3食＋間食などといったように、規則正しくとることが3つ目の大事なポイントになります。

和食の基本形がバランス献立の基本

本書では、栄養のバランスをとるために"和食の基本形"の考え方で献立を立ててあります。これという基本となるおかずに加えて、どうしてももの足りないという場合に添えてもよい低エネルギーおかずも、本書では紹介してあります。これは20kcal以下の小さなおかずとで行います。

主食は、ご飯、パンなど穀物を主材料にする食物のことで、主に炭水化物の供給源になります。

主菜は、肉や魚介類、卵、豆腐や大豆製品を主材料に使った、その食事の中心になるおかずのことで、主にタンパク質と脂質の供給源になります。

副菜は、野菜を主材料にしたもので、主菜の脇役となる料理です。主にビタミンやミネラル、食物繊維の供給源になります。もう一品は、60kcal以下の小鉢的なおかずで、不足しがちな野菜類を補足するおかずです。汁物は、1日1杯までなら、エネルギーのことを考えないでとってもかまいません。

なお、主菜と副菜、もう一品という基本をくずさずに加えて、一品は、60kcal以下の小鉢的なおかず（9ページのイラスト参照）。食事量の調節は、主食とお

食事量の調節は こうします

本書は、7つの指示エネルギーに対応できるように考えられています。1日あたり1200kcal、1300kcal、1400kcal、1500kcal、1600kcal、1700kcal、1800kcalがその7つです。

食事の量は、それぞれの指示エネルギーごとに調節しなければなりませんが、本書ではそれが簡単にできます。

まず主食ですが、7つの指示エネルギーごとに1食でとる量をあらかじめ決めてあります（12ページ参照）。あなた自身の指示エネルギーに応じた分量をとるようにしてください。おかず類については、「主菜」や「副菜」の材料欄に使う分量（使用量）が表示されているので、それに従います。特に「主菜」の材料の使用量は、指示エネルギーによって2つに分けられているので、自分の指示エネルギー量に対応した分量を使うようにします。

汁物は、13ページに紹介してあるような低エネルギーのものであれば、1日に1杯限りという条件で自由に選んでかまいません。ただし、「豚汁」や「けんちん汁」などのような肉や油を使ったエネルギーの高い汁物は例外です。このような汁物をとりたい場合は、管理栄養士に相談してください。

1日3食として、この本を使って1食分の指示エネルギーのおおよそ1/3量をとれるようになっています。これに間食の分が加わりますし、料理の組み合わせにも幅を持たせてあるので、きっちりと1/3量にはなっていませんが、この程度は許容範囲内と考えてください。こまかな数字に神経質になりすぎるより、冒頭で紹介した3つのポイントを守って、長く続けることのほうがたいせつです。

ずで、おひたし、漬け物、つくだ煮などがこれにあたります。

以上の料理で構成された1日3食の献立に、間食やデザートとして牛乳・乳製品と果物（14ページ参照）を組み合わせれば、1日に必要な栄養素をバランスよくとることができます。

和食の基本形

副菜
野菜が主材料。主にビタミンやミネラル、食物繊維の供給源に。

もう一品
60kcal以内の小鉢的なもの。不足しがちな野菜類を補足するおかず。

汁物
1日1杯までなら、エネルギーを考えずにとってもかまいません。ただし、豚汁やけんちん汁などのように、肉や油を使ったエネルギーの高い汁物は例外です。

主食
ご飯、パンなど穀物が主材料。主に炭水化物の供給源に。

主菜
肉や魚介類、卵、豆腐や大豆製品が主材料。主にタンパク質と脂質の供給源に。

主菜と副菜、もう一品を自由に組み合わせるだけ。栄養計算はいっさいいりません

糖尿病の食事療法を行うには、本来なら、栄養のバランスに配慮しながらこまかいエネルギー計算をして1日3食の献立を立てなければなりません。

この本の最大の特徴は、そういっためんどうな栄養計算がいっさい不要なことです。エネルギーの調整や栄養素の配分がバランスよく設計されているので、あなたがエネルギー計算をする必要はいっさいありません。簡単な仕組みに従って料理を選び、あとは表示の重量を守って作るだけです。

その日の気分で自由におかずが選べます

本書の仕組みはとても簡単です。たとえば、主菜に「ビーフステーキ」(19ページ)を選ぶとしましょう。料理名の下に「🥬」という

主菜ページの見方

エネルギー量
指示エネルギー別に作った場合の、その料理のエネルギー量(カロリー)が示してあります。

塩分量
料理に含まれる塩分量です。しょうゆや塩など調味料の塩分だけでなく、たとえばハムなどの加工食品に含まれる塩分量も計算に入っています。

料理名

副菜指示マーク
指示に従って松または梅グループの中から副菜を選びます。

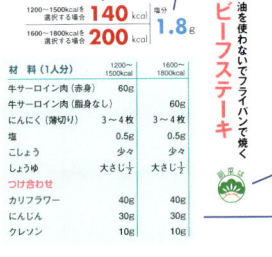

材料表
指示エネルギーごとの使用量が示されています。材料の分量は1人分で、正確を期するため、目安量がわかりにくいものはg(重量)表示にしてあります。

材料は正確にはかりましょう

本書の料理は、材料表に記載した重量で栄養価を計算してあります。計量の際は、精密な秤や計量スプーン(小さじ1杯は5㎖、大さじ1杯は15㎖)、計量カップ(1カップは200㎖)を使ってください。塩などの調味料をはかるときは、0.1g刻みではかれるタイプの上皿秤(写真参照)があると便利です。

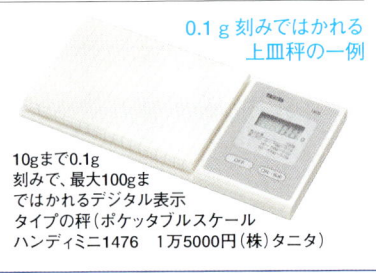

0.1g刻みではかれる上皿秤の一例

10gまで0.1g刻みで、最大100gまではかれるデジタル表示タイプの秤(ポケッタブルスケール ハンディミニ1476 1万5000円(株)タニタ)

10

「主食」と「主菜」は言うまでもなく、エネルギーオーバーになるので「副菜」も省きます。おかずをつけたい場合は、「もう一品」と「低エネルギーおかず」の中から1品ずつ選んでください。

指示マークがついていますので、副菜は松グループ（97〜130ページ）の中から好きなものを1品選びます。さらに、「もう一品」（169〜183ページ）の中から、好きなものを1品追加します。

これらのおかずとともに、決められた量の主食（12ページ参照）と間食・デザート（14ページ参照）をとることが、この本の基本的な仕組みです。

184〜187ページに「低エネルギーおかず」を紹介してありますが、これらは主菜と副菜、もう一品だけではどうしても足りないという場合に添えてもよいおかずです。おひたし、大根おろし、漬け物、つくだ煮など20kcal以下の小さなおかずなので、全体にあまり影響はありません。ただし、塩分はふえるので、指定の量を守るようにします。

また、どんぶり物やカレーライスなど、いわゆる主食（ご飯やめん）とおかずがいっしょになった一皿メニューも、157〜168ページに紹介してあります。これらの一皿メニューを食べる場合は、

以上のルールの範囲内でなら、料理はどのように組み合わせても栄養バランスがとれ、エネルギー量もほぼ一定しますので、手軽に糖尿病の食事療法が実践できます。

その日に食べたい料理を好みで組み合わせて、一皿メニューとおかずがいっしょになった献立を自由に楽しく献立をコーディネートしましょう。

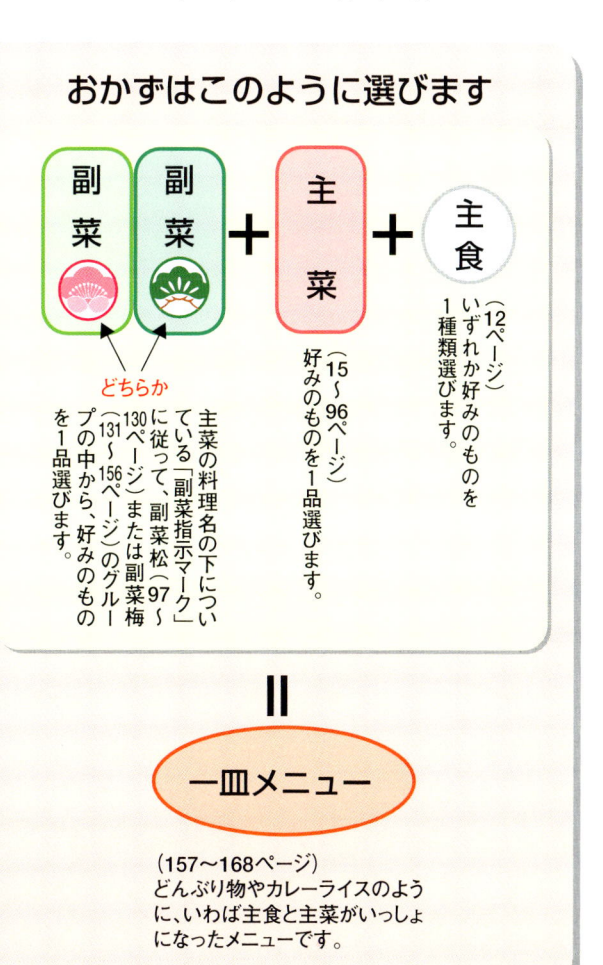

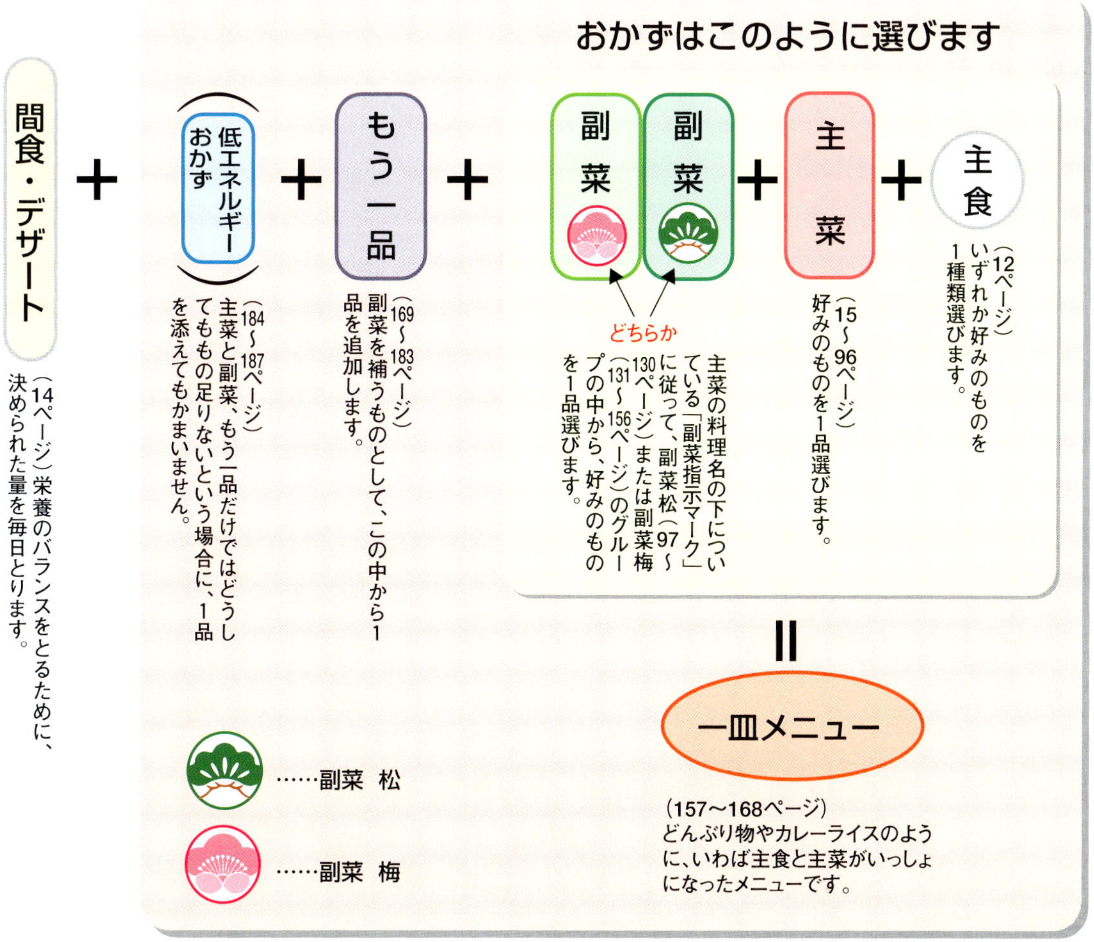

おかずはこのように選びます

間食・デザート
（14ページ）栄養のバランスをとるために、決められた量を毎日とります。

＋

低エネルギーおかず
（184〜187ページ）主菜と副菜、もう一品だけではどうしても物足りないという場合に、1品を添えてもかまいません。

＋

もう一品
（169〜183ページ）副菜を補うものとして、この中から1品を追加します。

＋

副菜 ＋ 副菜
どちらか
主菜の料理名の下についている「副菜指示マーク」に従って、副菜梅（97〜130ページ）または副菜松（131〜156ページ）のグループの中から、好みのものを1品選びます。

＋

主菜
（15〜96ページ）好みのものを1品選びます。

＋

主食
（12ページ）いずれか好みのものを1種類選びます。

＝

一皿メニュー
（157〜168ページ）どんぶり物やカレーライスのように、いわば主食と主菜がいっしょになったメニューです。

……副菜 松

……副菜 梅

あなたの主食の量を頭に入れておきましょう

　本書では、あなたの指示エネルギーに応じて主食（ご飯またはパン）の量を決めています。下の表を参考に、あなたの主食量を確認し、毎食その量をとるようにしてください。

　ご飯については、最初のうちは食事ごとにご飯を秤で計量し、あなたがふだん使っている茶碗に盛ってみてください。どの程度の量であるかが自然につかめ、やがて目分量で盛れるようになってきます。パンも、メーカーによって大きさに違いがあるので、重量をつかむまではそのつど秤で計量しましょう。

　あなたの主食量が守られていることを前提に、この本の献立は計算され、作成されています。

指示エネルギー別 1食あたりの主食量

指示エネルギー	ご飯（目安量）	食パン（目安量）	フランスパン（目安量）	バターロール（目安量）
1200 kcal	100g（小さい茶碗軽く1杯）	60g（6枚切り1枚）	60g（3cm厚さ2切れ）	50g（小2個弱）
1300～1400 kcal	125g（中くらいの茶碗八分目）	80g（6枚切り1$\frac{1}{2}$枚弱）	80g（4cm厚さ2切れ）	70g（小2個強）
1500～1700 kcal	175g（中くらいの茶碗1杯）	110g（6枚切り2枚弱）	110g（4cm厚さ3切れ弱）	90g（小3個）
1800 kcal	200g（小さい茶碗軽く2杯）	120g（6枚切り2枚）	120g（4cm厚さ3切れ）	100g（小3個強）

このような汁物なら、1日に1杯をとってもかまいません

　汁物のエネルギー量は、具を入れない状態では、みそ汁1杯は約25kcal、吸い物やコンソメスープはほぼゼロです。いずれも、このページに例示した程度の貝・野菜・きのこ・海藻を具にした汁物なら、1日1杯であればエネルギーのことを考えないでとってもかまいません。

　ただし、豚汁やけんちん汁などのように具だくさんなうえ、材料を油で炒めてあったり、ポタージュ類のようにバターや牛乳などが使ってある場合は例外です。エネルギー量、脂質量ともに多いからで、そうした汁物については「副菜」として扱います。具体的なとり方については、管理栄養士に相談してください。

（例1）みそ汁
いずれも1杯の量は150ml、みその使用量は12gまで

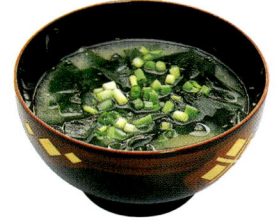

●わかめのみそ汁
（わかめ20g・万能ねぎ1/2本）

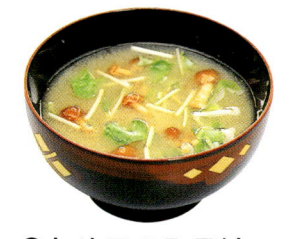

●なめこのみそ汁
（なめこ20g・三つ葉5g）

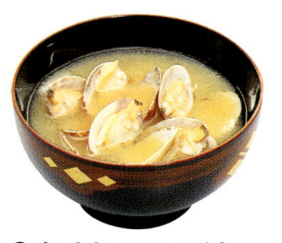

●あさりのみそ汁
（殻つきあさり80g）

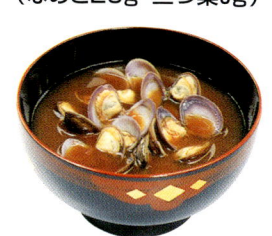

●しじみのみそ汁
（殻つきしじみ50g）

（例2）吸い物
いずれも1杯の量は150mlまで

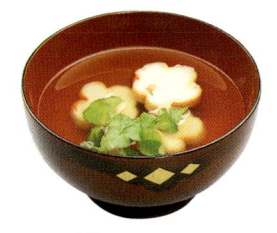

●麩の吸い物
（花麩3個・三つ葉1本）

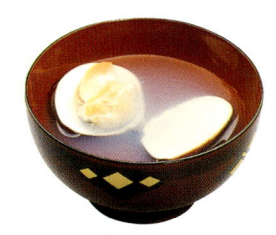

●はまぐりの吸い物
（殻つきはまぐり大1個）

（例3）スープ

●コンソメスープ 200ml
（固形コンソメスープの素1個・パセリのみじん切り少々）

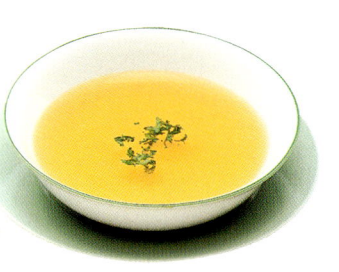

●わかめの中華スープ 150mlまで
（わかめ20g・長ねぎ少々・ごま油少々）

※あさりとしじみのみそ汁については、撮影上、中身がよく見えるように演出してあります。

毎日必ずとりたい
牛乳・乳製品＆果物

　栄養のバランスをとるため、三度の食事とは別に、毎日必ずとってほしいのが「牛乳・乳製品」と「果物」です。
　牛乳は不足しがちなカルシウムや良質なタンパク質を豊富に含む栄養価の高い食品です。1日180㎖（コップ約1杯）をとるようにしてください。低脂肪牛乳なら240㎖飲めます。牛乳が苦手な人は、かわりにプレーンヨーグルト180gでもかまいません。その場合は、砂糖を入れないで食べましょう。

　果物はビタミンやミネラル、食物繊維などが豊富で、特にビタミンCの重要な供給源です。1日に食べられる量は果物によって違います。下のリストを参考にしてください。果物には糖分も多いので、食べすぎるとエネルギーのとりすぎにつながります。必ず決められた量を守りましょう。
　牛乳と果物は、いっしょにとる必要はありません。

1日にとりたい牛乳・乳製品の量

1日にいずれか1品をとりましょう。
半量ずつをとってもかまいません。

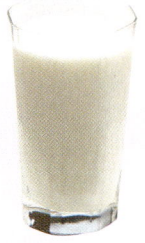

普通牛乳
180㎖
（低脂肪牛乳なら240㎖）

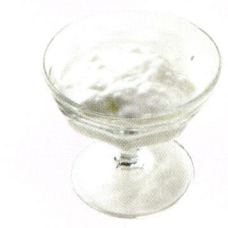

プレーンヨーグルト（無糖）180g

1日に食べられる果物の量

1日にいずれか1品を、示されている分量だけとるようにしましょう。
2種類の果物を半量ずつとってもかまいません。

果物	総重量	正味量	目安量
いちご	300g	290g	中15粒
りんご	200g	170g	中 $\frac{1}{2}$ 個
みかん	280g	220g	中2個
オレンジ（バレンシアオレンジ）	420g	250g	中1個
グレープフルーツ	340g	240g	中1個
パイナップル	280g	180g	中 $\frac{2}{5}$ 個
バナナ	180g	110g	中1本
なし	260g	220g	中 $\frac{1}{2}$ 個
洋なし	200g	170g	中1個
桃	270g	230g	中1個
すいか	420g	250g	
ぶどう（巨峰）	200g	160g	8～10粒
ぶどう（デラウェア）	200g	160g	中 $\frac{2}{3}$ 房
柿	180g	160g	中1個
メロン	460g	230g	

※正味量とは、皮や種を除いた純粋に食べられる量のことです。
※すいかとメロンは大きさに差があるので、目安に頼らず、きちんと計量しましょう。　　「五訂日本食品標準成分表」のデータから概算

おかずの中心になる
おいしくて作りやすい

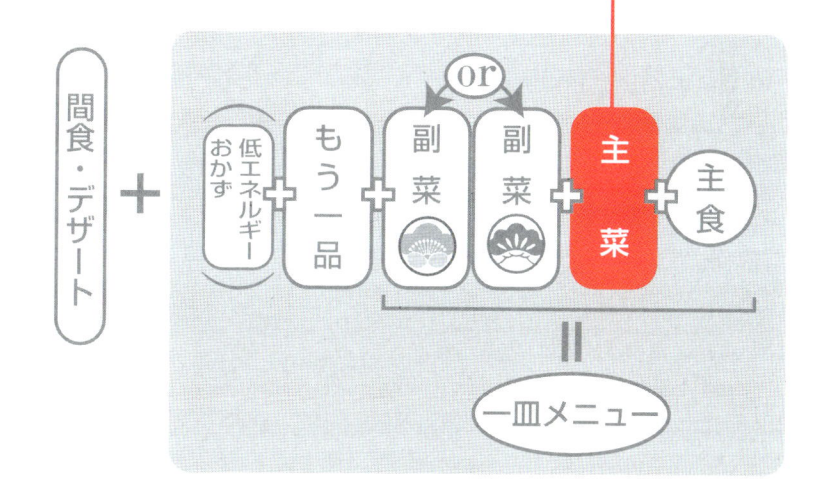

主菜

間食・デザート ＋ 低エネルギーおかず ＋ もう一品 ＋ 副菜 or 副菜 ＋ **主菜** ＋ 主食
＝ 一皿メニュー

- 料理ごとに表示してあるエネルギー量、塩分量などはすべて1人分です。
- 材料の分量は1人分です。特に指定のないものは、原則として、使用量は正味量（野菜なら、へたや皮などを除いた、純粋に食べられる量）で表示してあります。
- 肉、魚、卵、豆腐や大豆製品をまんべんなくとるメニュー選びを心がけましょう。
- 副菜は、選んだ主菜についているマークに従って「🌱」（97～130ページ）か「🌸」（131～156ページ）の中から選んでください。

牛肉の野菜巻き

たっぷりの野菜もいっしょにとれる

作り方

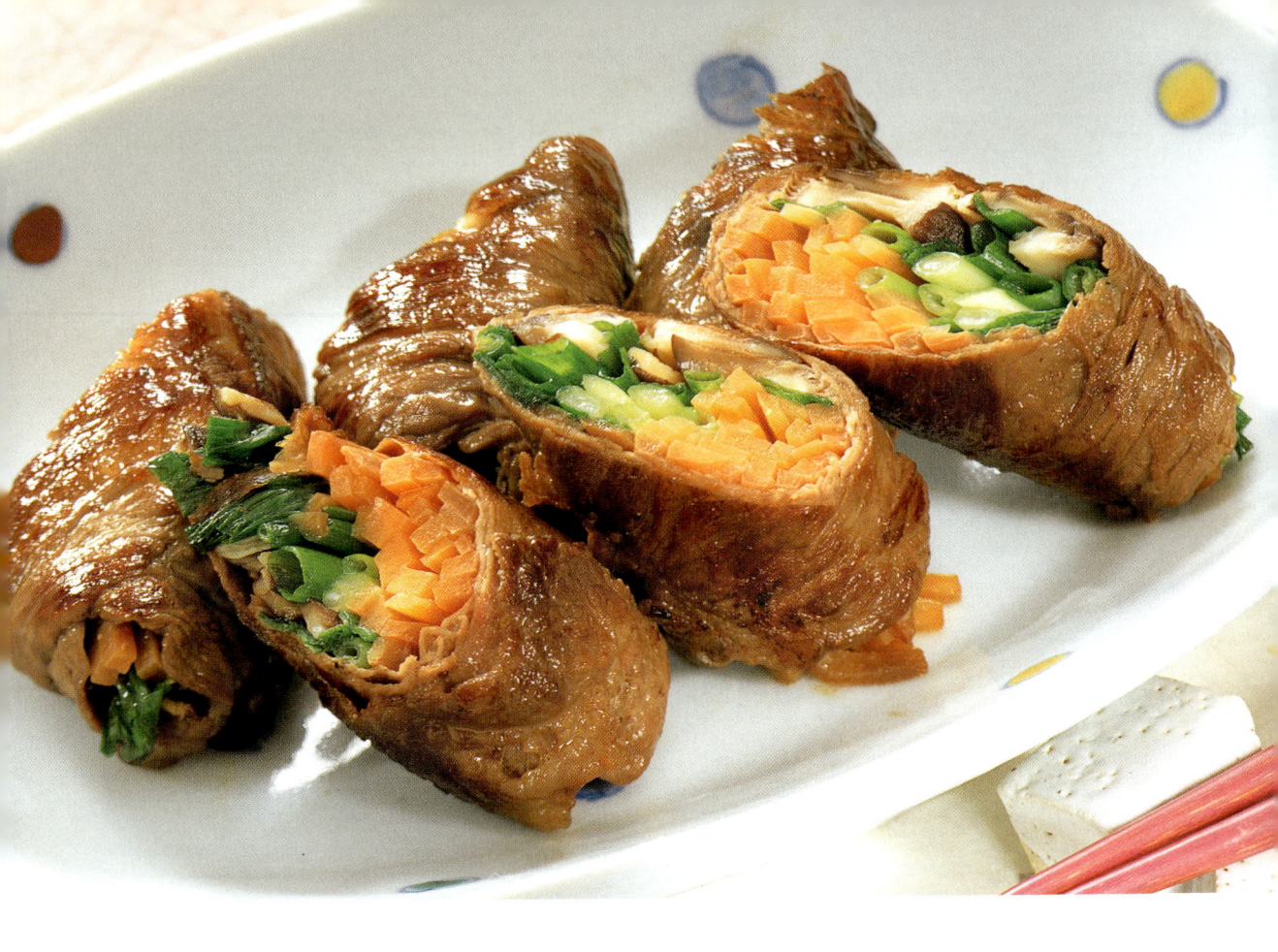

❶にんじんは長さを牛もも肉の幅に合わせて切り、3～4mm厚さの薄切りにしたのち、端から細切りにする。これを鍋に沸かした熱湯でさっとゆで、ざるに上げて水けをきっておく。

❷万能ねぎも長さを牛もも肉の幅に合わせて切り、生しいたけは薄切りに。

❸まな板の上に牛もも肉を1枚ずつ広げてのせ、小麦粉を薄く振って、余分な粉は手ではたき落とす。この上に①と②を等分にのせてクルクルと巻く。

❹フライパンにサラダ油を入れて熱し、③を巻き終わりを下にして入れて強火で焼く。焼き色がついたら箸で転がしながら全体に火を通し、しょうゆとみりんを加えてからめる。

❺④を斜め半分に切って器に盛る。

	1200〜1500kcalを選択する場合	1600〜1800kcalを選択する場合	塩分
	150 kcal	**170** kcal	**1.5** g

材 料（1人分）	1200〜1500kcal	1600〜1800kcal
牛もも薄切り肉（赤身）	50g	60g
にんじん	30g	30g
万能ねぎ	4本	4本
生しいたけ	20g	20g
小麦粉	小さじ1 1/3	小さじ2
しょうゆ	小さじ2	小さじ2
みりん	小さじ1	小さじ1
サラダ油	小さじ1弱	小さじ1弱

主菜 / 肉料理

牛肉の柳川風
味の相性が抜群の組み合わせ

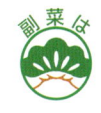

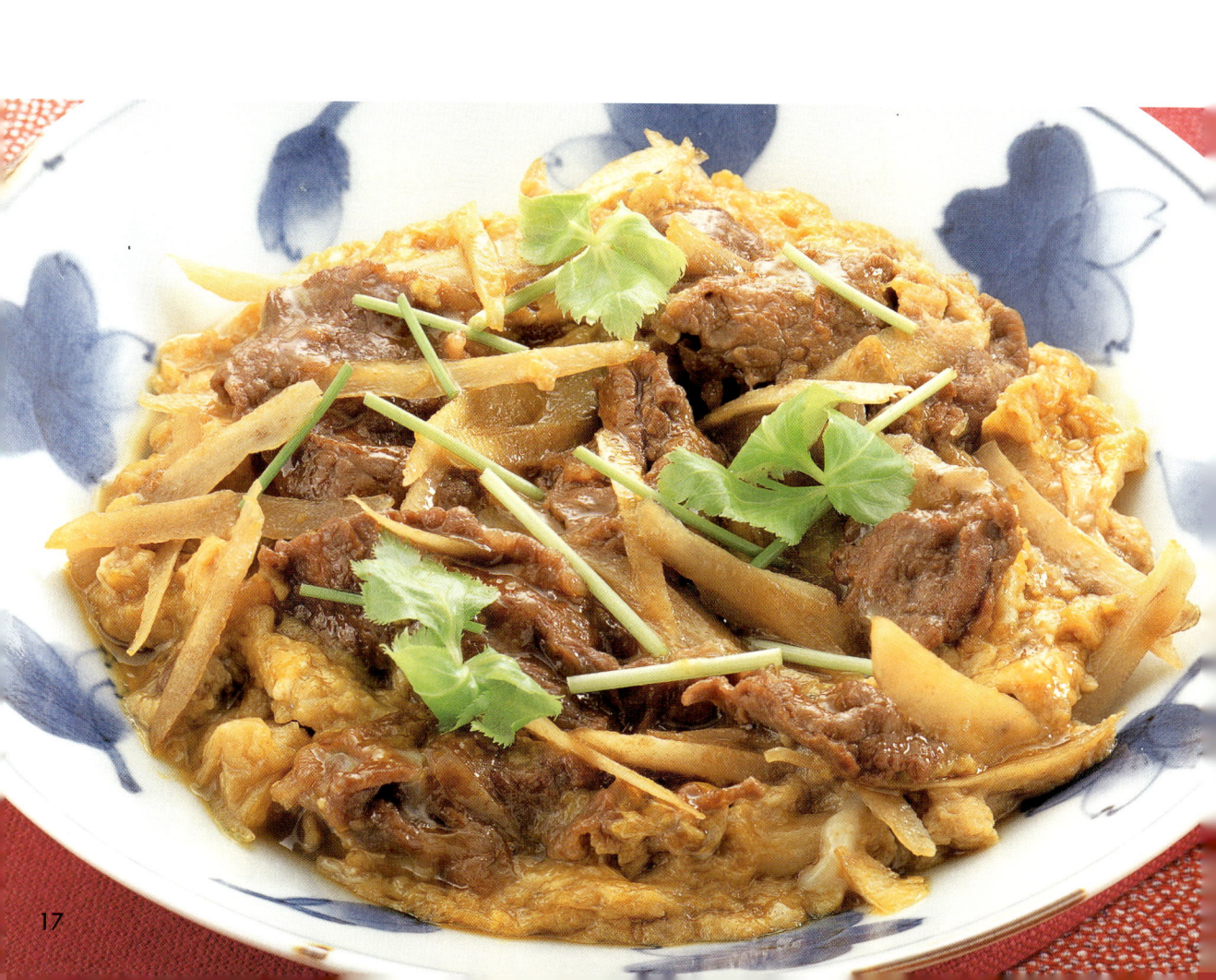

	1200～1500kcalを選択する場合	1600～1800kcalを選択する場合
エネルギー	160 kcal	200 kcal
塩分	1.4 g	

作り方
① ごぼうは皮をこそげてささがきにし、切った端から水にさらす。これをざるに上げて、水けをきっておく。
② 三つ葉は3～4cm長さに切る。
③ 牛肉は一口大に切る。
④ 平鍋にAを入れて煮立て、①を入れて中火で2～3分煮る。③を加え、箸でまぜながら牛肉の色が変わるまで火を通す。
⑤ ④にとき卵を回し入れ、牛肉を箸で少し持ち上げて、その下にもとき卵を流し入れ、②を散らす。火を止めてふたをし、そのまま1～2分蒸らしてから、汁ごと器に盛る。

材料（1人分）

	1200～1500kcal	1600～1800kcal
牛肩肉（赤身）	40g	
牛肩ロース肉（赤身）		40g
ごぼう	30g	30g
とき卵	40g	50g
A　だし汁	60mℓ	60mℓ
A　砂糖	小さじ2/3	小さじ2/3
A　日本酒	小さじ1	小さじ1
A　しょうゆ	大さじ1/2	大さじ1/2
三つ葉	2本	2本

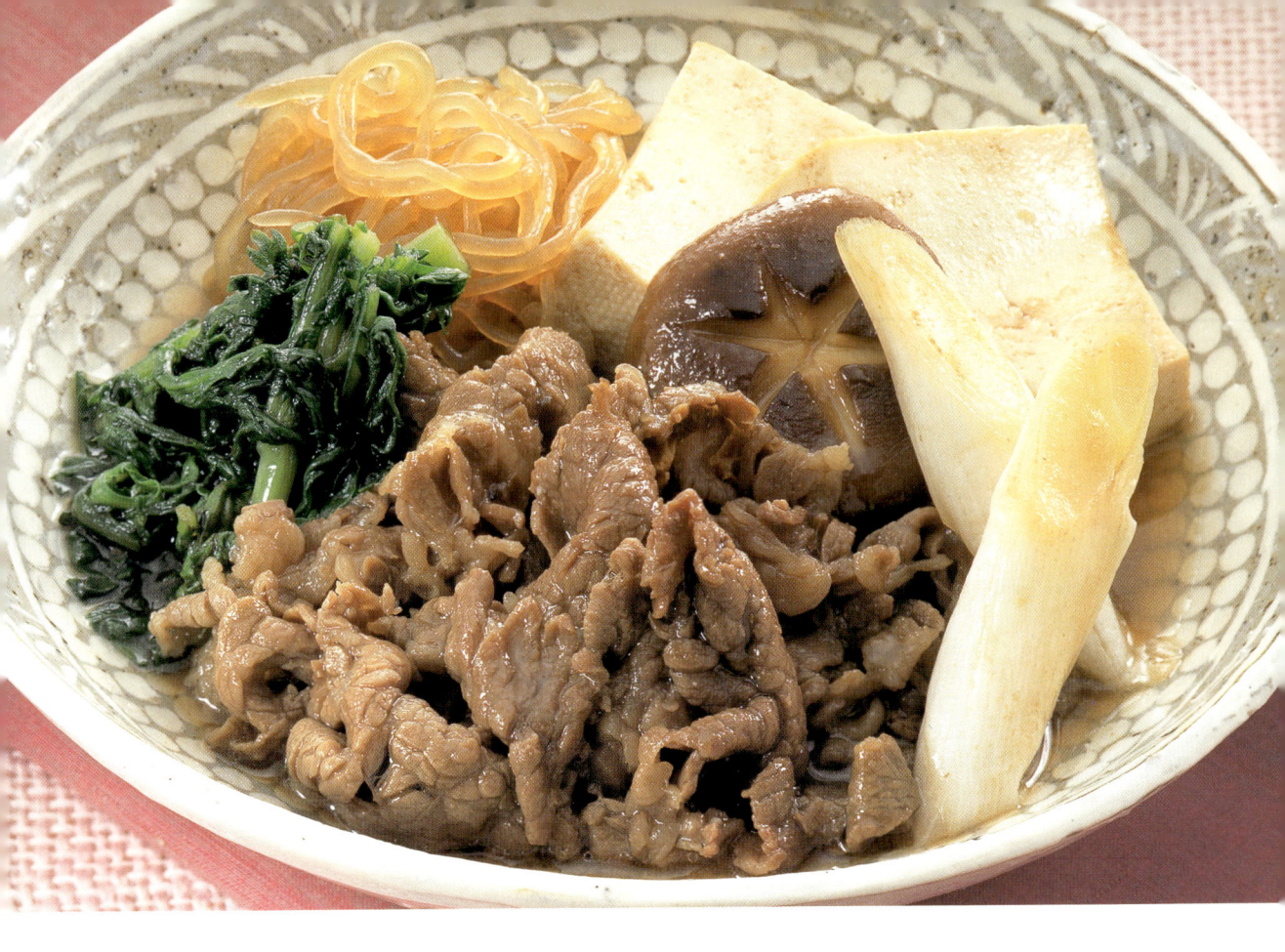

すき焼き風煮物

1人分でもじゅうぶんにおいしくできる

	1200～1500kcalを選択する場合	1600～1800kcalを選択する場合	塩分
	150 kcal	**190** kcal	**1.9** g

作り方
❶豆腐は1cm厚さの正方形に切る。
❷しらたきは食べやすい長さに切り、鍋に沸かした熱湯で1分ほどゆで、ざるに上げて水けをきる。
❸長ねぎは斜め切りにする。生しいたけは、かさに浅く星形に3本の切り込みを入れる。春菊はざく切りにする。
❹牛肩肉は食べやすい長さに切る。
❺鍋にAを入れて煮立て、豆腐、しらたき、生しいたけ、牛肩肉の順に加えて煮込む。材料に味がしみ込んだら長ねぎと春菊を加え、一煮立ちさせて火を止める。

材料（1人分）	1200～1500kcal	1600～1800kcal
牛肩肉（赤身）	50g	70g
木綿豆腐	40g	50g
しらたき	40g	40g
長ねぎ	30g	30g
生しいたけ	1個	1個
春菊	20g	20g
A　だし汁	1/4カップ	1/4カップ
A　砂糖	大さじ1/2弱	大さじ1/2弱
A　日本酒	小さじ2	小さじ2
A　しょうゆ	小さじ2強	小さじ2強

副菜は

主菜 / 肉料理

油を使わないでフライパンで焼く ビーフステーキ

	1200～1500kcalを選択する場合	140 kcal
	1600～1800kcalを選択する場合	200 kcal

塩分 1.8 g

作り方

① つけ合わせのにんじんは約1cm厚さの輪切りにし、カリフラワーは小房に分け、それぞれ鍋に沸かした熱湯でやわらかくゆでる。

② 牛サーロイン肉は筋切り（筋のところどころを包丁の先で刺して切る）し、焼く直前に塩とこしょうを両面に振る。

③ フライパンににんにくの薄切りを入れて火にかけ、きつね色になったらとり出しておく。次に②を入れて油を使わずに強火で30秒ほど焼き、弱火にして1分強焼き、肉汁が表面ににじんできたら裏返し、強火で約30秒焼く。あとは弱火で好みの焼きかげんに仕上げ、最後にしょうゆを加えて全体にからめる。

④ ③を皿に盛って焼いたにんにくをのせ、フライパンに残った焼き汁をかけ、①とクレソンをつけ合わせる。

材料(1人分)	1200～1500kcal	1600～1800kcal
牛サーロイン肉（赤身）	60g	
牛サーロイン肉（脂身なし）		60g
にんにく（薄切り）	3～4枚	3～4枚
塩	0.5g	0.5g
こしょう	少々	少々
しょうゆ	大さじ1/2	大さじ1/2
つけ合わせ		
カリフラワー	40g	40g
にんじん	30g	30g
クレソン	10g	10g

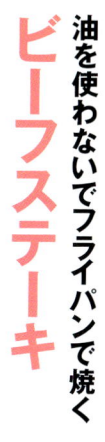

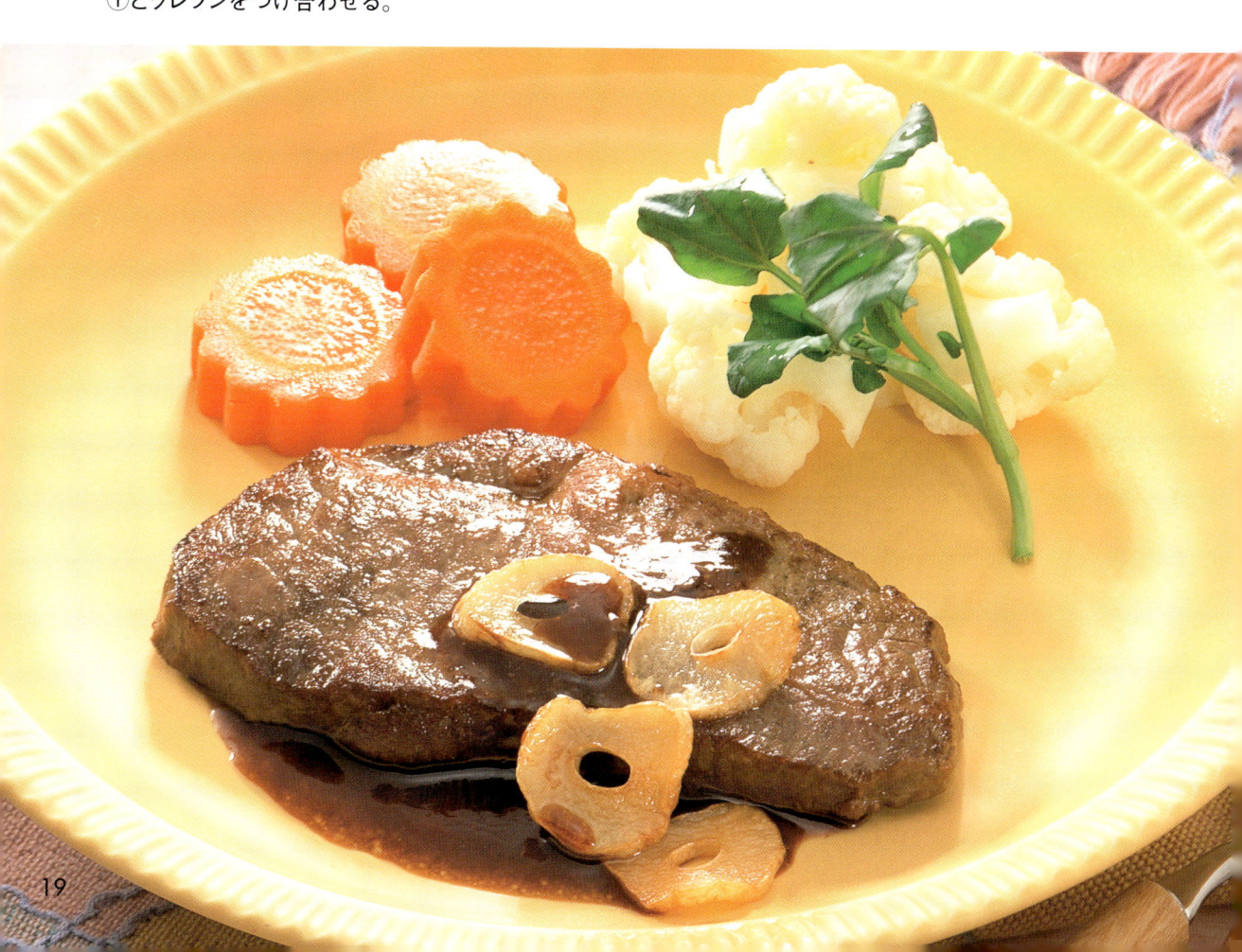

副菜は

肉野菜炒め

あり合わせの野菜で手軽に作れる

	1200～1500kcalを選択する場合	1600～1800kcalを選択する場合	塩分
	120 kcal	**160** kcal	**1.6** g

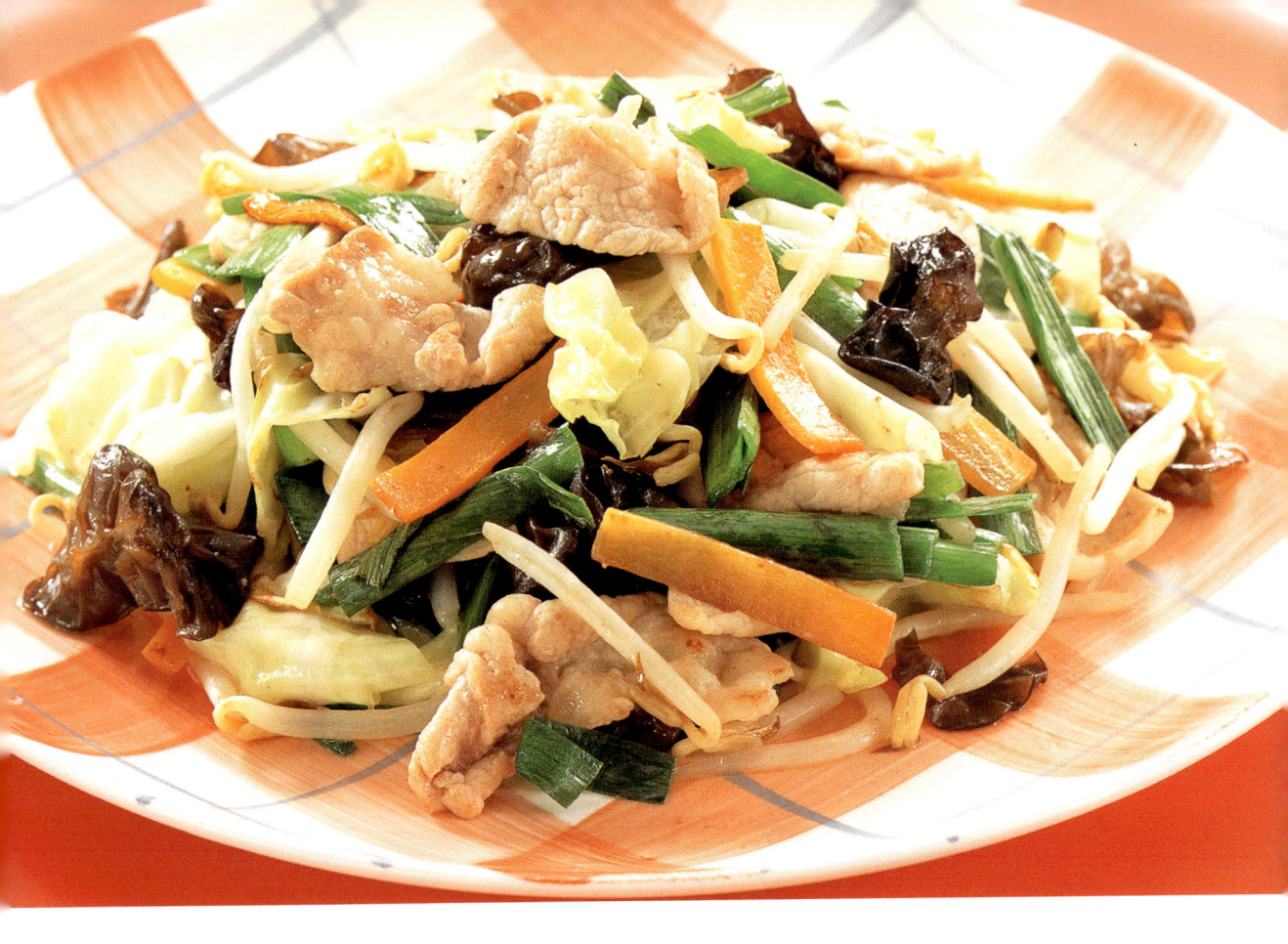

作り方
① きくらげは水につけてもどし、石づきをとる。
② もやしはひげ根をつみとる。
③ にらは3～4cm長さに切り、キャベツは3cm角くらいに切る。にんじんは短冊切りにする。
④ 豚肩肉は一口大に切る。
⑤ フライパンにサラダ油を入れて熱し、④を強火で炒める。肉の色が変わったところで①、②、③を加えて手早く炒め合わせ、野菜に火が通ったら塩とこしょうで調味する。

材 料（1人分）	1200～1500kcal	1600～1800kcal
豚肩肉（赤身）	50g	70g
もやし	50g	50g
にら	30g	30g
キャベツ	20g	20g
にんじん	15g	15g
きくらげ	1g	1g
塩	1.5g	1.5g
こしょう	少々	少々
サラダ油	小さじ1弱	小さじ1

副菜は

豚肉とキャベツのみそ炒め

甘辛いみそで味つけする中華のおかず

| | 1200〜1500kcalを選択する場合 | **140** kcal |
| | 1600〜1800kcalを選択する場合 | **190** kcal |

塩分 **1.2** g

作り方

❶ キャベツは3〜4cm角に切り、にんじんは縦半分に切ってから斜め薄切りにする。
❷ 長ねぎは約1cm幅の斜め切りにする。
❸ 豚肉は3〜4cm長さに切る。
❹ Aの調味料を小さいボウルに入れ、よくまぜ合わせておく。
❺ フライパンにサラダ油を入れて熱し、中火でしょうがと②を炒める。香りが出たら③を加えて強火で炒め、肉の色が変わったところで①を入れて炒め合わせる。④を回し入れ、全体にからめて火を止める。

参考メモ

甜麺醤がない場合は、赤みそ小さじ2と砂糖小さじ$\frac{1}{2}$で代用してもよいでしょう。

材料（1人分）

		1200〜1500kcal	1600〜1800kcal
豚肩肉（赤身）		50g	
豚肩ロース肉（赤身）			60g
キャベツ		80g	80g
にんじん		20g	20g
長ねぎ		10g	10g
しょうが（みじん切り）		少々	少々
A	甜麺醤（テンメンジャン）	小さじ2	小さじ2
	日本酒	小さじ2	小さじ2
	しょうゆ	小さじ$\frac{1}{2}$	小さじ$\frac{1}{2}$
サラダ油		小さじ1弱	小さじ1

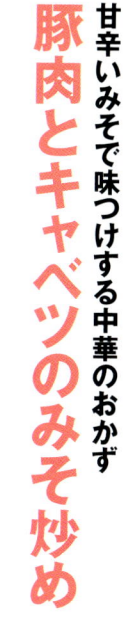

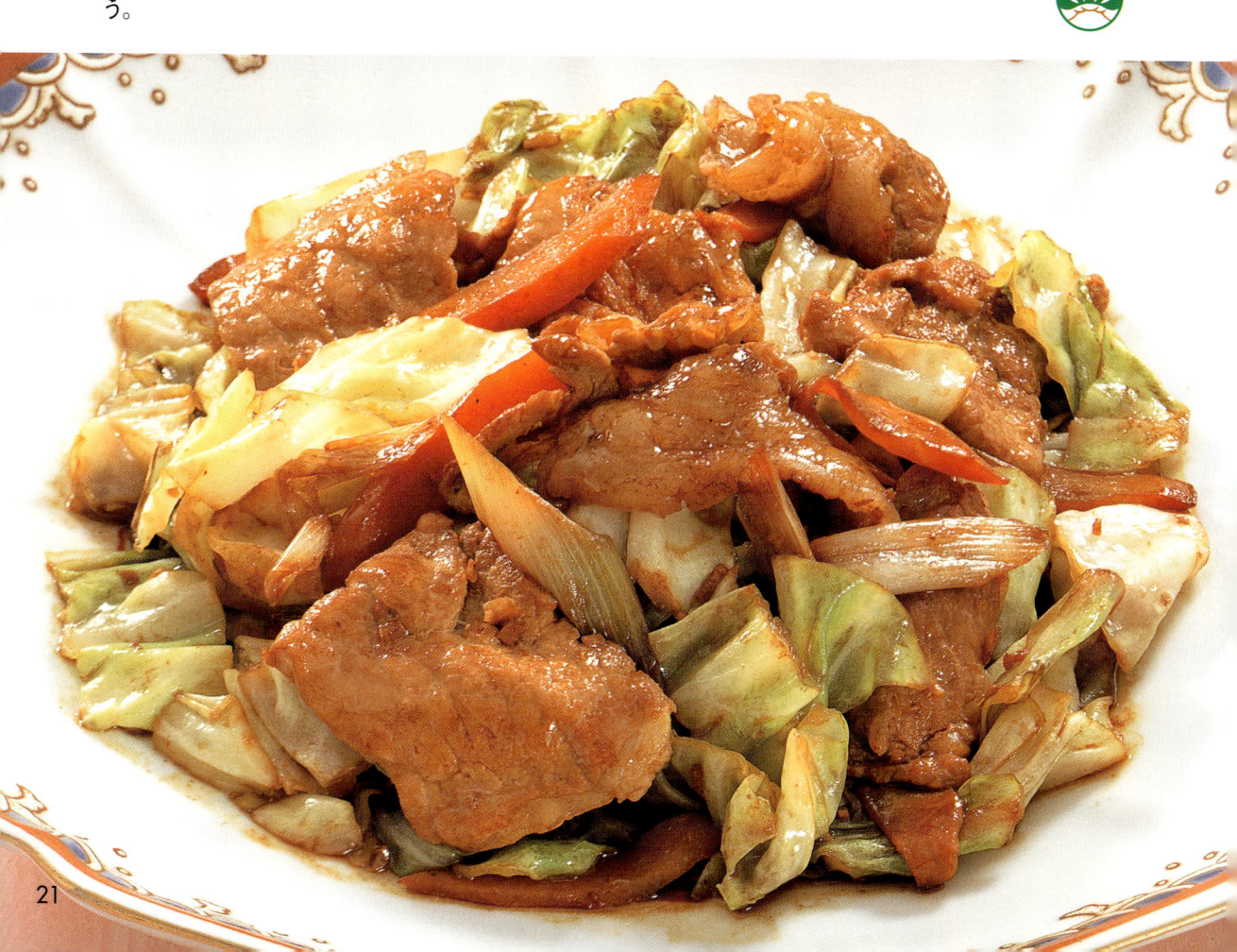

主菜｜肉料理

副菜は

豚肉のキムチ煮
白菜キムチで深みのある味わいの

	1200〜1500kcalを選択する場合	1600〜1800kcalを選択する場合
エネルギー	110 kcal	160 kcal
塩分	2.2 g	2.7 g

材料（1人分）

材料	1200〜1500kcal	1600〜1800kcal
豚もも肉（赤身）	40g	70g
白菜キムチ	60g	80g
にら	40g	40g
豆もやし	60g	60g
鶏ガラスープの素	小さじ1	小さじ1

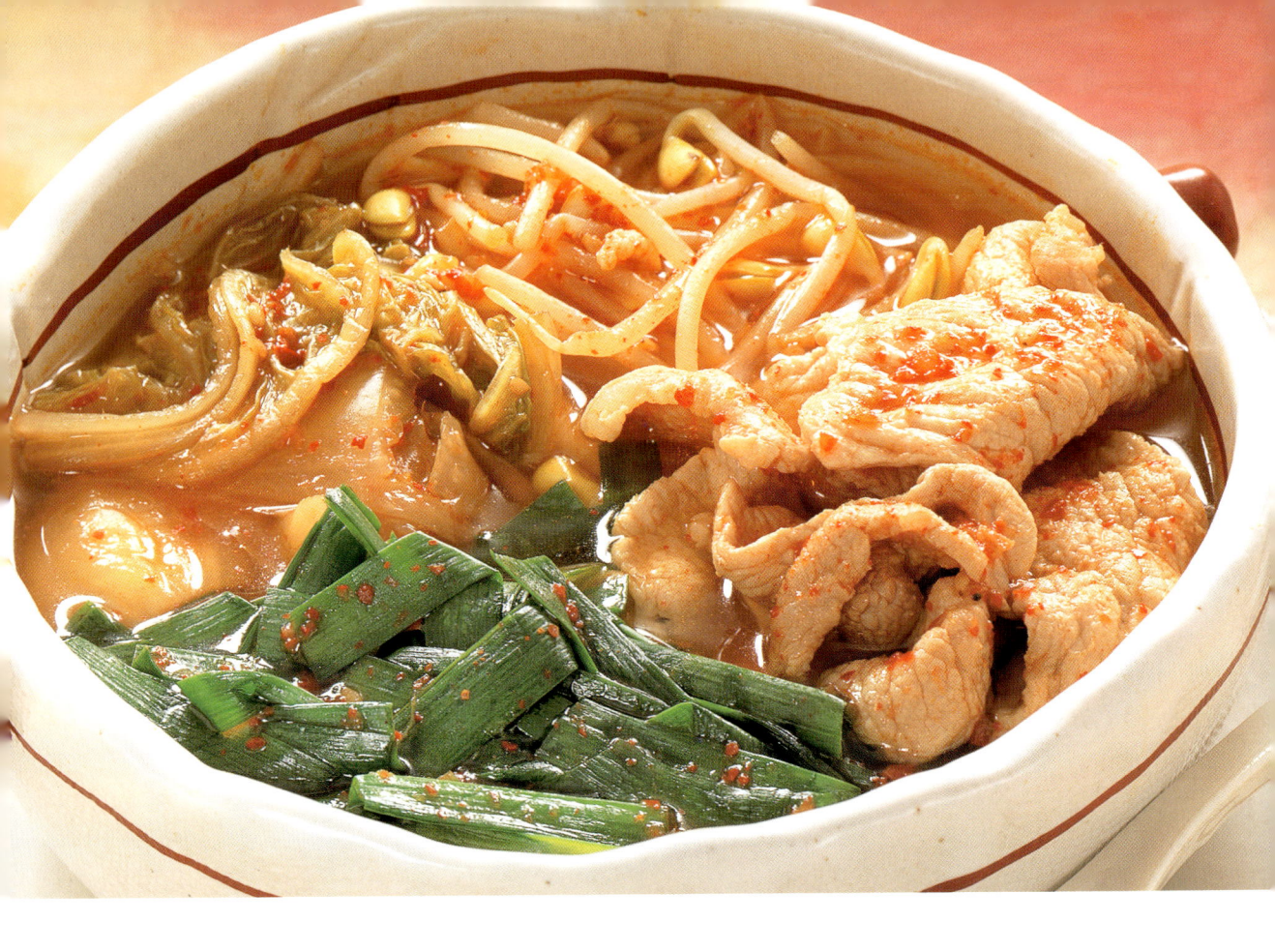

作り方
❶ 白菜キムチは漬け汁をしぼらずに、長いものは3〜4cm長さのざく切りにする。にらも同様に切る。
❷ 豆もやしはひげ根をつみとる。
❸ 豚もも肉は食べやすい長さに切る。
❹ 鍋に水1〜1½カップ、鶏ガラスープの素を入れて火にかけ、煮立ったら①、②、③を入れて肉に火が通るまで煮る。

参考メモ
白菜キムチと鶏ガラスープの素に塩分があるので、調味用の塩は使いません。味に深みを出す目的でキムチは漬け汁をしぼらずに入れるため、1品にしては塩分量が多めです。塩分のとりすぎを防ぐためにも、煮汁は半分以上残しましょう。

豚肉のしょうが焼き

香ばしいしょうがじょうゆをからめた

副菜は

作り方
1. 玉ねぎは薄切りにする。
2. 豚肉は食べやすいように長さを二〜三つに切る。
3. フライパンにサラダ油を入れて強火にかけ、①を広げ入れる。②も加えてフライパンを揺すりながら焼き、肉の周囲が白っぽくなり、表面に肉汁が浮いてきたら裏返し、同様に焼いて焼き色をつける。
4. 中火にしてAを加え、汁を煮詰めながら肉を返して味をからめる。
5. サニーレタスを敷いた器に④を盛り、ミニトマトを添える。

	1200〜1500kcalを選択する場合	1600〜1800kcalを選択する場合
	140 kcal　塩分 **1.2** g	**190** kcal　塩分 **1.3** g

材料（1人分）

		1200〜1500kcal	1600〜1800kcal
豚肩肉（赤身）		50g	
豚肩ロース肉（赤身）			60g
玉ねぎ		50g（1/4個）	50g（1/4個）
A	しょうゆ	大さじ1/2	大さじ1/2
	みりん	小さじ2/3	小さじ2/3
	おろししょうが	少々	少々
サラダ油		小さじ1弱	小さじ1
つけ合わせ			
サニーレタス		2枚	2枚
ミニトマト		3個	3個

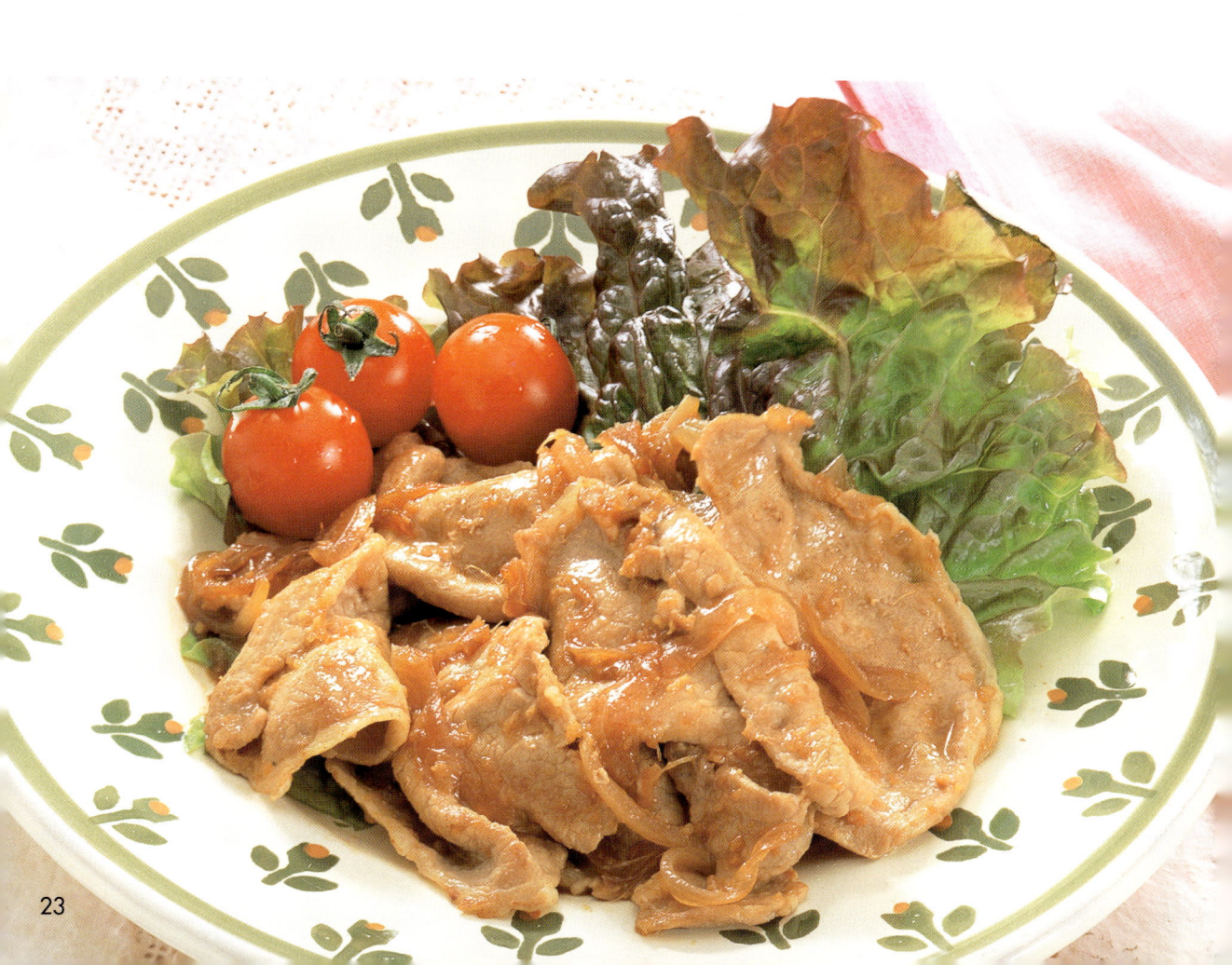

豚肉のみそ漬け焼き

お弁当のおかずにも最適な

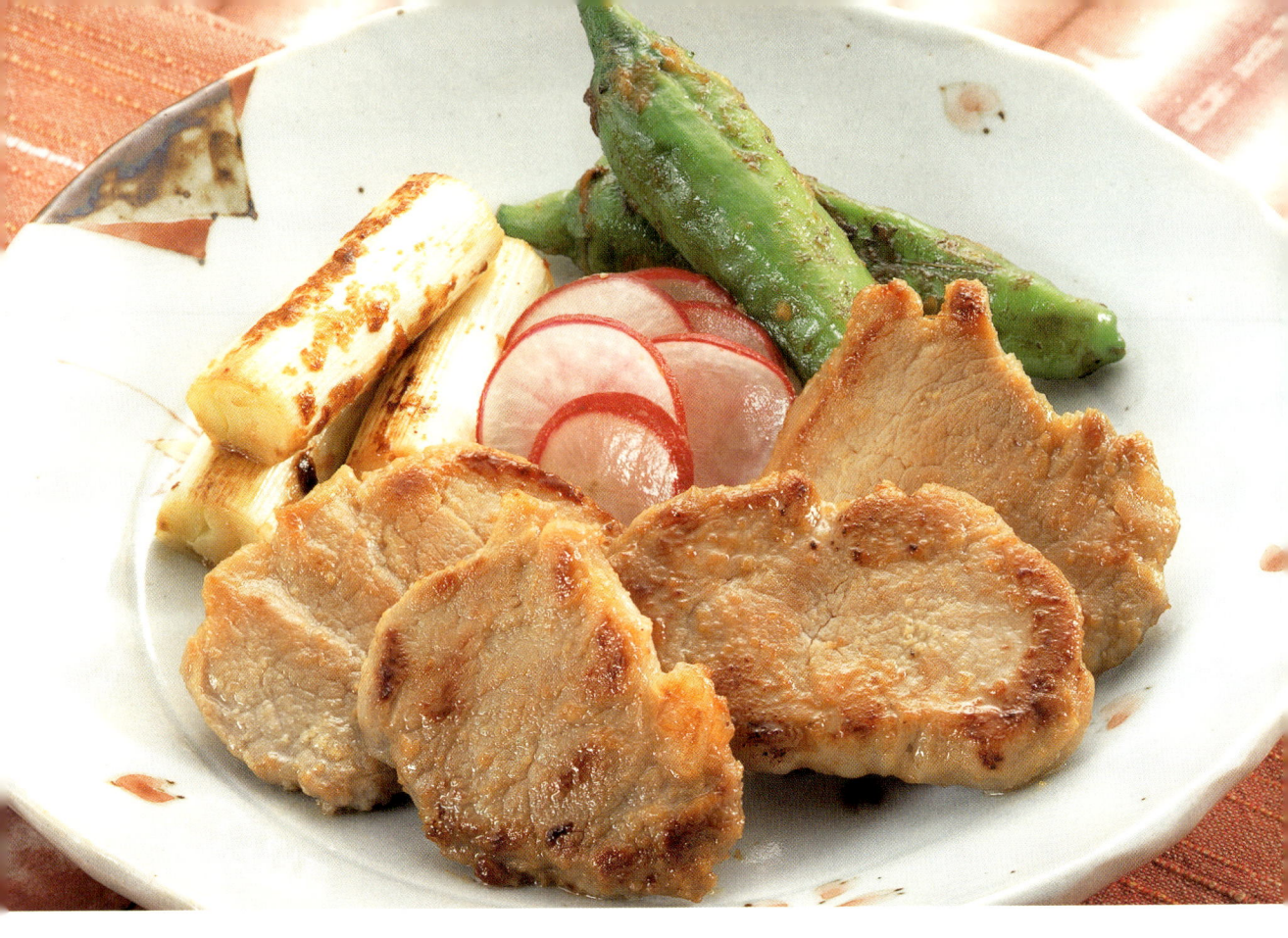

作り方
❶Aでみそ床を作る。みそを容器に入れ、残りのAを加えてよくまぜ合わせる。
❷豚ヒレ肉は1枚ずつまな板にのせ、すりこ木などで軽くたたいてのばす。
❸バットなどに①の半量を敷いて②を並べ入れ、残りの①をのせて全体をおおうように平らにのばす。これにラップをかけ、冷蔵庫に入れて半日ほどおく。
❹長ねぎは3cm長さに切り、ししとうがらしは縦に1本切り込みを入れておく。ラディシュは薄い輪切りにする。
❺フライパンにサラダ油を熱し、みそを軽くぬぐい落とした③を入れ、弱火で肉の両面をじっくりと焼く。ほどよい焼き色がついたら、とり出して皿に盛る。
❻⑤のフライパンで、ししとうがらしと長ねぎをバットのみそをつけてこんがりと焼き、ラディシュとともに豚肉に添える。

	1200〜1500kcalを選択する場合	1600〜1800kcalを選択する場合
	140 kcal　塩分 **2.2** g	**180** kcal　塩分 **2.5** g

材料（1人分）		1200〜1500kcal	1600〜1800kcal
豚ヒレ肉（一口カツ用）		60g	80g
A	みそ	30g	30g
	日本酒	小さじ1	小さじ1
	砂糖	小さじ1	小さじ1
	みりん	大さじ1/2	大さじ1/2
	おろししょうが	小さじ1	小さじ1
サラダ油		小さじ1弱	小さじ1
つけ合わせ			
長ねぎ		50g	50g
ししとうがらし		2本	2本
ラディシュ		1個	1個

副菜は

ゆで豚の中華ドレッシングあえ

暑い日は器ごと冷やして食卓へ

副菜は

	1200～1500kcalを選択する場合	1600～1800kcalを選択する場合
	140 kcal	190 kcal
塩分	1.0 g	

材料（1人分）

	1200～1500kcal	1600～1800kcal
豚肩ロース肉（赤身）	60g	80g
もやし	30g	30g
貝割れ菜	10g	10g
A しょうゆ	小さじ1強	小さじ1強
酢	小さじ1強	小さじ1強
ごま油	小さじ1弱	小さじ1
レモン	10g	10g

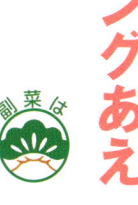

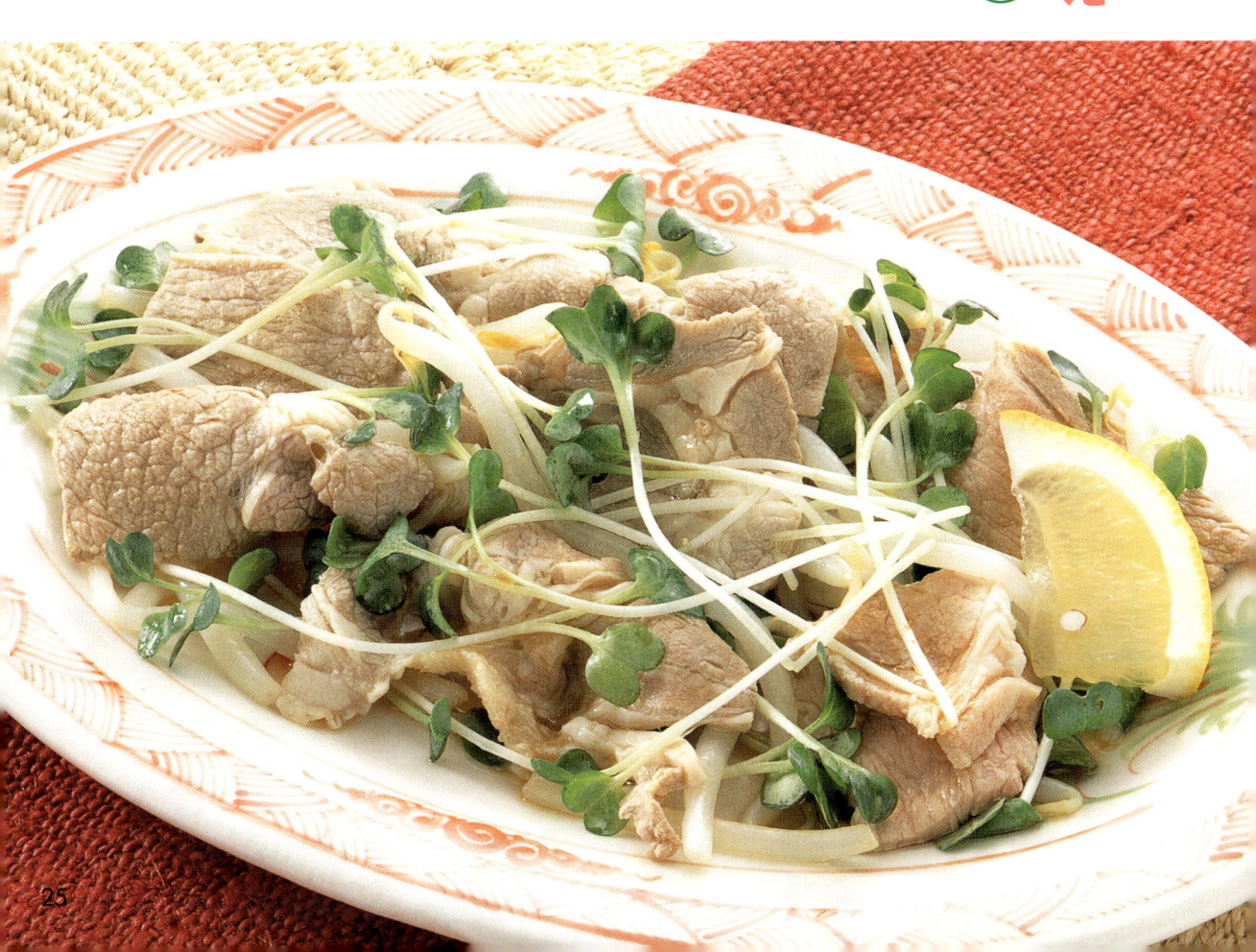

作り方

❶豚肩ロース肉は長さを二～三つに切る。

❷鍋に沸かした熱湯に①を1枚ずつ広げて入れ、色が白く変わる程度にゆでて氷水にとり、ざるに上げて水けをきっておく。

❸もやしはひげ根をとり、鍋に沸かした熱湯で1～2分ゆで、ざるに上げて水けをきる。

❹貝割れ菜は、洗いながら茶色の種をとり除く。

❺小さなボウルにAを入れ、よくまぜ合わせて中華ドレッシングを作る。

❻ボウルに②、③、④を入れ、⑤を加えてあえる。

❼⑥を器に盛り、小さく切ったレモンを添える。

野菜たっぷりがうれしい いり鶏

副菜は

	1200～1500kcalを選択する場合	**130** kcal	塩分 **1.2** g
	1600～1800kcalを選択する場合	**180** kcal	

作り方

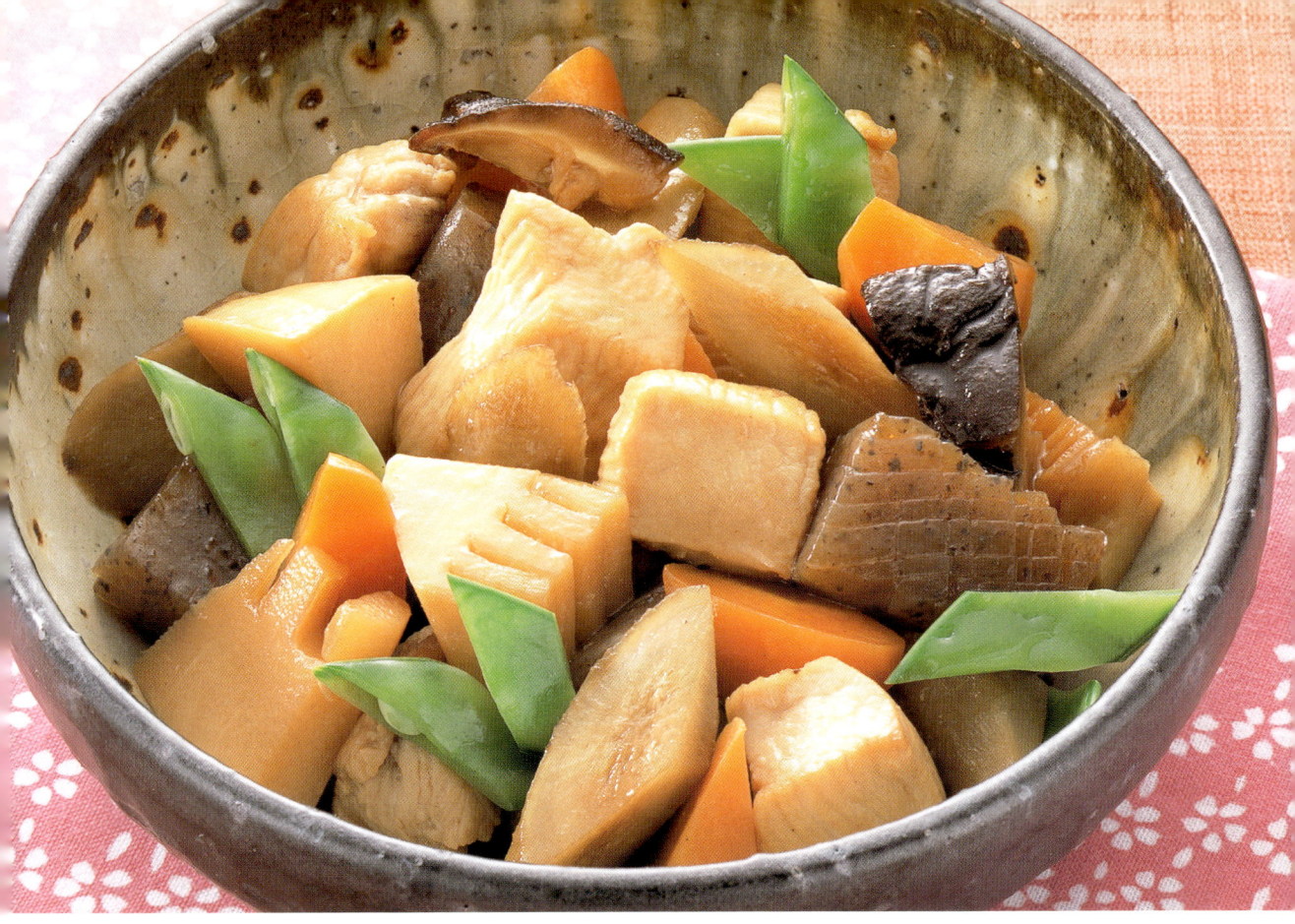

❶干ししいたけは水につけてもどし、ごぼうとにんじん、ゆでたけのこととともに乱切りにする。

❷板こんにゃくは、両面に包丁で斜め格子に浅く切り目を入れ、2～3cm角に切る。これを沸騰湯でさっと下ゆでしておく。

❸絹さやは筋をとって鍋に沸かした熱湯でさっとゆで、水けをきって斜め半分に切る。

❹鶏胸肉は一口大に切る。

❺鍋にサラダ油を入れて熱し、④を中火で炒める。鶏肉の色が変わったら、①と②を加えて炒め合わせる。

❻⑤の野菜に油が回ったところでだし汁を加え、煮立ったら日本酒を加えて煮汁が少なくなるまで煮る。最後にしょうゆを加え、煮汁をからませるように炒り煮にして仕上げる。

❼⑥を器に盛り、③を彩りよくあしらう。

材料（1人分）

	1200～1500kcal	1600～1800kcal
鶏胸肉（皮なし）	50g	
鶏胸肉（皮つき）		50g
干ししいたけ	1個	1個
ごぼう	30g	30g
にんじん	20g	20g
ゆでたけのこ	20g	20g
板こんにゃく	50g	50g
絹さや	2～3枚	2～3枚
だし汁	1/2カップ	1/2カップ
日本酒	小さじ1	小さじ1
しょうゆ	大さじ1/2	大さじ1/2
サラダ油	小さじ1弱	小さじ1弱

ささ身の梅しそ巻き

梅干しの酸味がさわやかな味わい

1200〜1500kcalを選択する場合	**110** kcal	塩分 **1.1** g
1600〜1800kcalを選択する場合	**150** kcal	

材料（1人分）

	1200〜1500kcal	1600〜1800kcal
鶏ささ身	55g	80g
梅干しの果肉	中 1/3 個分	中 1/3 個分
青じそ	4枚	4枚
大根おろし	50g	50g
塩	0.3g	0.3g
こしょう	少々	少々
小麦粉	少々	少々
しょうゆ	小さじ 1/3	小さじ 1/3
サラダ油	小さじ1弱	小さじ1

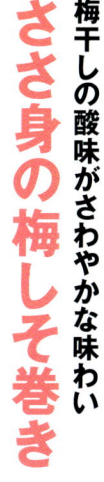

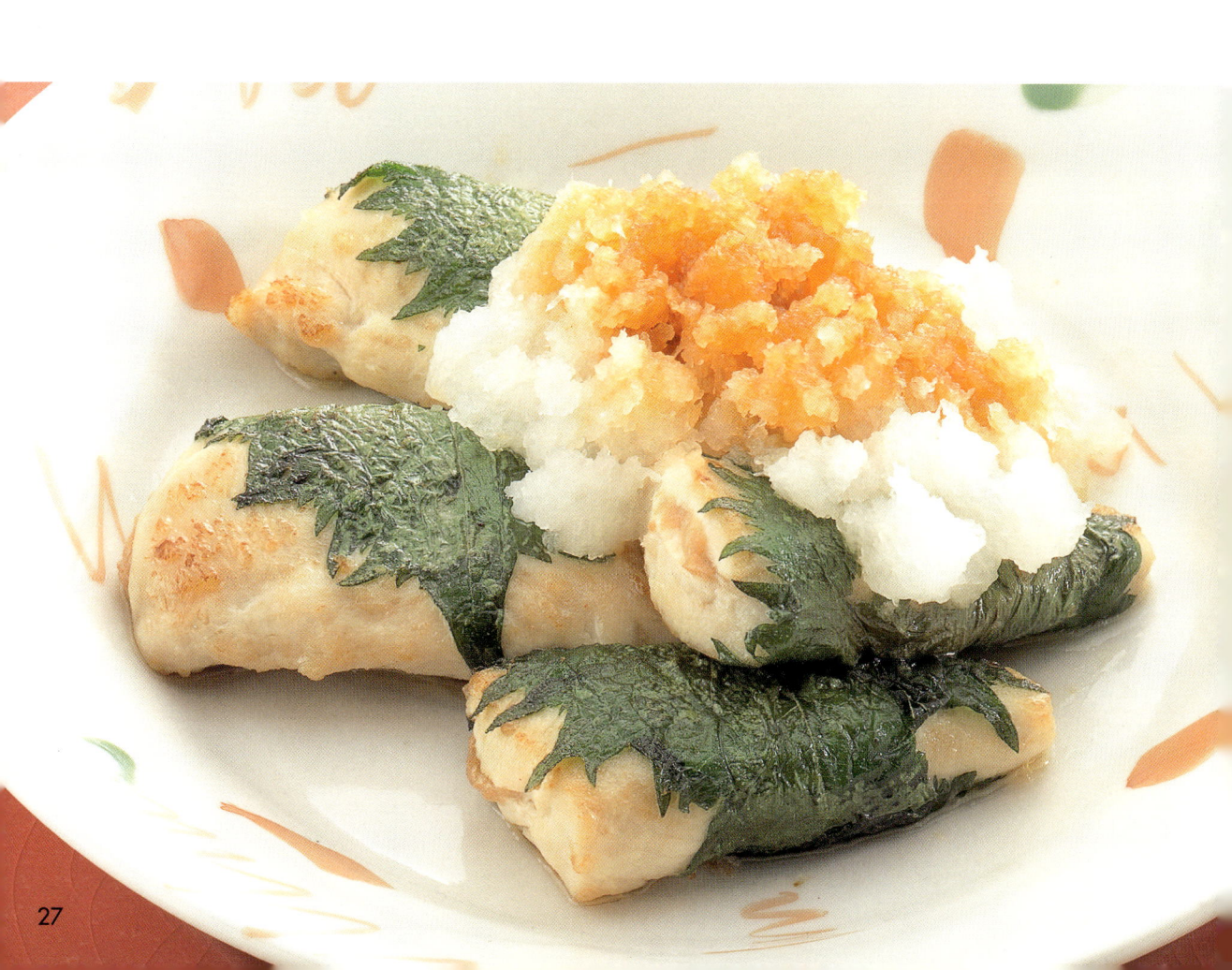

作り方

❶梅干しの果肉は種をとり除き、包丁でこまかくたたいてペースト状にする。

❷鶏ささ身は、切り目を浅く入れて白い筋を包丁でとり除く。1本の長さを2等分にしてから縦に切り目を入れ、塩とこしょうを振る。

❸②の切り目に①の梅肉をはさみ、それに青じそを1枚ずつ巻きつけて、小麦粉を薄くまぶしつける。

❹フライパンにサラダ油を入れて熱し、③を巻き終わりを下にして入れ、両面に焼き色がつくまで中火で焼く。

❺④を器に盛り、大根おろしをのせてしょうゆをかける。

主菜 肉料理

鶏肉の五目みそ炒め

材料の大きさをそろえて短時間で火を通すのがコツ

	1200〜1500kcalを選択する場合	1600〜1800kcalを選択する場合
	150 kcal	**180** kcal

塩分 **1.8** g

作り方

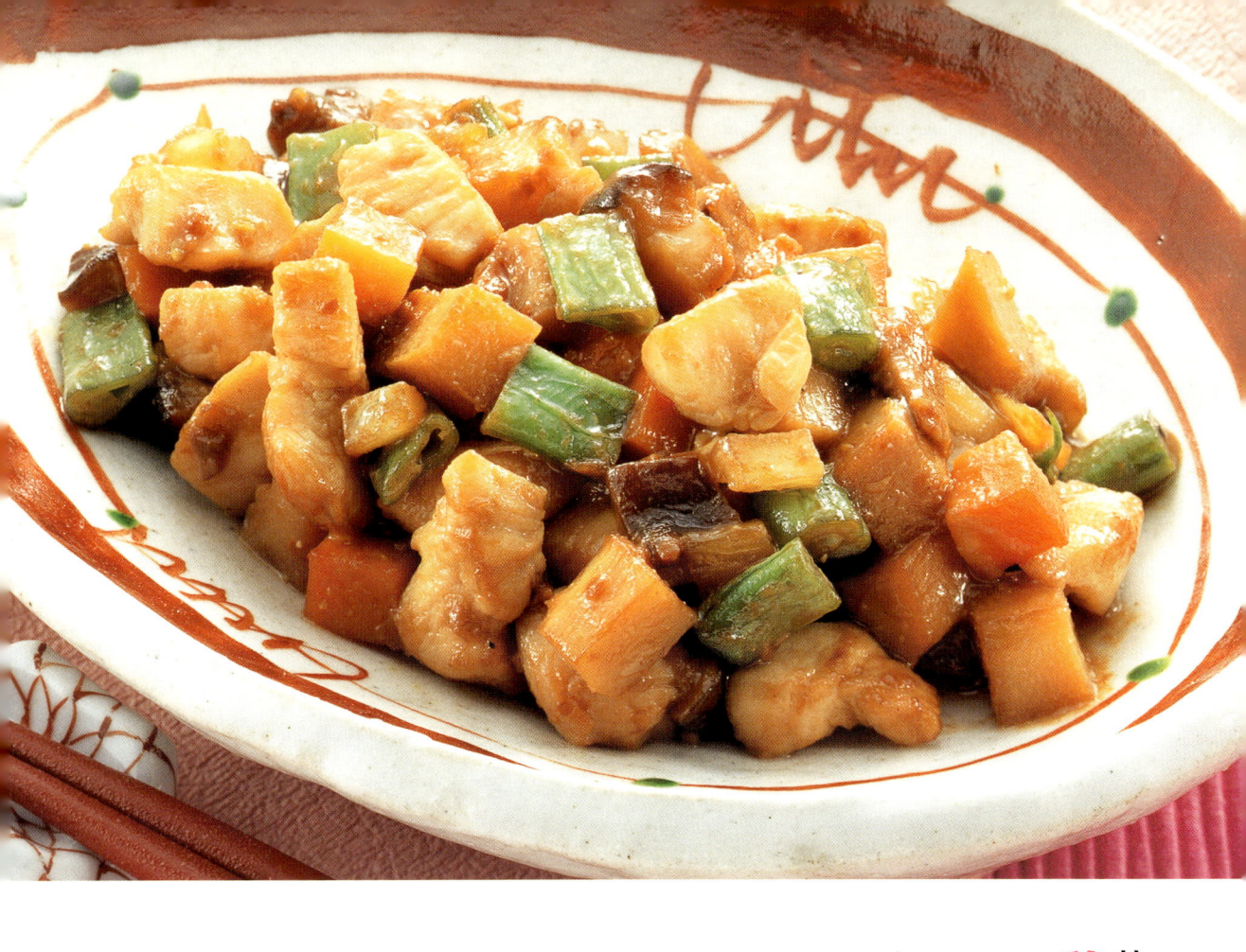

❶鶏胸肉は1cm角に切ってボウルに入れ、Aをもみ込んで下味をつけておく。

❷ゆでたけのこ、にんじん、セロリ、生しいたけは1cm角に切り、さやいんげんは筋をとって1cm幅に切る。にんじんとさやいんげんは熱湯でさっとゆでておく。

❸Bの調味料類を小さなボウルに入れ、よくまぜ合わせておく。

❹フライパンにサラダ油を入れて熱し、①を炒める。鶏肉の色が変わったらゆでたけのこ、にんじん、さやいんげん、セロリ、生しいたけの順に加えて手早く炒め合わせる。

❺④に③を回し入れて大きくかきまぜ、全体に味をからめる。

材料（1人分）

		1200〜1500kcal	1600〜1800kcal
鶏胸肉（皮なし）		40g	
鶏胸肉（皮つき）			40g
ゆでたけのこ		20g	20g
にんじん		30g	30g
セロリ		20g	20g
生しいたけ		1個	1個
さやいんげん		2本	2本
A	しょうが汁	小さじ1	小さじ1
	塩	0.3g	0.3g
B	赤みそ	大さじ1/2弱	大さじ1/2弱
	日本酒	小さじ1	小さじ1
	しょうゆ	小さじ1/2	小さじ1/2
	砂糖	小さじ1	小さじ1
	だし汁	大さじ1	大さじ1
サラダ油		小さじ1	小さじ1

鶏肉の照り焼き
甘辛だれを煮からめた

	1200〜1500kcalを選択する場合	1600〜1800kcalを選択する場合
エネルギー	130 kcal	190 kcal
塩分	1.0 g	

材料（1人分）

	1200〜1500kcal	1600〜1800kcal
鶏もも肉（皮なし）	60g	
鶏もも肉（皮つき）		60g
A［しょうゆ	小さじ1強	小さじ1強
みりん	小さじ1強	小さじ1強
サラダ油	小さじ1	小さじ1
七味とうがらし	少々	少々
つけ合わせ		
レタス	15g	15g

作り方

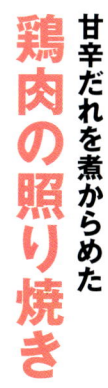

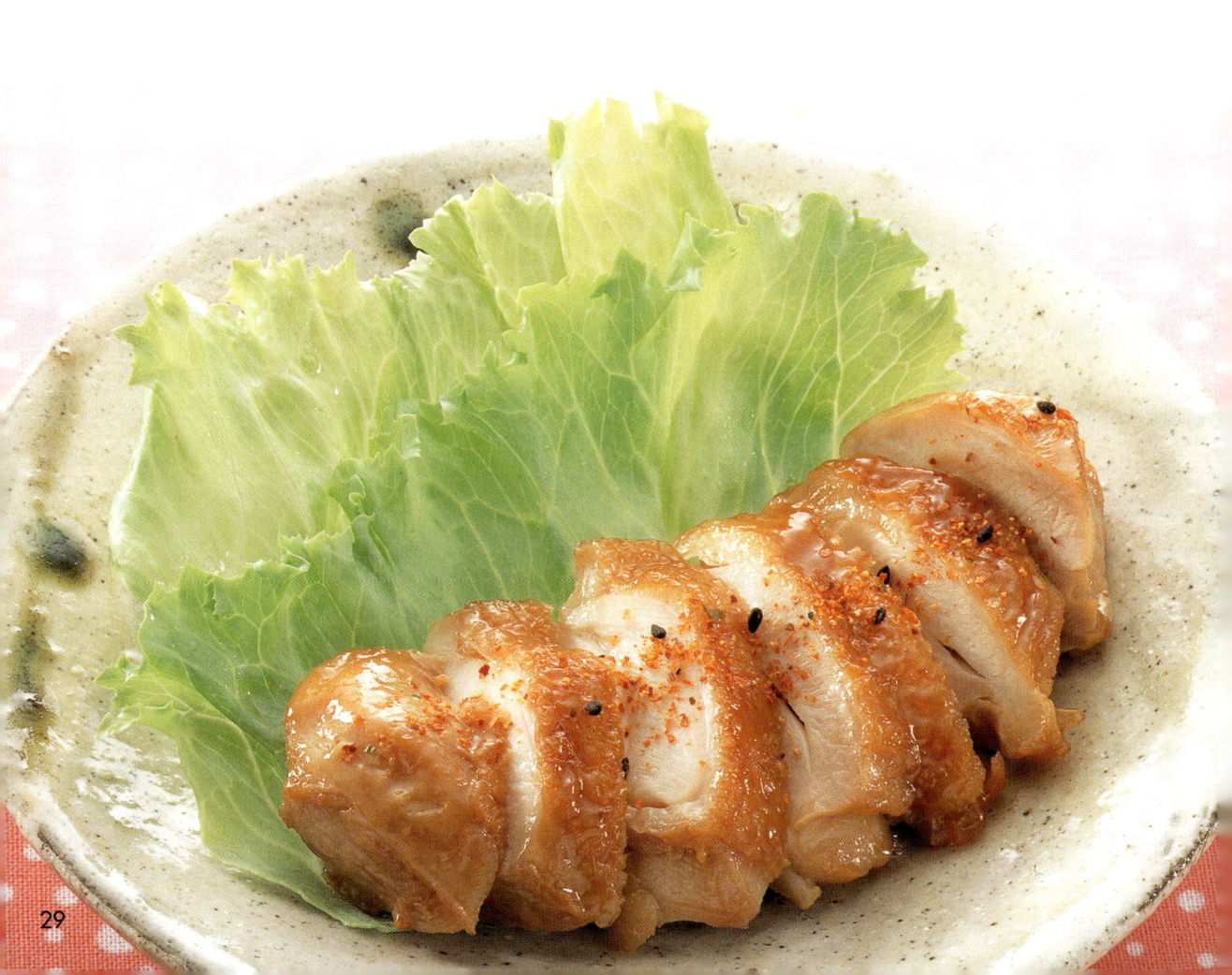

❶鶏もも肉は、肉側にところどころフォークを刺して穴をあけ、ボウルに入れる。ここにAを加えてからめ、5分ほどつけておく。

❷フライパンにサラダ油を入れて熱し、①の汁け（つけ汁はとっておく）をペーパータオルでふきとって皮側を下にして入れ、中火で焼く。

❸皮がこんがりと焼けたら裏返し、肉側を弱火で焼く。両面ともにきれいな焼き色がついたら、残ったつけ汁を加え、中火にして肉にからめる。

❹汁けがなくなったら鶏肉をとり出し、一口大に切る。

❺器にレタスと④を盛って、鶏肉の上に七味とうがらしを振りかける。

鶏肉のトマト煮

ご飯にもぴったりの洋風おかず

副菜は

作り方

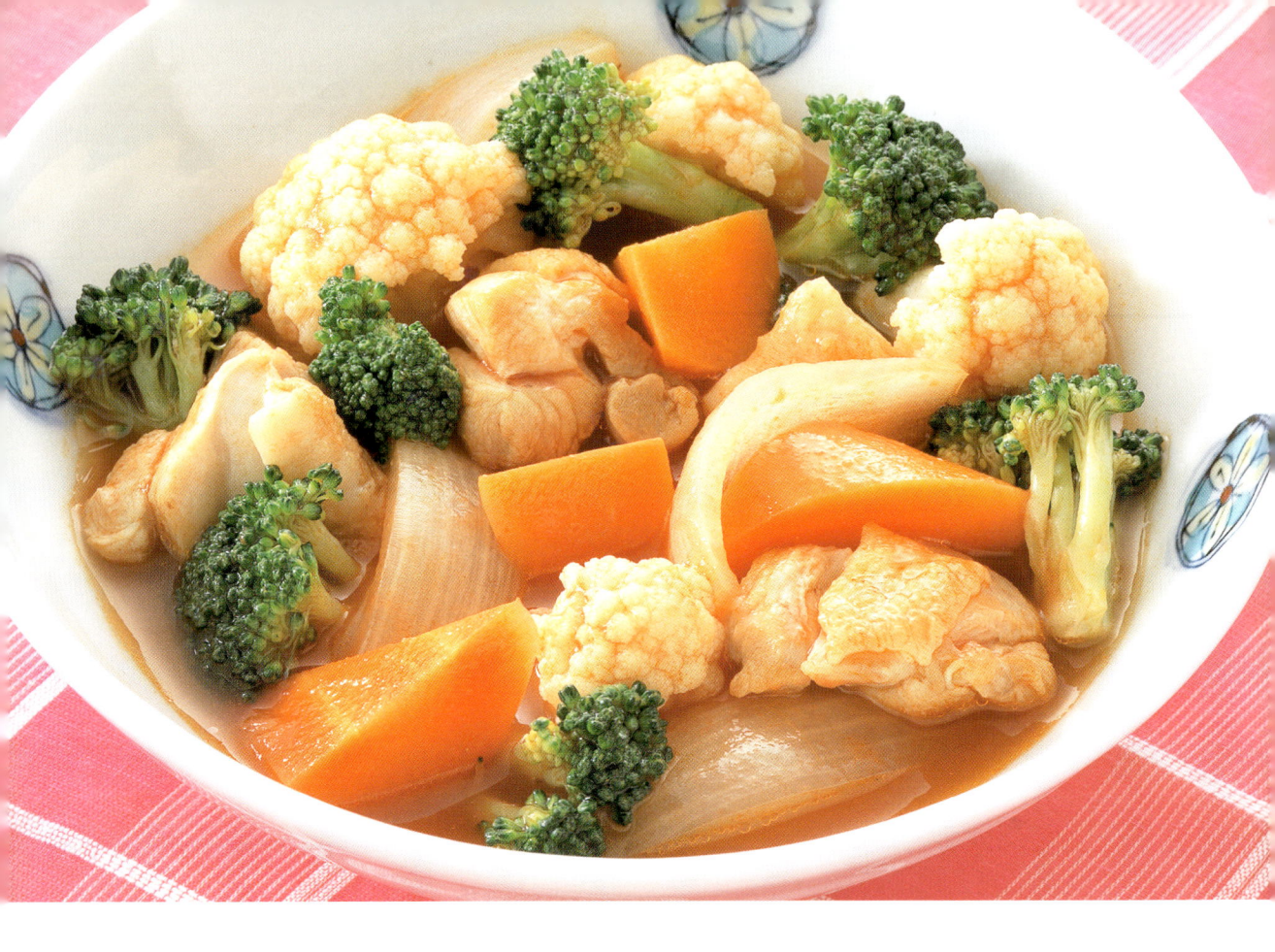

① 玉ねぎはくし形切りにし、にんじんは乱切りにする。カリフラワーとブロッコリーは小房に分ける。
② 鍋に沸かした熱湯で①のカリフラワーとブロッコリーを1〜2分ゆで、ざるに上げて水けをきっておく。
③ 鶏もも肉は一口大に切る。
④ 鍋にサラダ油を入れて熱し、③を入れて中火で炒める。鶏肉の色が変わったら、玉ねぎとにんじんを加えて全体に油が回るまで炒め合わせる。
⑤ ④にAを加えてにんじんがやわらかくなるまで煮、下ゆでしたカリフラワーとブロッコリー、Bを加えて一煮する。
⑥ ⑤に、塩とこしょうを加えて味をととのえる。

	1200〜1500kcalを選択する場合	1600〜1800kcalを選択する場合
	150 kcal	200 kcal

塩分 1.1 g

材料（1人分）	1200〜1500kcal	1600〜1800kcal
鶏もも肉（皮なし）	60g	
鶏もも肉（皮つき）		60g
玉ねぎ	40g	40g
にんじん	20g	20g
カリフラワー	30g	30g
ブロッコリー	20g	20g
A　水	2/3カップ	2/3カップ
A　コンソメスープの素（固形）	1/4個	1/4個
B　トマトピューレ	20g	20g
B　白ワイン	小さじ1	小さじ1
塩	0.5g	0.5g
こしょう	少々	少々
サラダ油	小さじ1弱	小さじ1弱

主菜 肉料理

蒸し鶏のピリ辛ソース

本格的な中華ソースがおいしさをきわだたせる

作り方
❶鶏胸肉を耐熱皿にのせ、日本酒を振りかけてラップをかけ、電子レンジで約3分加熱する。冷めたら、薄切りにする。
❷トマトは薄い半月切りに、きゅうりは斜め薄切りにする。
❸Aの材料を小さなボウルに入れてまぜ、ピリ辛ソースを作る。
❹②を皿に彩りよく並べ、①を盛って、③をかける。

参考メモ
鶏胸肉は、皮つきだとエネルギーが約2倍になります。

	1200～1500kcalを選択する場合	1600～1800kcalを選択する場合
エネルギー	120 kcal	150 kcal
塩分	1.2 g	1.3 g

材料（1人分）		1200～1500kcal	1600～1800kcal
鶏胸肉（皮なし）		50g	80g
日本酒		小さじ1	小さじ1
A	スープ	小さじ2	小さじ2
	しょうゆ	大さじ1/2	大さじ1/2
	酢	小さじ1/3	小さじ1/3
	砂糖	小さじ2/3	小さじ2/3
	ごま油	小さじ1/2	小さじ1/2
	豆板醤	少々	少々
	長ねぎ（みじん切り）	小さじ2	小さじ2
	しょうが（みじん切り）	小さじ1	小さじ1
	にんにく（みじん切り）	小さじ1/2	小さじ1/2
トマト		80g	80g
きゅうり		20g	20g

※スープは、鶏ガラスープの素少々を湯小さじ2にといたもの。

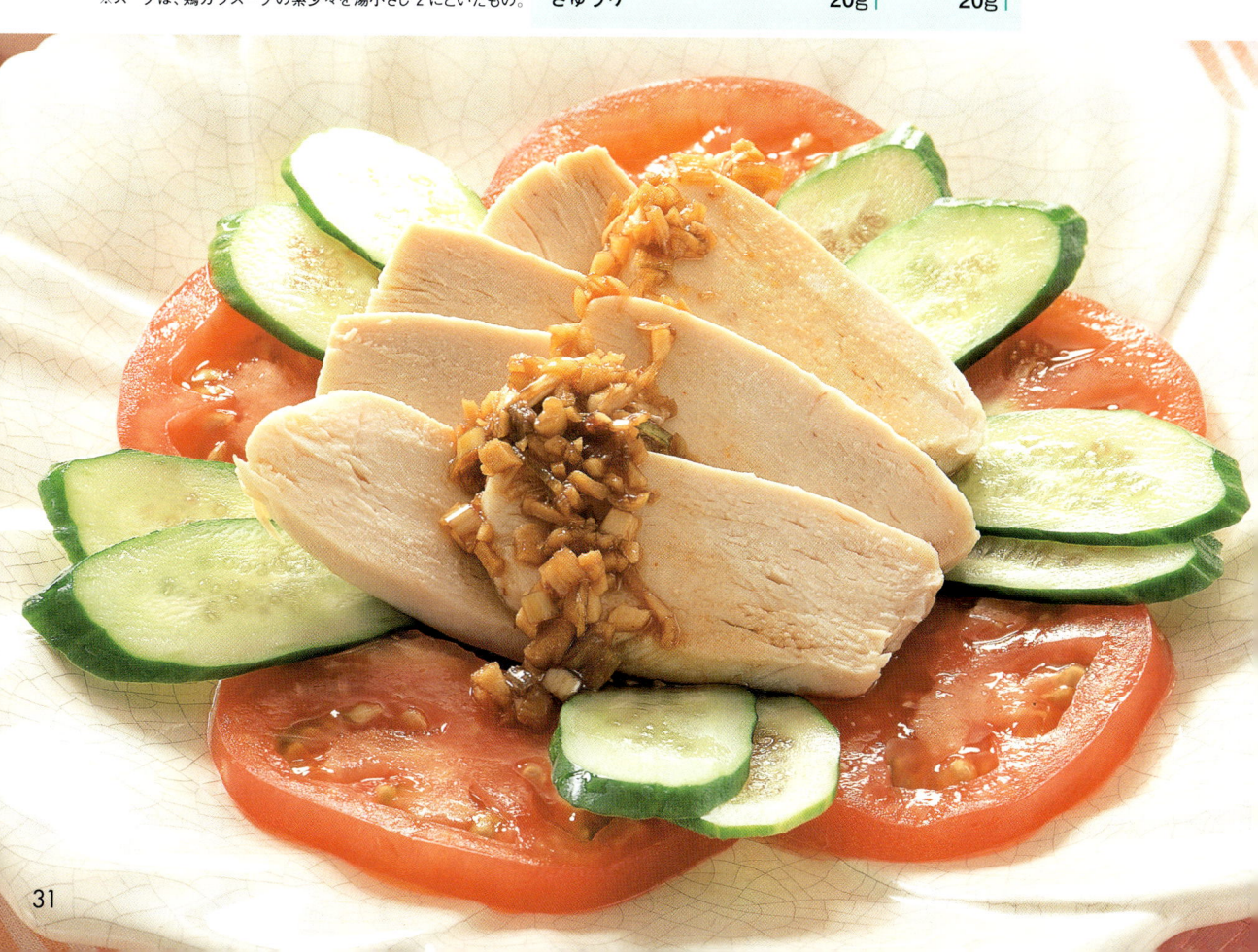

副菜は

揚げだんごの甘酢あんかけ

甘ずっぱいたれがからんだプリプリの肉だんごが魅力

	1200～1500kcalを選択する場合	1600～1800kcalを選択する場合
エネルギー	150 kcal	180 kcal

塩分 1.5 g

材料（1人分）

材料	1200～1500kcal	1600～1800kcal
豚ももひき肉（赤身）	45g	60g
A 長ねぎ（みじん切り）	小さじ2	小さじ2
A しょうが汁	少々	少々
A 日本酒	大さじ1/2	大さじ1/2
A 塩	0.2g	0.2g
A こしょう	少々	少々
A かたくり粉	小さじ1/2	小さじ1/2
B スープ	1/4カップ	1/4カップ
B しょうゆ	大さじ1/2	大さじ1/2
B 砂糖	小さじ1	小さじ1
B 酢	小さじ1	小さじ1
揚げ油	適量	適量
水どきかたくり粉	少々	少々
つけ合わせ		
青梗菜（チンゲンサイ）	1株	1株

作り方

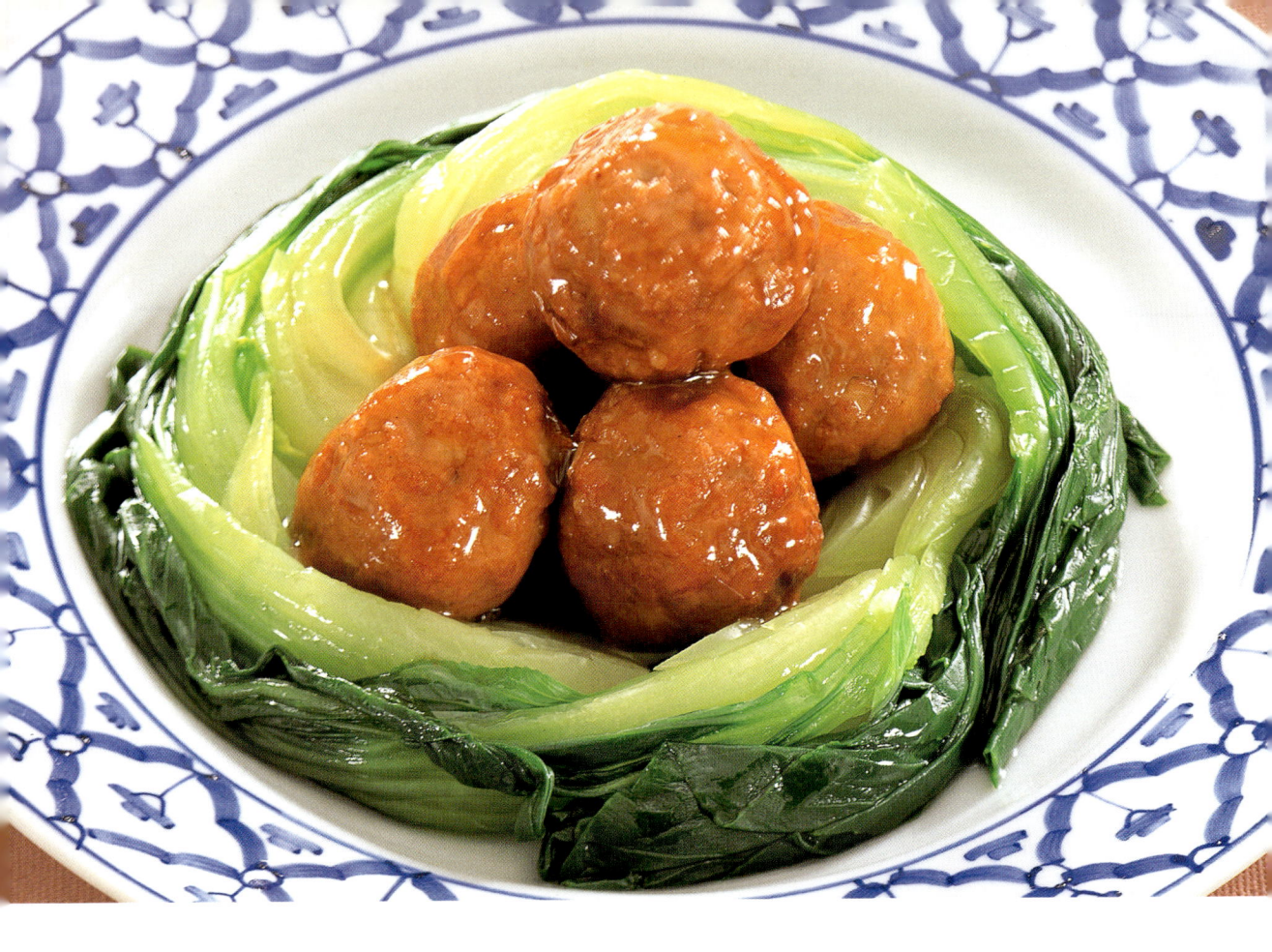

❶ ボウルに豚ももひき肉を入れ、Aを加えて粘りが出るまで手でよくねりまぜる。

❷ 揚げ油を170度に熱し、①を直径3cmくらいのだんごに丸め、油の中へ入れていく。肉だんごが浮き上がり、表面が固まってきたら箸で静かに転がしながら、こんがりと色づくまで揚げる。網じゃくしですくい、揚げ台にのせて油をきる。

❸ 鍋にBを入れて煮立て、②を入れて1～2分煮たあと、水どきかたくり粉を回し入れて全体にとろみをつける。

❹ 青梗菜は縦8等分に裂いて熱湯でゆで、水けをきって皿のまわりに並べ、中心に③を盛る。

※スープは、鶏ガラスープの素少々を湯1/4カップにといたもの。

主菜 肉料理

スタッフドピーマン
おなじみのピーマンの肉詰め

	1200〜1500kcalを選択する場合	1600〜1800kcalを選択する場合
	140 kcal 塩分 **0.9** g	**190** kcal 塩分 **1.0** g

作り方
❶ピーマンは縦半分に切り、種をとり除く。
❷ボウルに豚ももひき肉を入れ、Aを加えて粘りが出るまで手でよくねりまぜ、①に等分に詰める。
❸フライパンにサラダ油を入れて熱し、②をひき肉のほうを下にして並べ入れる。中火でしばらく焼き、焼き色がついたらふたをし、弱火で3〜4分蒸し焼きにして肉の中まで火を通す。
❹③を器に盛ってトマトケチャップをかけ、半分に切ったミニトマトとパセリを添える。

材料（1人分）

		1200〜1500kcal	1600〜1800kcal
豚ももひき肉（赤身）		40g	60g
ピーマン		30g	45g
A	玉ねぎ（みじん切り）	大さじ1½	大さじ1½
	とき卵	大さじ1	大さじ1
	パン粉	小さじ2	小さじ2
	塩	0.5g	0.5g
	こしょう	少々	少々
サラダ油		小さじ1弱	小さじ1
トマトケチャップ		小さじ2	小さじ2
つけ合わせ			
ミニトマト		3個	3個
パセリ		少々	少々

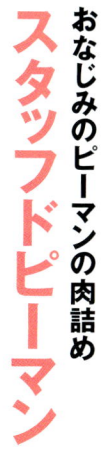

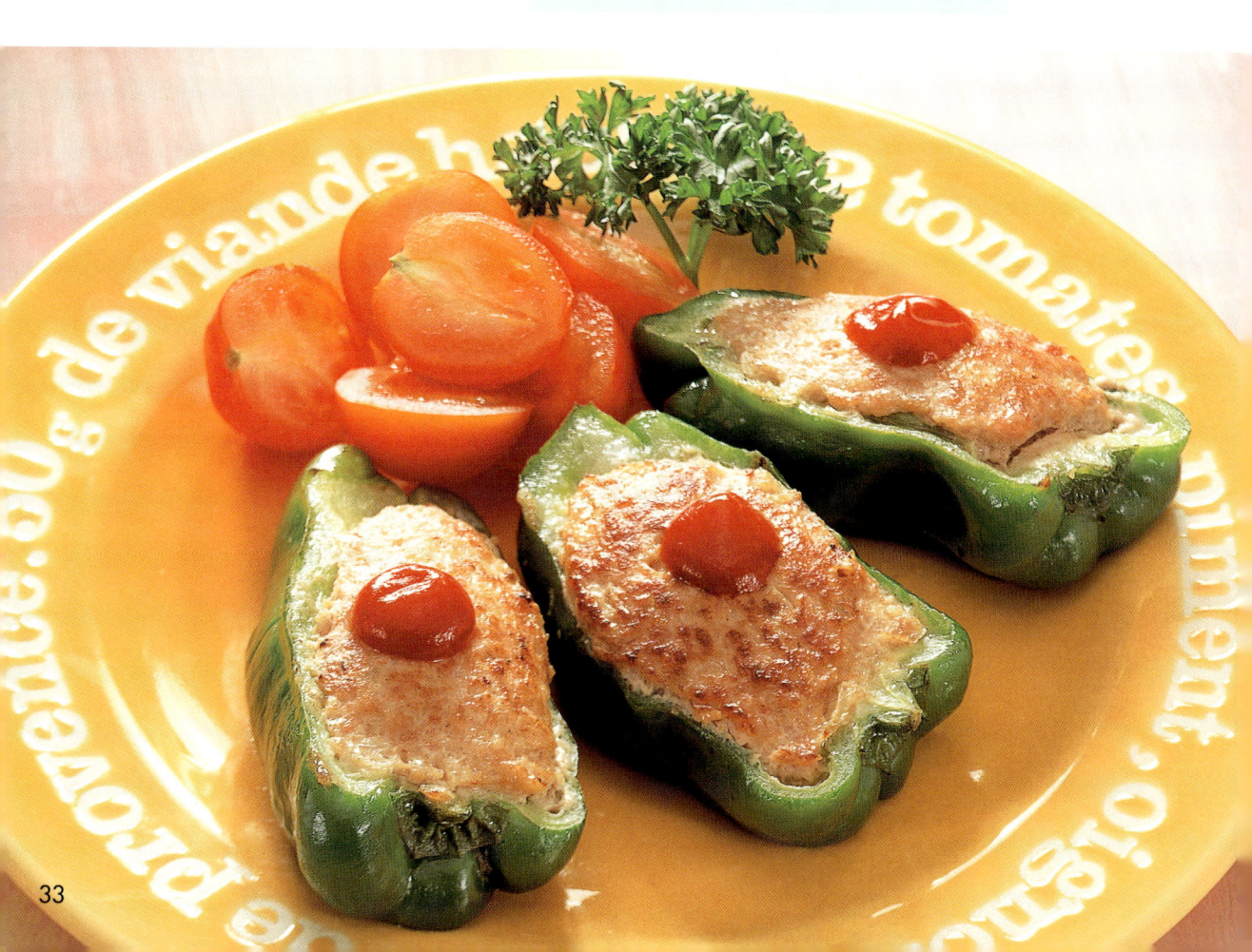

副菜は

鶏つくねの炊き合わせ

鶏ひき肉のうまみが野菜にもしみ込んだ

	1200〜1500kcalを選択する場合	1600〜1800kcalを選択する場合
kcal	150	180

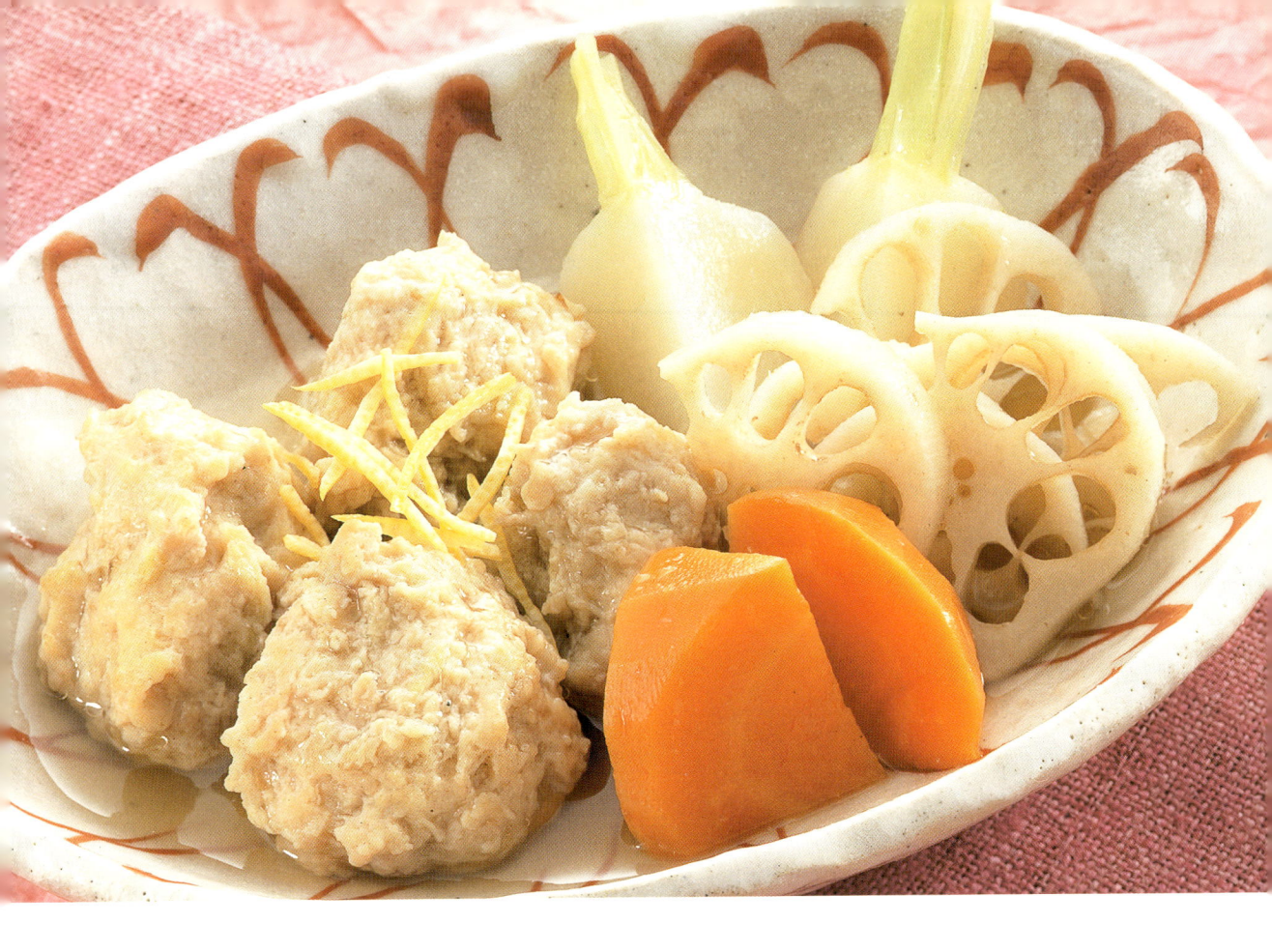

塩分 1.9g

作り方
❶かぶは茎元を2cmほど残した状態で、半分に切る。
❷れんこんは3mm厚さの半月切りにし、水にさらす。にんじんは乱切りにする。
❸ボウルにひき肉を入れ、Aを加えて、手で粘りが出るまでよくねりまぜ、四つくらいのだんご状に丸める。
❹鍋にBを入れて火にかけ、煮立ったら❸を入れて弱火で10分ほど煮、かぶ、にんじん、れんこんを加えて落としぶたをし、野菜がやわらかくなるまで煮る。
❺器に❹を煮汁ごと盛り、ゆずの皮のせん切りをのせる。

材料（1人分）

		1200〜1500kcal	1600〜1800kcal
鶏ささ身のひき肉		60g	
鶏ひき肉			60g
かぶ		1/2個	1/2個
れんこん		20g	20g
にんじん		20g	20g
A	日本酒	小さじ1	小さじ1
	とき卵	大さじ1	大さじ1
	しょうが（みじん切り）	小さじ1/2	小さじ1/2
	かたくり粉	小さじ1/2	小さじ1/2
	塩	0.3g	0.3g
B	だし汁	1カップ	1カップ
	みりん	小さじ2	小さじ2
	しょうゆ	大さじ1/2	大さじ1/2
	塩	0.3g	0.3g
ゆずの皮（せん切り）		少々	少々

甘辛くきりっと煮上げる
なすのひき肉はさみ焼き煮

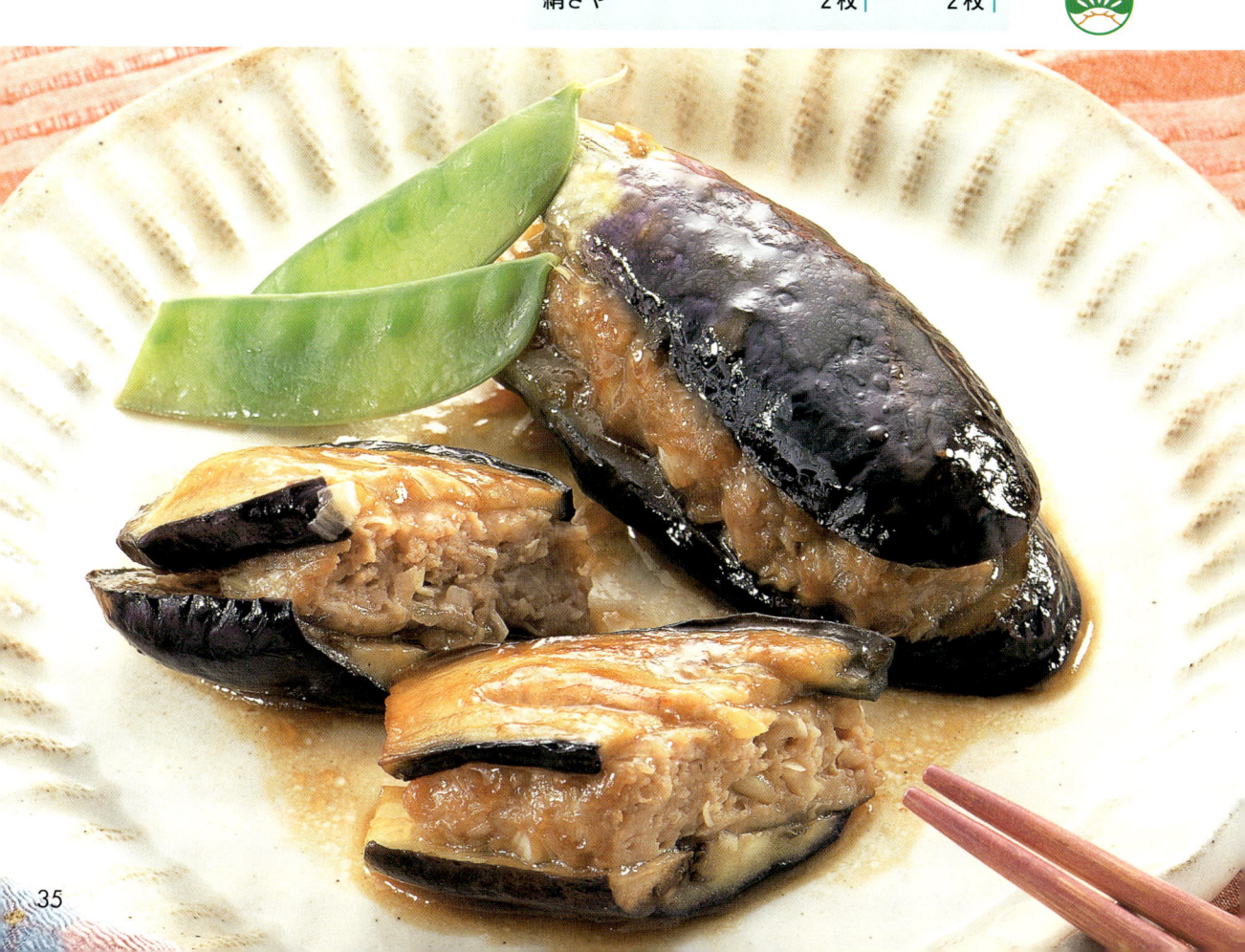

	1200〜1500kcalを選択する場合	1600〜1800kcalを選択する場合
	150 kcal	**180** kcal

塩分 **2.1** g

材料（1人分）

		1200〜1500kcal	1600〜1800kcal
豚ひき肉		30g	30g
なす		1個	1個
長ねぎ		20g	20g
A	しょうゆ	小さじ1強	小さじ1強
	日本酒	小さじ1/2	小さじ1/2
	しょうが汁	小さじ1/2	小さじ1/2
	塩	0.2g	0.2g
かたくり粉		小さじ1/2	小さじ1/2
B	だし汁	大さじ1	大さじ1
	しょうゆ	大さじ1/2弱	大さじ1/2弱
	みりん	小さじ1	小さじ1
	砂糖	小さじ2/3	小さじ2/3
サラダ油		小さじ1/2	小さじ1
つけ合わせ			
絹さや		2枚	2枚

作り方

❶ なすはへたを切り落として1個を縦4枚に切り、水にさらして水けをよくふきとる。
❷ 長ねぎはみじん切りにする。
❸ 豚ひき肉をボウルに入れ、②とAを加えてよくねりまぜる。
❹ なすは2枚を1組にして内側になる面にかたくり粉を薄くまぶし、③を等分にはさみ込む。
❺ フライパンにサラダ油を熱して④を入れ、中火で両面を焼く。なすがしんなりしてきたらBを加えてふたをし、弱火で煮汁がなくなるまで煮る（1200〜1500kcalを選択する場合は、焦げつくようならだし汁の量を倍にふやすとよい）。
❻ ⑤を器に盛り、さっと塩ゆで（分量外）した絹さやを添える。

主菜　肉料理

副菜は

ロールキャベツ

じっくり煮込むほどにキャベツの甘さが増す

	1200〜1500kcal	1600〜1800kcal
	160 kcal 塩分 **1.4** g	**180** kcal 塩分 **1.5** g

作り方

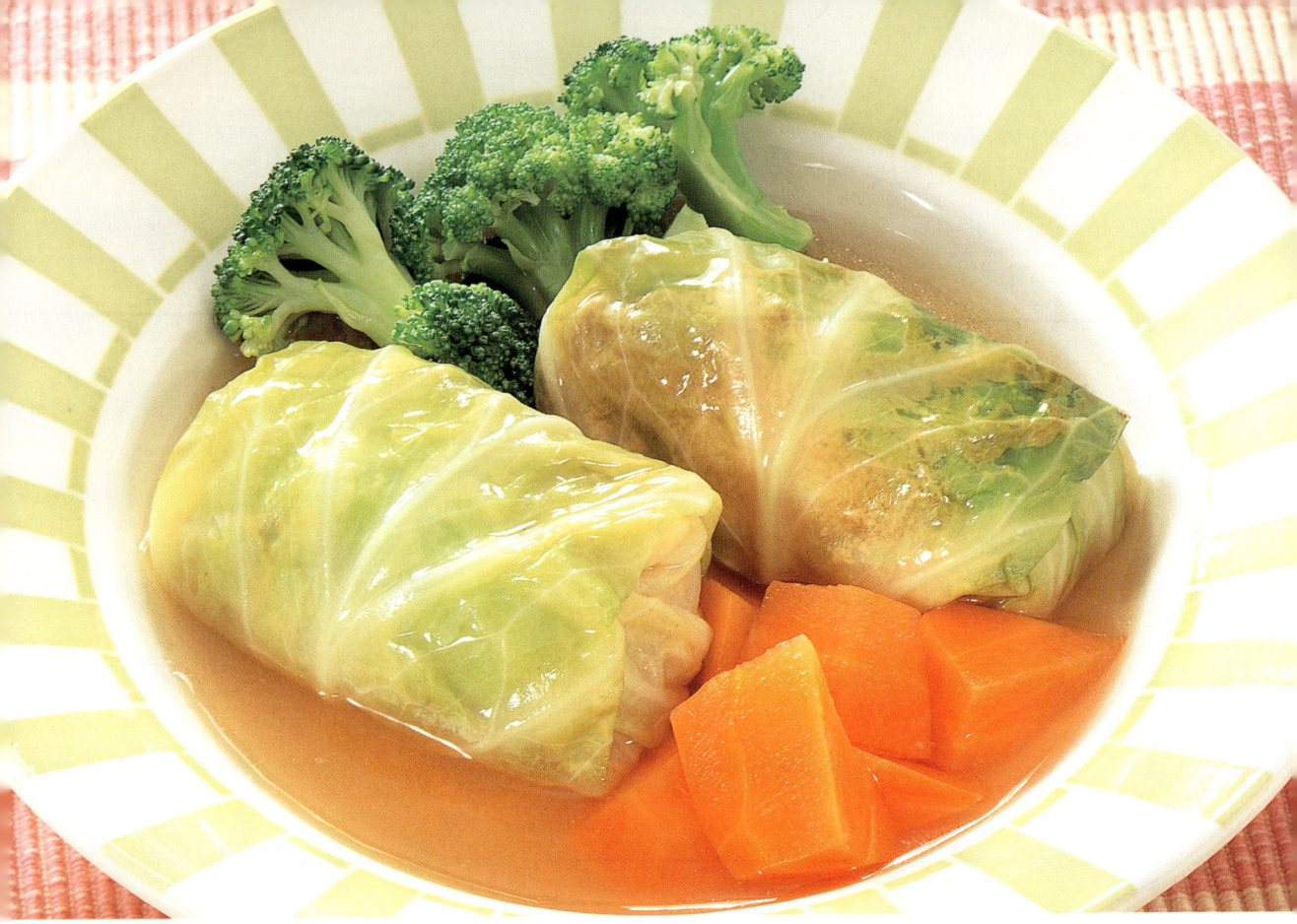

1. 大きめの鍋に湯を沸かし、キャベツの葉をまるごと入れて1〜2分ゆでる。
2. キャベツがしんなりしたらざるに広げて冷まし、太い茎の部分を、葉の厚みと同じくらいになるように包丁でそぎとる。
3. ボウルに豚ひき肉とAを入れてねりまぜ、二つの俵形にする。
4. まな板の上に②を1枚ずつ広げ、手前寄りに③をのせてキャベツの手前を折り返し、きっちりと巻き込んでいく。
5. にんじんは乱切りにして④とともに鍋に入れ、ひたひたの水と固形スープの素を入れて火にかける。煮立つまでは強火、あとは弱火にして20〜30分煮、小房に分けたブロッコリーを加えて火を通し、塩とこしょうで味をととのえる。

材料（1人分）

	1200〜1500kcal	1600〜1800kcal
豚ももひき肉（赤身）	60g	80g
キャベツ	100g（2枚）	100g（2枚）
にんじん	30g	30g
ブロッコリー	40g	40g
A　玉ねぎ（みじん切り）	20g	20g
A　パン粉	小さじ2	小さじ2
A　とき卵	大さじ1	大さじ1
A　塩	0.2g	0.2g
A　こしょう	少々	少々
コンソメスープの素（固形）	1/2個	1/2個
塩	0.2g	0.2g
こしょう	少々	少々

副菜は

鶏ひき肉と木綿豆腐で作るあっさり味の 和風ハンバーグ

	1200〜1500kcalを選択する場合	**140** kcal	塩分 **1.3** g
	1600〜1800kcalを選択する場合	**190** kcal	

材料（1人分）		1200〜1500kcal	1600〜1800kcal
鶏ひき肉		40g	40g
木綿豆腐		60g	60g
万能ねぎ		1本	1本
青じそ		1枚	1枚
A	しょうゆ	小さじ1	小さじ1
	日本酒	小さじ1	小さじ1
	しょうが汁	小さじ$\frac{1}{2}$	小さじ$\frac{1}{2}$
	かたくり粉	小さじ$\frac{1}{2}$	小さじ$\frac{1}{2}$
	塩	0.2g	0.2g
	こしょう	少々	少々
サラダ油			小さじ1
つけ合わせ			
ほうれんそう		1株	1株
しょうゆ		小さじ$\frac{1}{2}$弱	小さじ$\frac{1}{2}$弱
レモン（くし形切り）		1切れ	1切れ

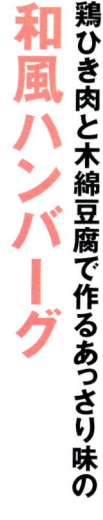

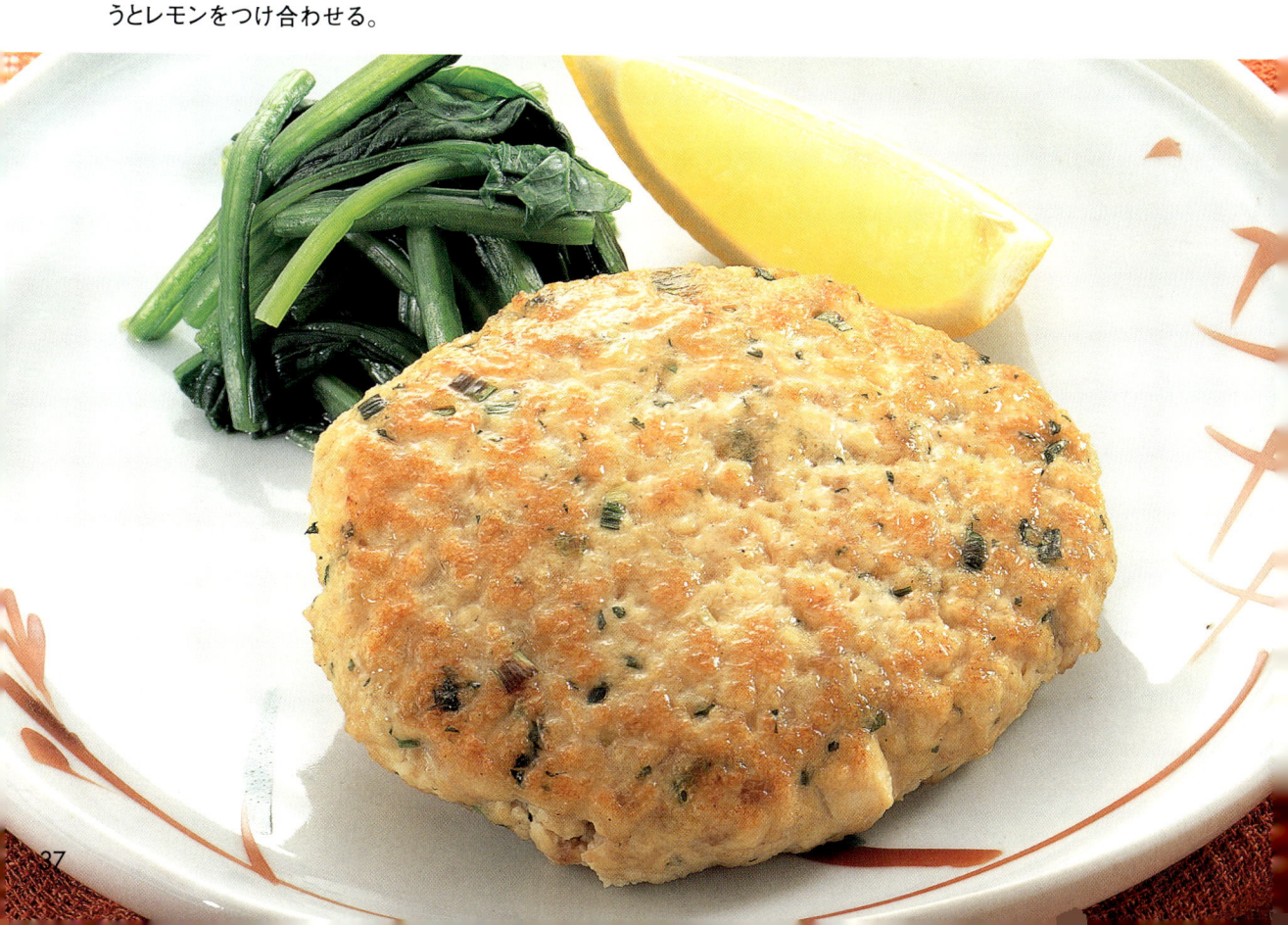

作り方

❶つけ合わせ用のほうれんそうはゆでて冷水にとり、水けをしぼってざく切りにし、しょうゆであえる。

❷木綿豆腐は鍋に沸かした熱湯でさっとゆで、手でほぐしてふきんなどに包み、水けをよくしぼる。

❸万能ねぎは小口切りにし、青じそはみじん切りにする。

❹鶏ひき肉をボウルに入れ、②と③、Aを加えて、粘りが出るまで手でよくねりまぜ、だ円形にまとめる。

❺フライパンにサラダ油を熱し、④を入れて中火で両面に焼き色がつくまで焼き、ふたをして弱火で2〜3分蒸し焼きにする。1200〜1500kcalを選択する場合はフライパンに直接④を入れ、油を使わずに中火で両面を焼き、ふたをして弱火で2〜3分蒸し焼きにする。

❻皿に⑤を盛りつけ、①のほうれんそうとレモンをつけ合わせる。

砂肝の南蛮漬

コリコリした歯ごたえが断然おいしい

	1200〜1500kcalを選択する場合	1600〜1800kcalを選択する場合	塩分
	120 kcal	**160** kcal	**1.2** g

作り方

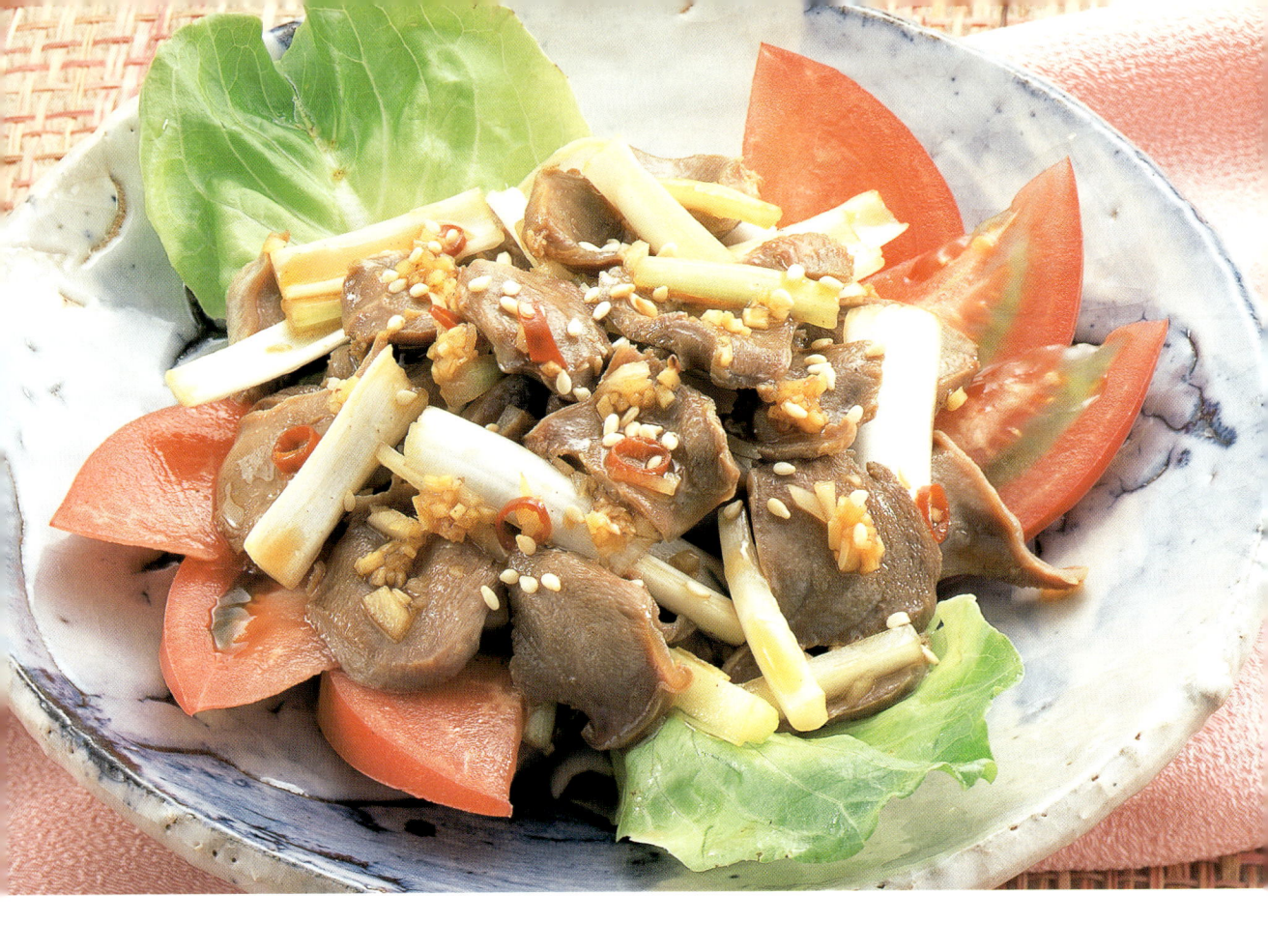

❶砂肝は厚い皮と筋を除いて赤身の部分だけを使う。赤身の部分を薄切りにし、水けをよくふく。

❷長ねぎは縦4等分にし、3cm長さに切る。セロリは細切りにする。

❸Aを小さなボウルに入れてよくまぜ合わせておく。

❹揚げ油を170度に熱し、①の砂肝をカラリと揚げて、油をきる。

❺ボウルに②と④を入れて③を回しかけ、30分ほど漬け込む。

❻皿にサラダ菜と、薄いくし形切りにしたトマトを敷き、⑤を盛っていりごまを振る。

材料(1人分)

	1200〜1500kcal	1600〜1800kcal
砂肝	50g	80g
長ねぎ	30g	30g
セロリ	30g	30g
A ┌ しょうゆ	大さじ1	大さじ1
├ 酢	大さじ1	大さじ1
├ 日本酒	小さじ1	小さじ1
├ しょうが(みじん切り)	少々	少々
├ にんにく(みじん切り)	少々	少々
└ 赤とうがらし(小口切り)	1/2本分	1/2本分
揚げ油	適量	適量
つけ合わせ		
サラダ菜	2枚	2枚
トマト	小1/2個	小1/2個
いりごま(白)	少々	少々

副菜は

主菜｜肉料理

レバーにら炒め

くせやくさみの少ない鶏レバーで作る

	1200〜1500kcalを選択する場合	1600〜1800kcalを選択する場合
	140 kcal	**180** kcal
塩分	**1.9** g	

材料（1人分）

	1200〜1500kcal	1600〜1800kcal
鶏レバー	60g	80g
にら	25g	25g
もやし	80g	80g
A ┌ しょうゆ	小さじ2	小さじ2
├ しょうが（みじん切り）	小さじ1	小さじ1
└ にんにく（みじん切り）	小さじ1	小さじ1
塩	0.3g	0.3g
こしょう	少々	少々
ごま油	小さじ1	大さじ$\frac{1}{2}$

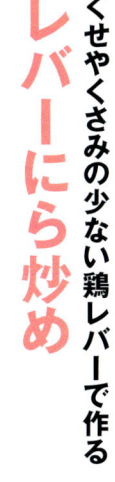

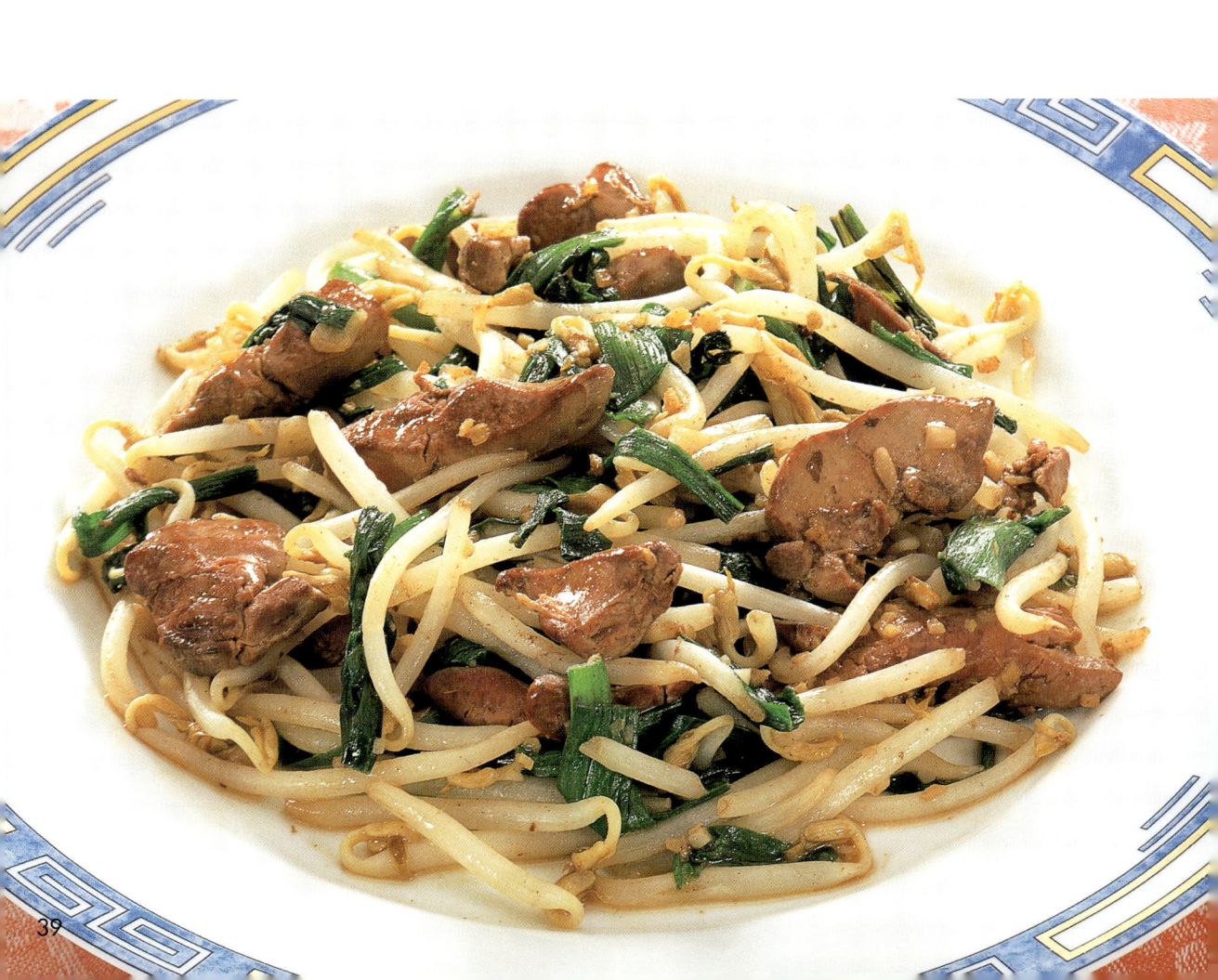

作り方

❶鶏レバーは1〜2回水をかえながら、10〜15分水にさらして血抜きをする。
❷①の水けをきって一口大のそぎ切りにし、もう一度水洗いして切り口から出た血を流し、ざるに上げて水けをきる。ペーパータオルで水けをふきとってボウルに入れ、Aを加えてよくまぜ、10〜15分おいて下味をつける。
❸にらは3〜4cm長さのざく切りにし、もやしはひげ根をつむ。
❹フライパンにごま油を入れて熱し、②を炒める。色が変わったら③を加えて手早く炒め合わせ、塩とこしょうで味つけする。

あじの干物焼き

こんがりと色よく焼き上げた

	1200～1500kcalを選択する場合	1600～1800kcalを選択する場合
エネルギー	**120** kcal	**170** kcal
塩分	**1.6** g	**2.1** g

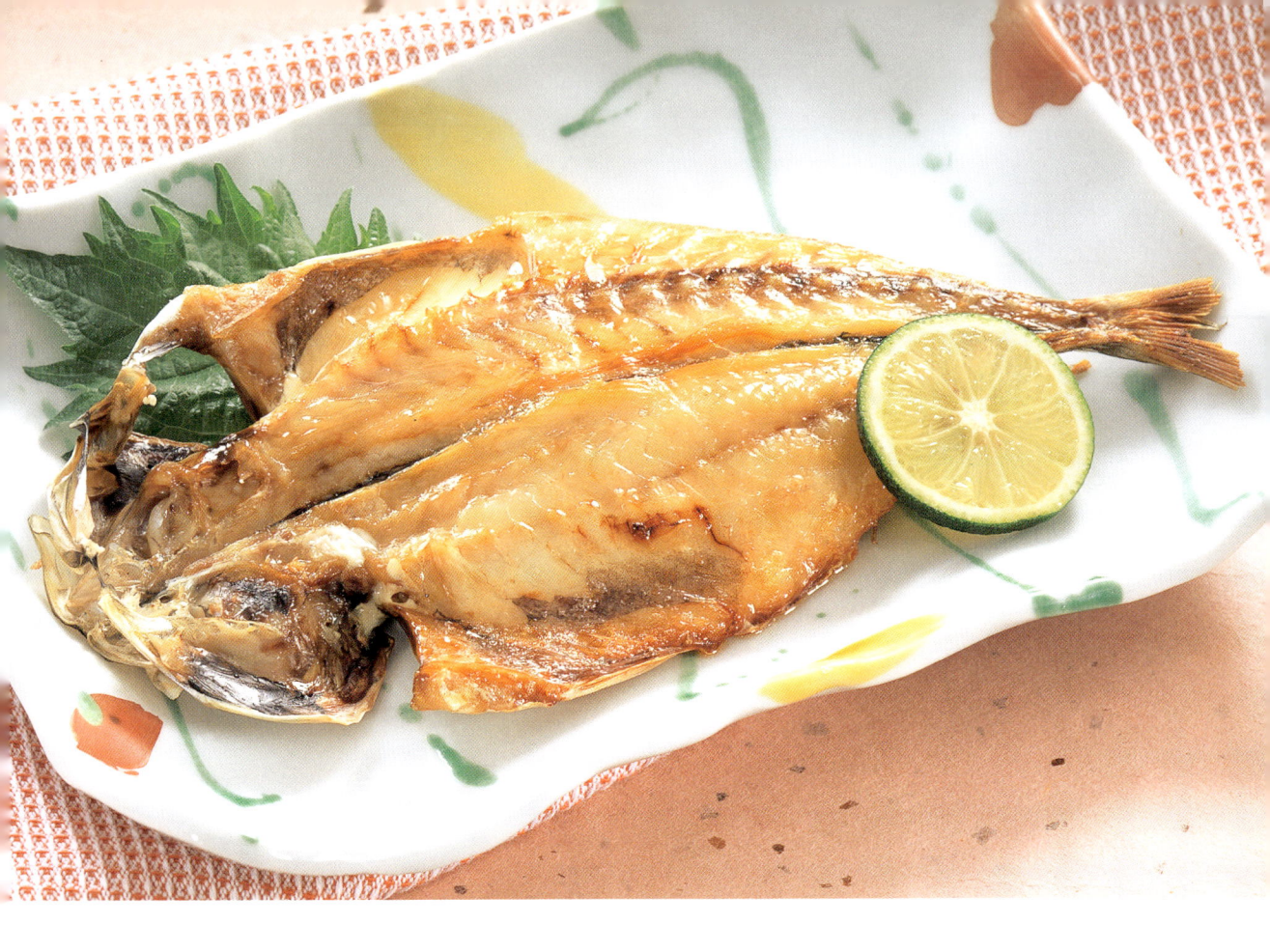

作り方
❶焼き網をよく熱し、あじの開き干しを身を下にしてのせ、弱めの中火で焼く。ほどよい焼き色がついたら裏返し、火が通るまで焼く。
❷青じそを敷いた皿に①を盛り、かぼすの薄輪切りを添える。

参考メモ
干物は、開いた魚を食塩水につけて乾燥させてあるので、けっこう塩分があります。
1食あたりの塩分摂取量は3g強にとどめることを目安にするので、副菜はできるだけ塩分量の少ないものを選びましょう。

材 料（1人分）	1200～1500kcal	1600～1800kcal
あじの開き干し	120g	150g
つけ合わせ		
青じそ	1枚	1枚
かぼす、またはすだち（薄輪切り）	1枚	1枚

※材料表のあじの開き干しの重量は、頭や骨などを含めたものです。実際に口にできる正味量は、120gのものは75g、150gのものは100gになります。

副菜は

あじフライ

中身はふわっと、衣はカリッと揚げるのがポイント

副菜は

	1200～1500kcalを選択する場合	1600～1800kcalを選択する場合
エネルギー	150 kcal	200 kcal
塩分	0.9 g	

材料（1人分）

	1200～1500kcal	1600～1800kcal
あじ（背開き）	50g	50g
塩	0.3g	0.3g
こしょう	少々	少々
小麦粉	小さじ2	
A ┌ 小麦粉		小さじ2
└ 水		大さじ1
パン粉		大さじ2
サラダ油	小さじ1	
揚げ油		適量
ウスターソース	小さじ1	小さじ1
つけ合わせ		
キャベツ	30g	30g
レモン（輪切り）	1枚	1枚

作り方

❶あじは身側に塩とこしょうを振る。

❷1200～1500kcalを選択する場合は、①に小麦粉をまぶす。1600～1800kcalを選択する場合は、Aの小麦粉をボウルに入れて分量の水でとき、これに①をくぐらせて、パン粉をまぶす。

❸1200～1500kcalを選択する場合は、サラダ油を熱したフライパンに②を入れ、両面をこんがりと焼いてムニエルにする。1600～1800kcalを選択する場合は、揚げ油を170度に熱し、②を入れてパン粉がきつね色になるまで揚げる。

❹③を皿に盛って、せん切りにしたキャベツをつけ合わせ、レモンの輪切りを添える。食べる直前に、あじフライにウスターソースをかける。

参考メモ

1200～1500kcalを選択する場合は、エネルギーが上がるのでパン粉をつけて油で揚げるフライにはできません。小麦粉をまぶして両面を焼く、ムニエルにします。

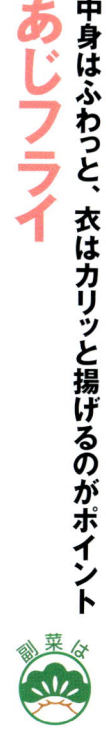

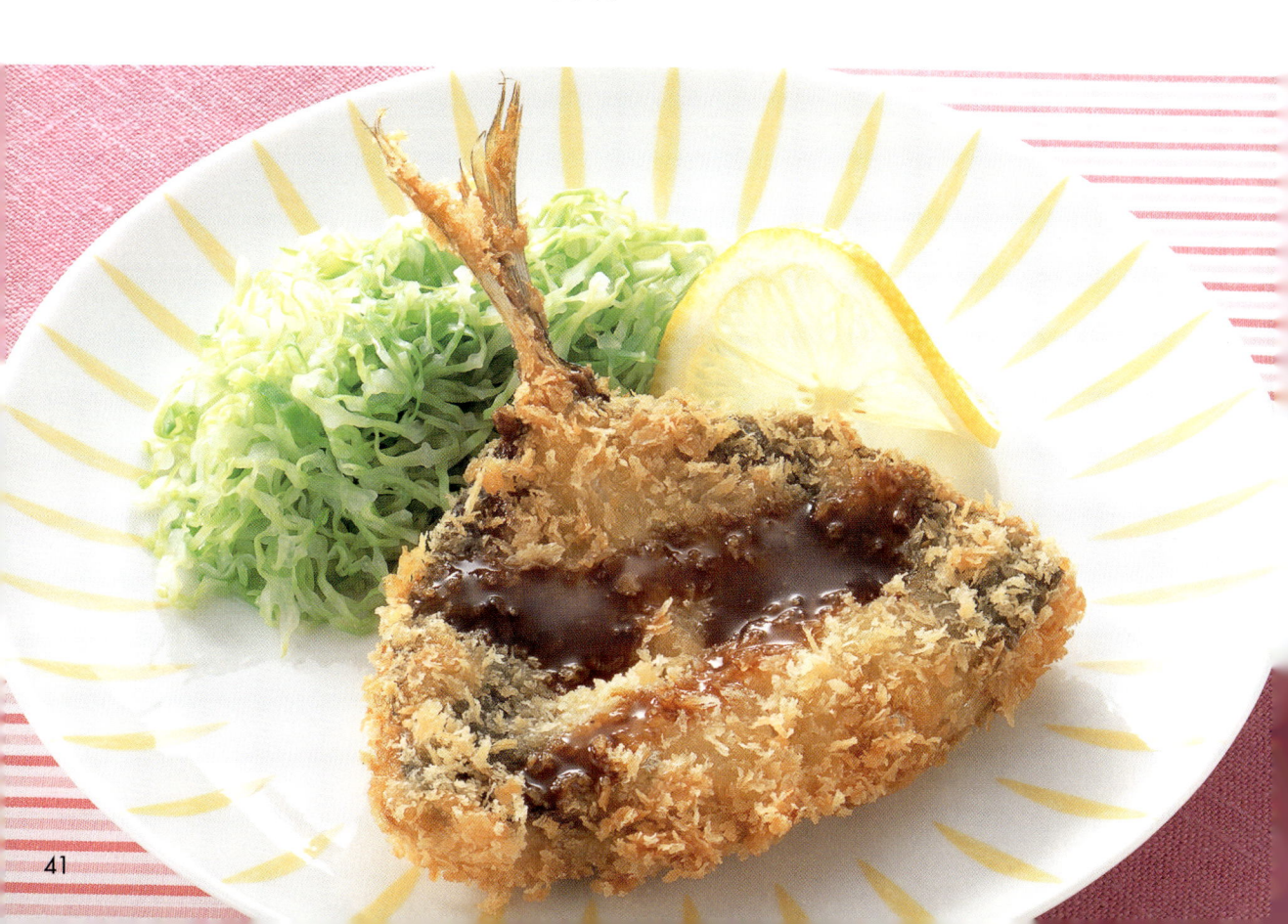

主菜 / 魚介料理

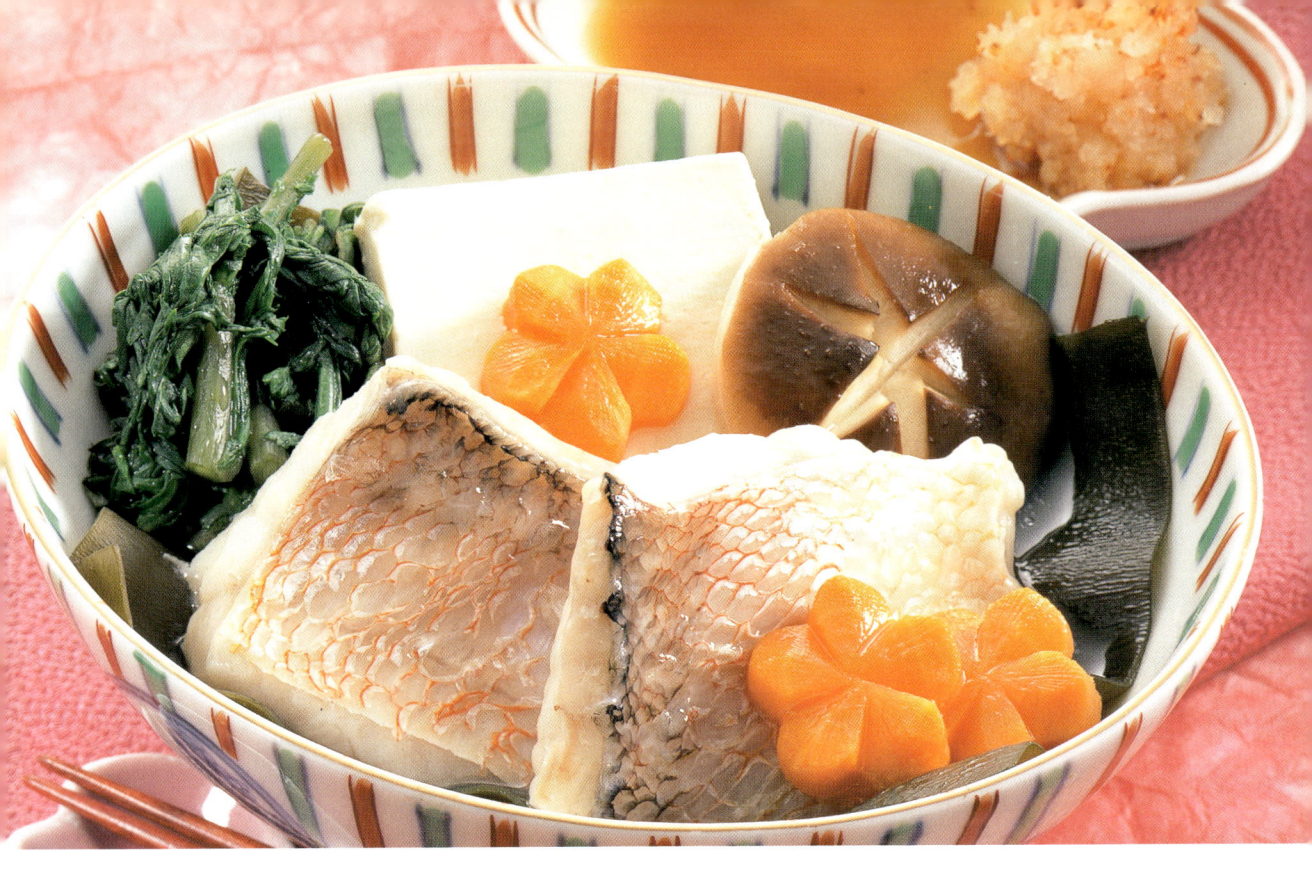

あまだいのちり蒸し

1人分ずつを器に入れたあっさり味の蒸し物

	1200～1500kcalを選択する場合	1600～1800kcalを選択する場合
エネルギー	120 kcal	160 kcal
塩分	1.6 g	1.7 g

材料（1人分）

	1200～1500kcal	1600～1800kcal
あまだい（切り身）	60g	80g
絹ごし豆腐	30g	60g
生しいたけ	1個	1個
にんじん	20g	20g
春菊	20g	20g
昆布	10cm	10cm
塩	0.3g	0.3g
A 昆布だし	1/2カップ	1/2カップ
A 日本酒	小さじ1	小さじ1
A 塩	0.3g	0.3g
B しょうゆ	小さじ1	小さじ1
B 酢	小さじ2	小さじ2
大根おろし	大さじ1	大さじ1
一味とうがらし	少々	少々

作り方

❶あまだいは切り身を半分に切って、ざるにのせて塩を振り、しばらくおく。

❷昆布はぬれぶきんで表面の汚れをふき、水1/2カップにつけて、やわらかくなるまでもどす。昆布をつけた水は、昆布だしとしてAで使う。

❸Bを合わせてたれを作り、取り鉢に移しておく。

❹大根おろしに一味とうがらしをまぜ合わせ、もみじおろしを作る。

❺豆腐は大きめのやっこに切る。生しいたけは、かさに浅く星形に3本の切り込みを入れる。にんじんは薄切りにして、花型で抜く。春菊はざく切りにする。

❻器に❷の昆布を敷き、水けをふいたあまだいをのせて、まぜたAを注ぐ。

❼沸騰させた蒸し器に❻を入れて強火で5分蒸し、❺を加えてさらに2分蒸す。

❽❼をとり出し、もみじおろしを適量加えた❸のたれにつけて食べる。

副菜は

主菜 | 魚介料理

いかとしめじのカレーマリネ

カレーの風味がきいて薄味でもおいしい

	1200～1500kcalを選択する場合	1600～1800kcalを選択する場合
エネルギー	110 kcal	160 kcal
塩分	1.2 g	1.4 g

作り方

❶いかは皮をむいて1cm幅の輪切りにする。しめじは小分けにする。
❷鍋に沸かした熱湯で、①をそれぞれさっとゆで、ざるに上げる。
❸玉ねぎとにんにくはみじん切りにする。
❹小さなボウルにAを入れてよくまぜ、マリネ液を作る。
❺④に②と③を1時間以上つけ込む。
❻器にサラダ菜を敷き、⑤を盛る。

材料(1人分)	1200～1500kcal	1600～1800kcal
いか(胴)	70g	100g
しめじ	50g	50g
玉ねぎ	30g	30g
にんにく	$\frac{1}{4}$片	$\frac{1}{4}$片
A 水	大さじ3	大さじ3
A コンソメスープの素(固形)	$\frac{1}{4}$個	$\frac{1}{4}$個
A 酢	小さじ1	小さじ1
A サラダ油	小さじ1弱	小さじ1
A カレー粉	少々	少々
A 塩	0.2g	0.2g
A こしょう	少々	少々
つけ合わせ		
サラダ菜	3枚	3枚

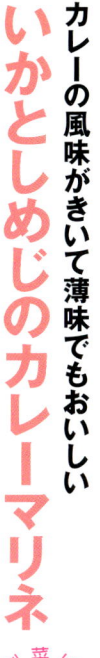

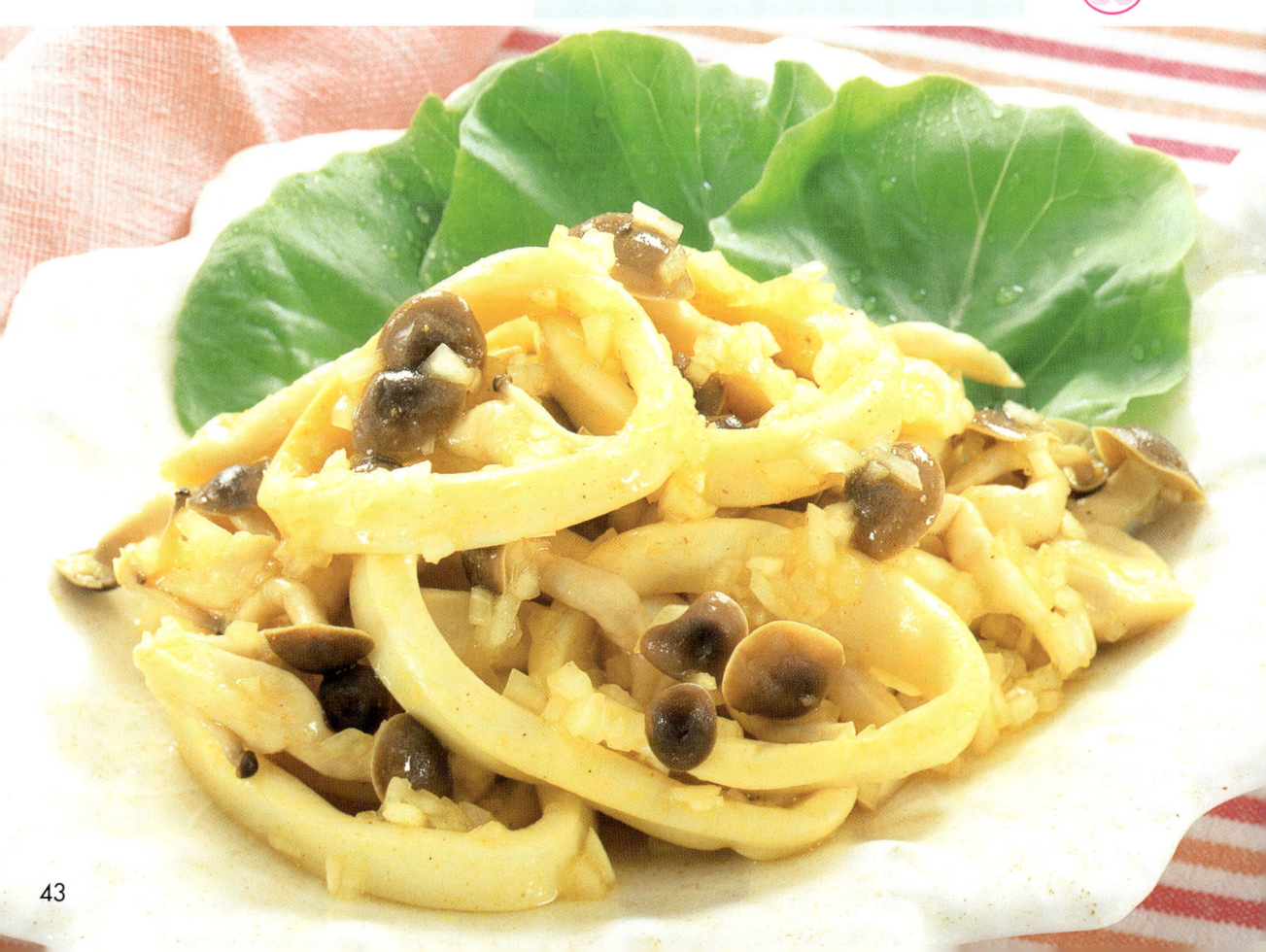

副菜は

いかと野菜の煮物

いかのうまみが野菜にしみておいしい

副菜は

	1200〜1500kcalを選択する場合	1600〜1800kcalを選択する場合
エネルギー	120 kcal	150 kcal
塩分	1.8 g	

材料（1人分）

	1200〜1500kcal	1600〜1800kcal
いか	80g	80g
大根	100g	100g
にんじん	20g	20g
さやいんげん	15g	15g
だし汁	3/4カップ	3/4カップ
A ┌砂糖	小さじ2/3	小さじ2/3
├みりん	小さじ1/2	小さじ1/2
└しょうゆ	大さじ1/2	大さじ1/2
ごま油		小さじ1弱

作り方

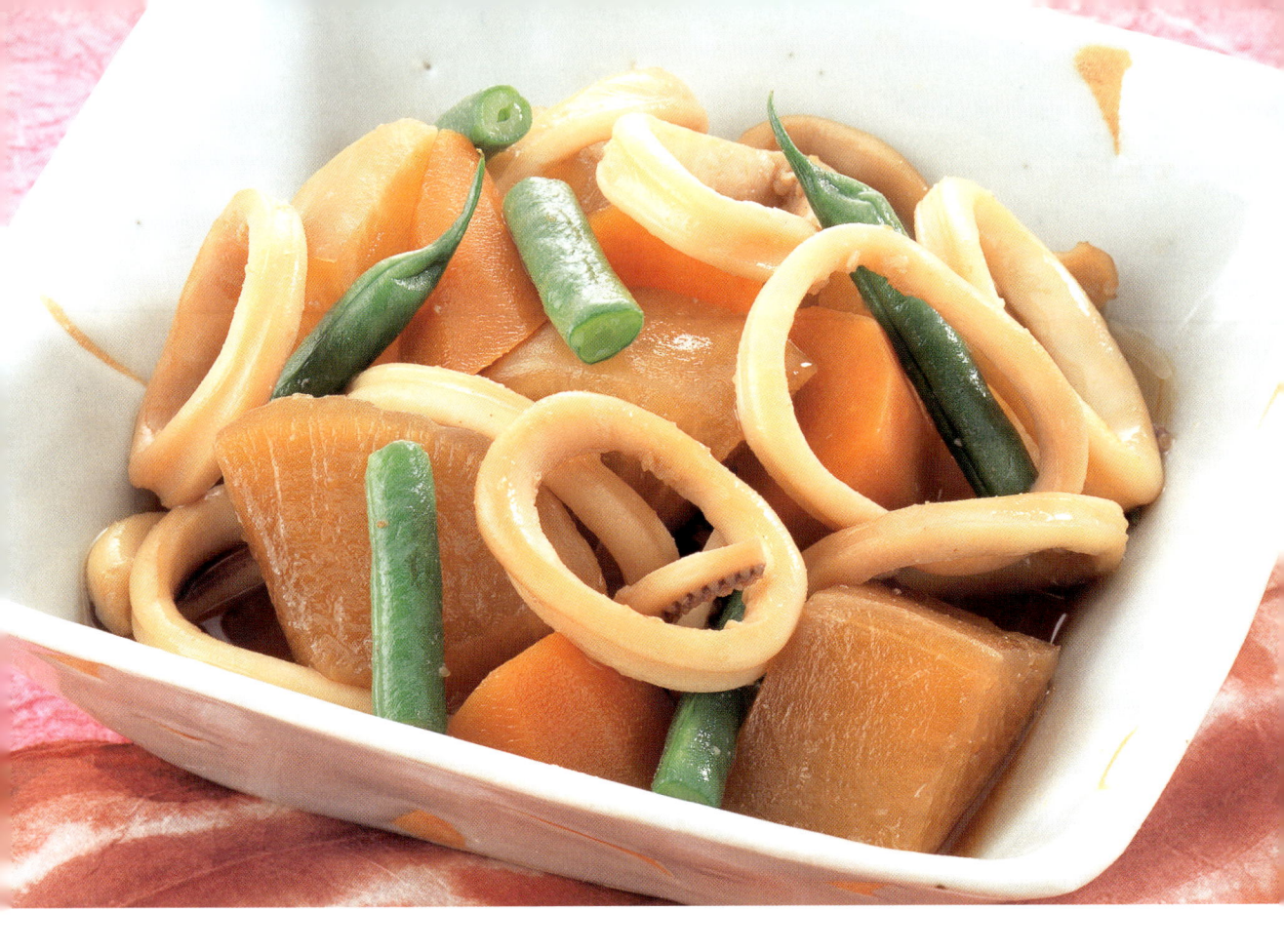

❶大根は1cm厚さくらいのいちょう切りにし、にんじんは乱切りにする。

❷いかの胴は皮をむき、1cm幅の輪切りにする。足は足先を切り落として2〜3本ずつに切り分ける。

❸1200〜1500kcalを選択する場合は、鍋に①とだし汁を入れ、煮立ったら中火にして煮る。1600〜1800kcalを選択する場合は、鍋にごま油を入れて熱し、①を強火で軽く炒め合わせる。ここにだし汁を加え、煮立ったら中火にして煮る。

❹大根が透き通ってきたらAを加え、②も入れて、いかの色が変わるまで煮る。筋をとったさやいんげんを3cm長さに切って加え、一煮して、火を止める。

いかの四川風炒め物

豆板醤(トウバンジャン)でピリッと辛みをきかせた

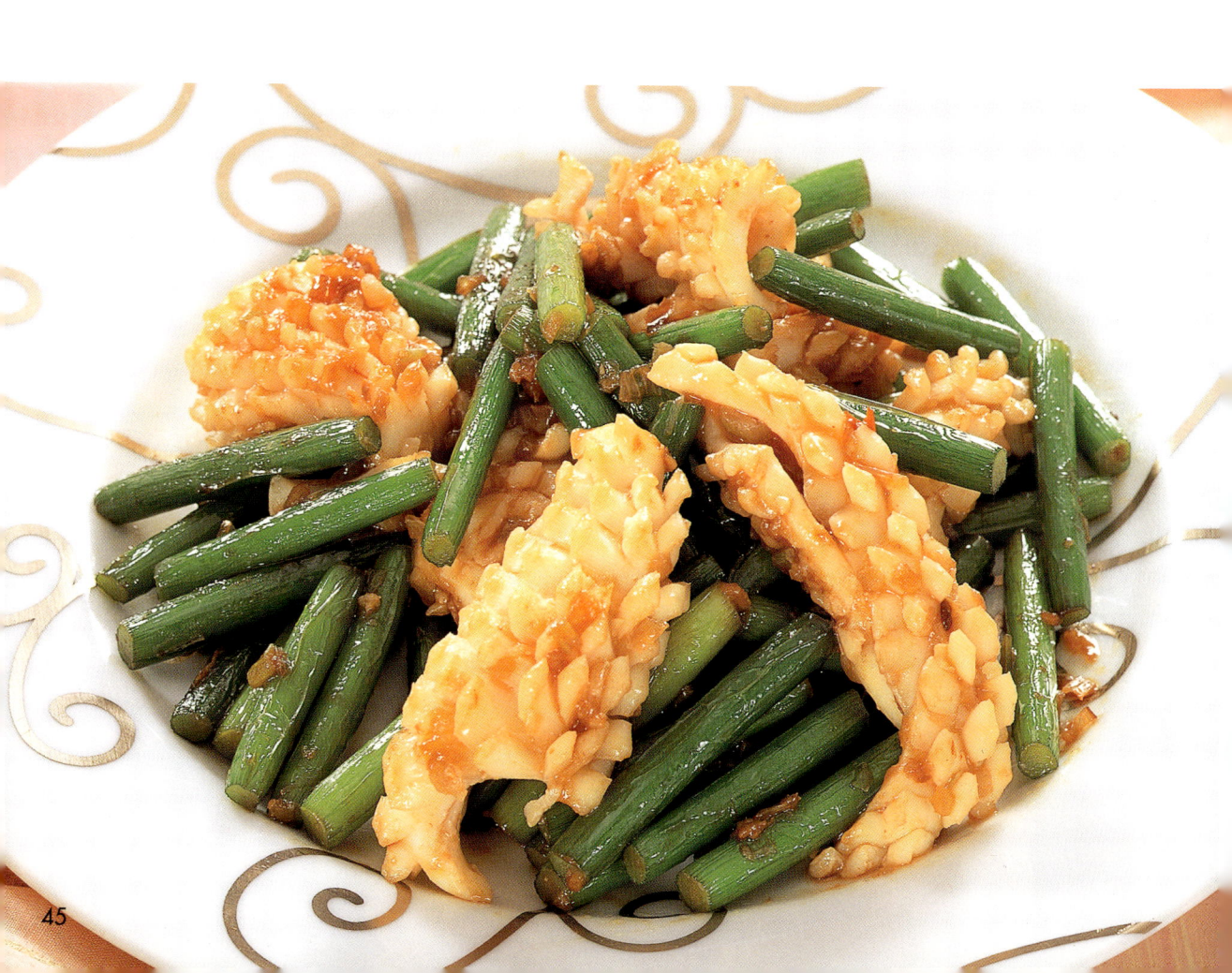

	1200～1500kcalを選択する場合	1600～1800kcalを選択する場合
カロリー	150 kcal	180 kcal
塩分	2.0 g	2.1 g

作り方

❶いかの胴は皮をむいて1枚に開き、2～3mm幅の斜め格子に切り目を入れて、一口大の乱切りにする。

❷にんにくの芽は4cm長さに切り、さっと熱湯でゆでてざるに上げ、水けをきる。

❸Bの調味料を小さめのボウルに入れ、よくまぜ合わせておく。

❹フライパンにごま油を熱し、Aを炒める。香りが出たら①を入れて炒め、いかの色が変わったところで②も加えて炒め合わせる。③を回し入れ、全体に味をからめる。

材料（1人分）

	材料	1200～1500kcal	1600～1800kcal
	いか（胴）	60g	80g
	にんにくの芽	80g	80g
A	長ねぎ（みじん切り）	小さじ2	小さじ2
A	にんにく（みじん切り）	小さじ1	小さじ1
A	しょうが（みじん切り）	小さじ1	小さじ1
B	オイスターソース	小さじ1	小さじ1
B	しょうゆ	小さじ1	小さじ1
B	日本酒	小さじ2	小さじ2
B	豆板醤	少々	少々
	ごま油	小さじ1弱	小さじ1

主菜 魚介料理

副菜は

いさきの塩焼き

塩を振って姿焼きにする

副菜は

	1200～1500kcalを選択する場合	1600～1800kcalを選択する場合
エネルギー	100kcal	150kcal
塩分	1.8g	2.0g

材料（1人分）	1200～1500kcal	1600～1800kcal
いさき	120g	180g
塩	0.8g	0.8g
つけ合わせ		
しょうがの甘酢漬け	10g	10g

※材料表のいさきの重量は、頭や骨などを含めたものです。実際に口にできる正味量は、120gのものは80g、180gのものは120gになります。

作り方

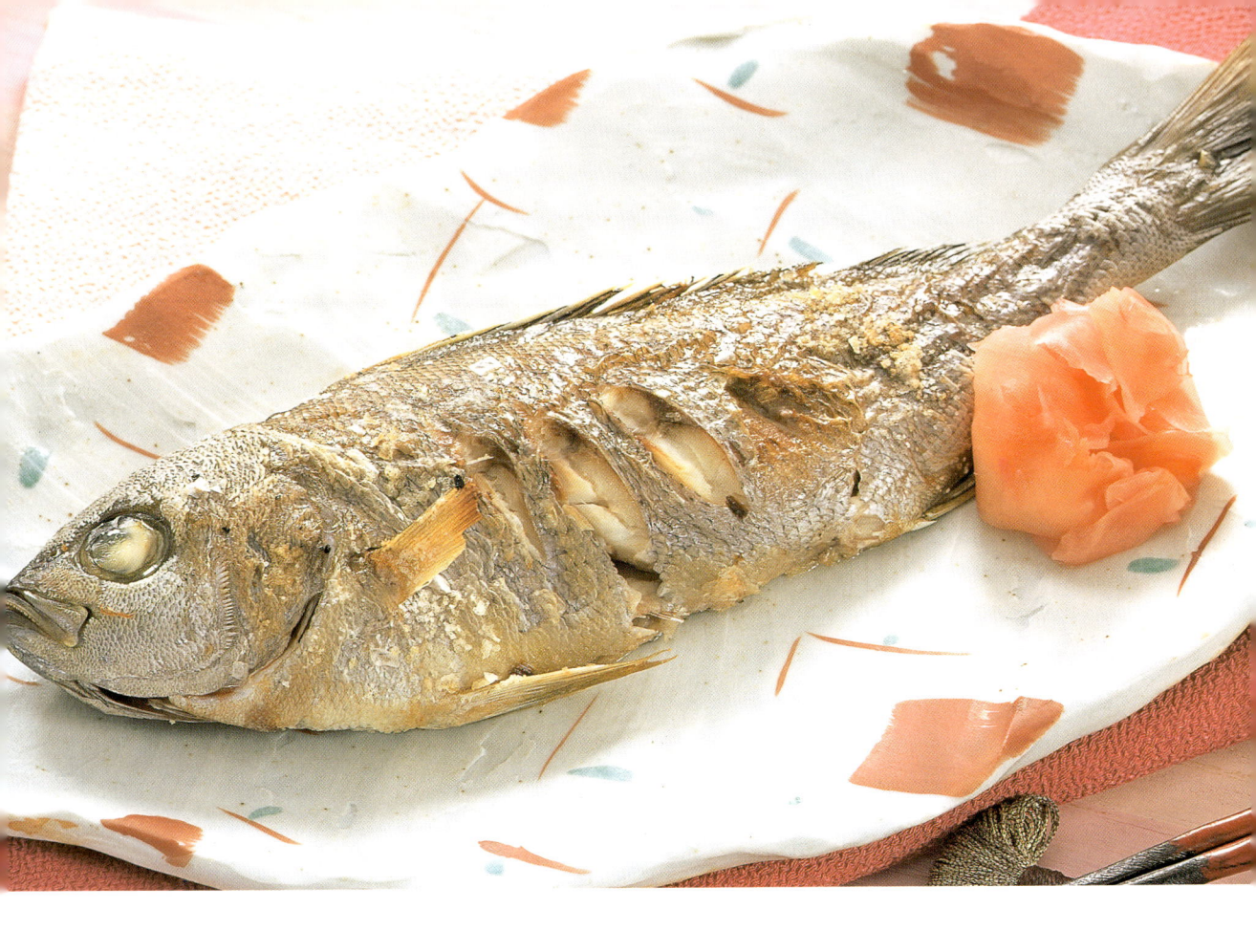

❶いさきは、エラを引き出して切りとり、盛りつけたとき裏側になるほう（頭を右にした面）の腹に切り込みを入れて腹わたをかき出す。手早く流水で腹の中やエラぶたの中もよく洗って、水けをふきとる。

❷①の表側（頭を左にした面）に、中までよく火が通るよう、また魚を焼いているときに皮が破けないように、斜めの切り込みを浅く3本入れる。

❸塩を軽く握って、魚の30cmほど上から全体に均一に振り、裏面にも振る。

❹焼き網をよく熱して③を頭が右にくるようにのせ、中火で焼く。ほどよく焼き色がついたら裏返し、同様に焼く。

❺皿に、④を頭が左にくるように盛りつけ、しょうがの甘酢漬けを添える。

主菜 魚介料理

いわし（あじ）の香り焼き

カレー粉をまぜたパン粉をかけてオーブントースターで焼く

	1200〜1500kcalを選択する場合	1600〜1800kcalを選択する場合
	140 kcal	200 kcal
塩分	0.7 g	

作り方

❶1600〜1800kcalを選択する場合は、いわしはうろこをとって頭を切り落とし、腹を少し斜めに切り落として包丁の先で腹わたをかき出し、腹の中まで手早く流水で洗って、ペーパータオルで水けをふきとる。腹側から中骨に沿って両手の親指を入れ、身を開いて手開きにし、中骨を尾のつけ根で折ってはずし、腹骨をすきとる。

❷フライパンを熱してサラダ油を入れ、①を身側を下にして入れ、軽く塩、こしょうを振って強火で焼く。焼き色がついたら裏返し、皮側もこんがりと焼く。1200〜1500kcalを選択する場合は、フライパンを熱してサラダ油を入れ、あじを身側を下にして入れ、軽く塩、こしょうを振って強火で焼く。焼き色がついたら裏返し、皮側もこんがりと焼く。

❸耐熱皿に②を皮側を下にしてのせ、よくまぜ合わせたAを全体にのせ、オーブントースターで2分ほど焼く。

材料（1人分）

	1200〜1500kcal	1600〜1800kcal
いわし		60g
あじ（背開きにしたもの）	60g	
A カレー粉	小さじ1/2	小さじ1/2
パン粉	大さじ1	大さじ1
日本酒	小さじ1/2	小さじ1/2
あさつき（小口切り）	小さじ1	小さじ1
にんにく（みじん切り）	小さじ1/3	小さじ1/3
パセリ（みじん切り）	少々	少々
塩	0.5g	0.5g
こしょう	少々	少々
サラダ油	小さじ1弱	小さじ1弱
つけ合わせ		
サラダ菜	1枚	1枚
ミニトマト	1個	1個
レモン（薄切り）	2枚	2枚

❹③を皿に盛り、サラダ菜と半分に切ったミニトマト、レモンの薄切りを添える。

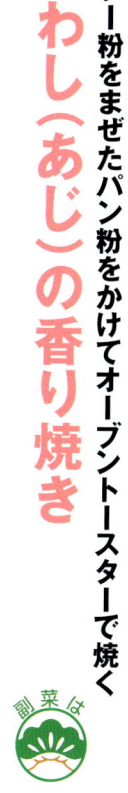

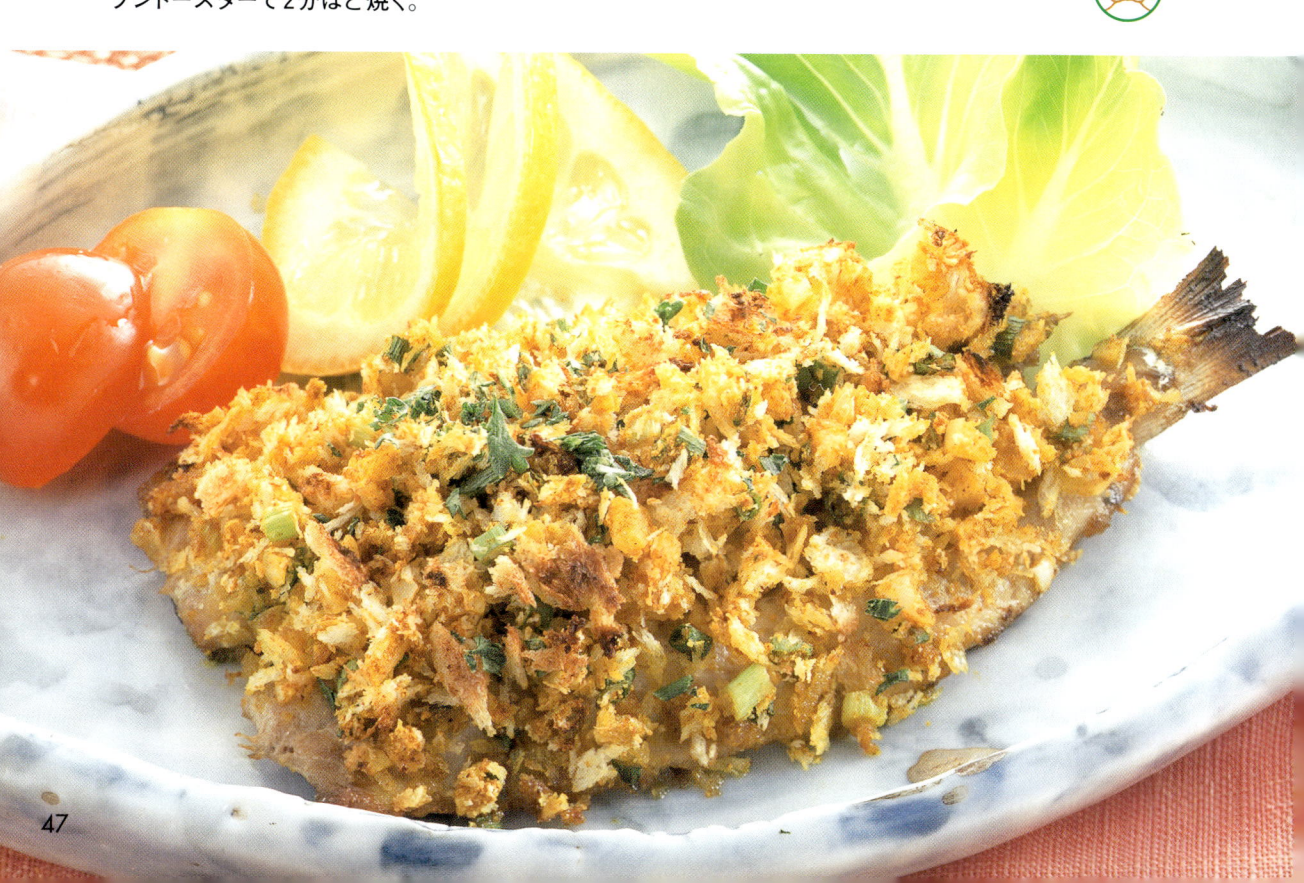

副菜は

本格的な中華の味わい えびのチリソース炒め

	1200〜1500kcalを選択する場合	1600〜1800kcalを選択する場合
	140 kcal	**180** kcal

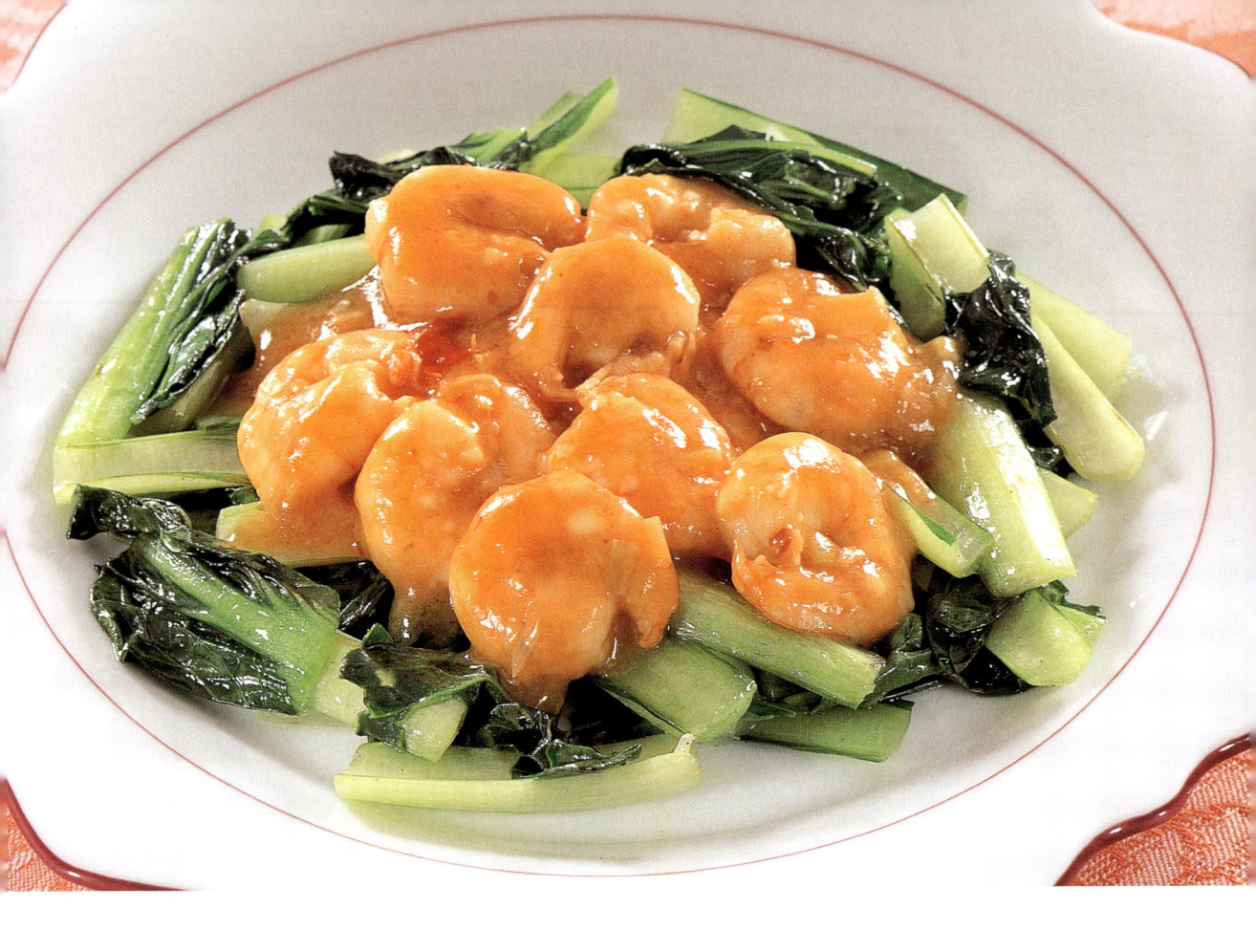

塩分 **1.6** g

作り方
❶ むきえびは、背わたをとる。
❷ タアサイは3〜4cm長さのざく切りにする。
❸ 小さなボウルにAを入れ、よくまぜ合わせておく。
❹ フライパンにごま油小さじ$\frac{1}{3}$を熱して②を炒め、しんなりしたら盛りつけ用の器に敷いておく。
❺ ④のフライパンに残りのごま油を熱し、長ねぎとしょうがを炒める。香りが出たら、①を加えて色が変わるまで炒め、③を加えて煮立てる。水どきかたくり粉でとろみをつけ、④の器に盛る。

材料（1人分）	1200〜1500kcal	1600〜1800kcal
むきえび	70g	90g
タアサイ	70g	70g
長ねぎ（みじん切り）	大さじ1	大さじ1
しょうが（みじん切り）	小さじ1	小さじ1
A スープ	$\frac{1}{4}$カップ	$\frac{1}{4}$カップ
A 酢	小さじ1	小さじ1
A しょうゆ	小さじ1	小さじ1
A 砂糖	小さじ1	小さじ1
A トマトケチャップ	小さじ1	小さじ1
A 日本酒	小さじ1	小さじ1
A 豆板醤	少々	少々
ごま油	小さじ1弱	小さじ1
水どきかたくり粉	少々	少々

※スープは、鶏ガラスープの素少々を湯$\frac{1}{4}$カップにといたもの。

主菜 | 魚介料理

貝柱とブロッコリーの炒め物

ごま油で風味よく炒め合わせる

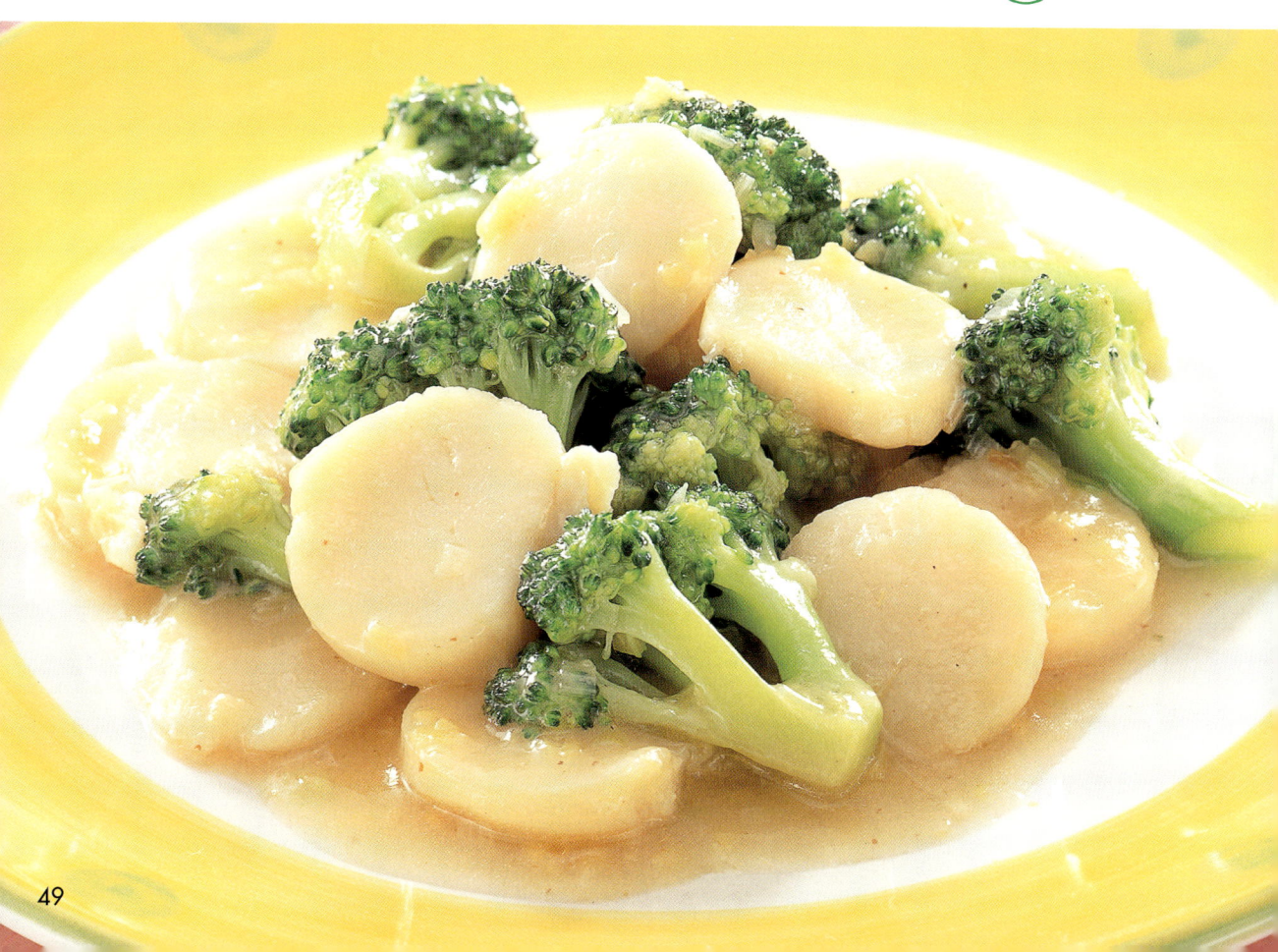

	1200〜1500kcalを選択する場合	1600〜1800kcalを選択する場合
エネルギー	140 kcal	180 kcal
塩分	1.4 g	1.7 g

材料（1人分）

	1200〜1500kcal	1600〜1800kcal
ほたて貝柱	70g	100g
ブロッコリー	50g	50g
長ねぎ（みじん切り）	大さじ1	大さじ1
しょうが（みじん切り）	小さじ1	小さじ1
A　水	大さじ1	大さじ1
A　鶏ガラスープの素	小さじ1/2	小さじ1/2
A　日本酒	小さじ2	小さじ2
ごま油	小さじ1	小さじ1 1/2
水どきかたくり粉	少々	少々

作り方

❶ほたて貝柱は、厚さを2〜3等分に切る。
❷ブロッコリーは小房に分け、熱湯で2〜3分緑色が鮮やかになるまでゆで、ざるに上げて水けをきる。
❸フライパンにごま油を熱して、長ねぎとしょうがを炒め、香りが出たら①と②を加えて炒め合わせる。
❹③にまぜ合わせたAを加えて一煮立ちさせ、水どきかたくり粉を回し入れてとろみをつける。

副菜は

カキのみそ鍋
土手鍋風の味わいを楽しむ

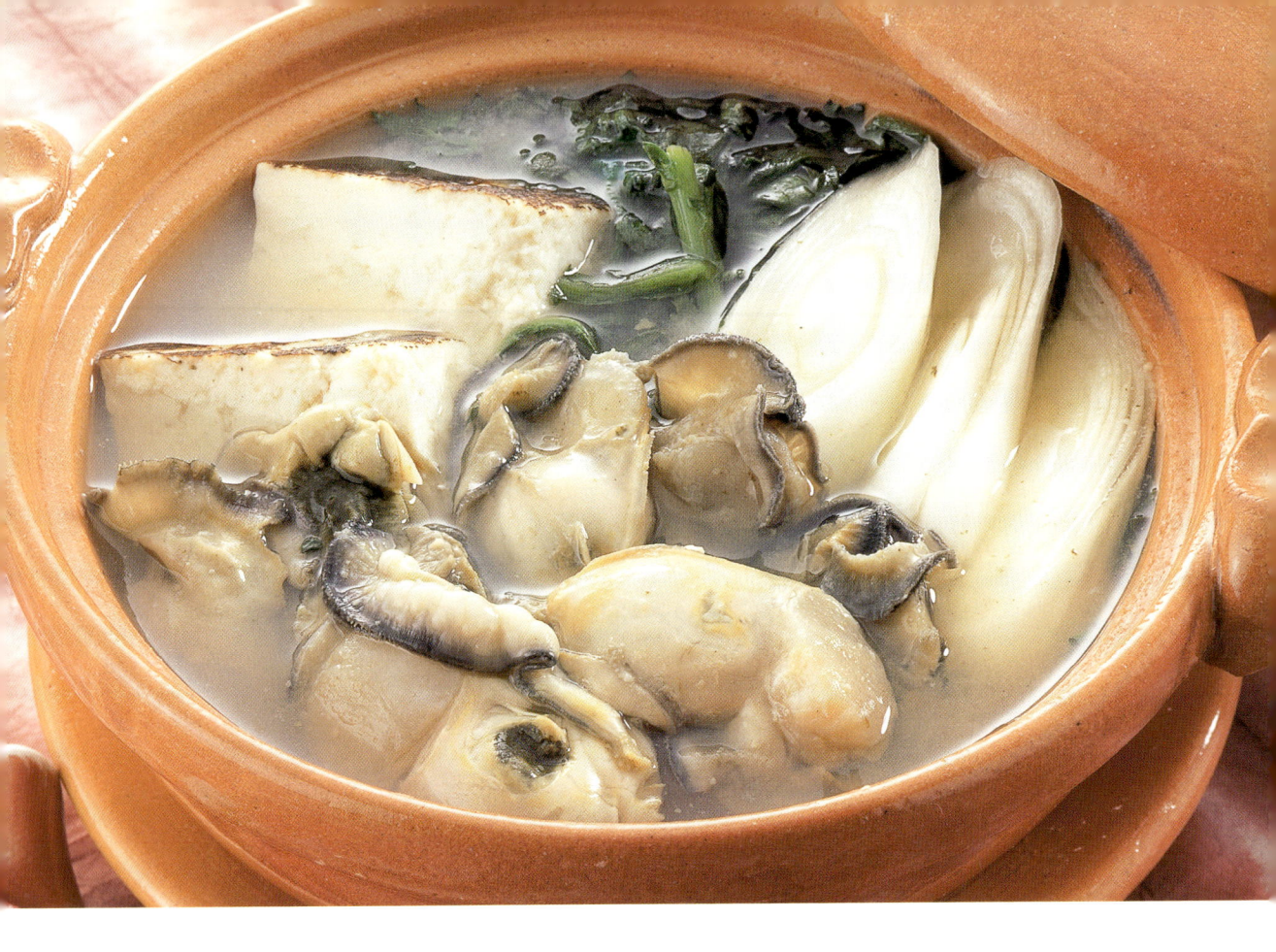

作り方
① カキは目のあらいざるに入れ、薄い塩水（分量外）につけながら軽く振り洗いして汚れを落とす。水けをきってさらに水でさっと洗い、よく水けをきっておく。
② 焼き豆腐は食べやすい大きさに四角く切って水けをきる。
③ 春菊は5cm長さのざく切りにし、長ねぎは斜めに切る。
④ 土鍋にだし汁と日本酒を入れて煮立て、2種類のみそをとき入れてから②と③を加え、野菜がしんなりしてきたら、①を入れてさっと煮る。

1200〜1500kcalを選択する場合	**120** kcal	塩分 **2.1** g
1600〜1800kcalを選択する場合	**160** kcal	塩分 **2.9** g

材　料（1人分）	1200〜1500kcal	1600〜1800kcal
カキ（むき身）	70g	100g
焼き豆腐	30g	50g
春菊	50g	50g
長ねぎ	30g	30g
だし汁	1カップ	1カップ
日本酒	小さじ1	小さじ1
みそ（甘口）	小さじ1	大さじ$\frac{1}{2}$弱
みそ（辛口）	小さじ1	大さじ$\frac{1}{2}$弱

副菜は

主菜 / 魚介料理

かじきのオイスター炒め

下味をつけて野菜といっしょに炒める

	1200～1500kcalを選択する場合	**140** kcal
	1600～1800kcalを選択する場合	**180** kcal

塩分 **1.8** g

作り方

❶かじきの切り身は幅2cm×長さ5cm大に切り、Aを合わせた中につけて10分ほどおく。

❷きくらげは水につけてもどし、石づきをとって、食べやすい大きさに切る。青梗菜は根元から縦に4〜6等分に裂き、さらに長さを半分に切る。赤ピーマンは乱切りにする。

❸中華鍋にサラダ油大さじ1と塩少々（ともに分量外）を入れて熱し、❷をさっと炒める。ここに、材料がかぶるくらいの熱湯を注いで軽くゆで、ざるにあける。

❹中華鍋にごま油とBを入れて弱火にかけ、香りが出たら❶のかじきを加え、両面とも強火で炒めて火を通す。ここに❸を加えて手早く炒め合わせ、まぜておいたCを回し入れて、全体に味をからめる。

材料（1人分）

		1200～1500kcal	1600～1800kcal
めかじき（切り身）		55g	70g
きくらげ		1枚	1枚
青梗菜（チンゲンサイ）		60g	60g
赤ピーマン		30g	30g
A	しょうゆ	小さじ$\frac{1}{2}$	小さじ$\frac{1}{2}$
	日本酒	小さじ1	小さじ1
	しょうが汁	少々	少々
B	にんにく（薄切り）	少々	少々
	しょうが（薄切り）	少々	少々
	赤とうがらし（小口切り）	少々	少々
C	オイスターソース	小さじ1弱	小さじ1弱
	しょうゆ	小さじ$\frac{1}{2}$	小さじ$\frac{1}{2}$
	日本酒	小さじ1	小さじ1
	塩	0.2g	0.2g
	こしょう	少々	少々
ごま油		小さじ1弱	小さじ1

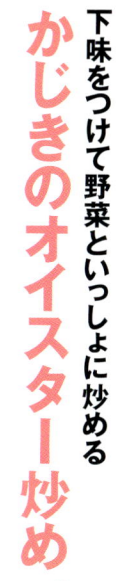

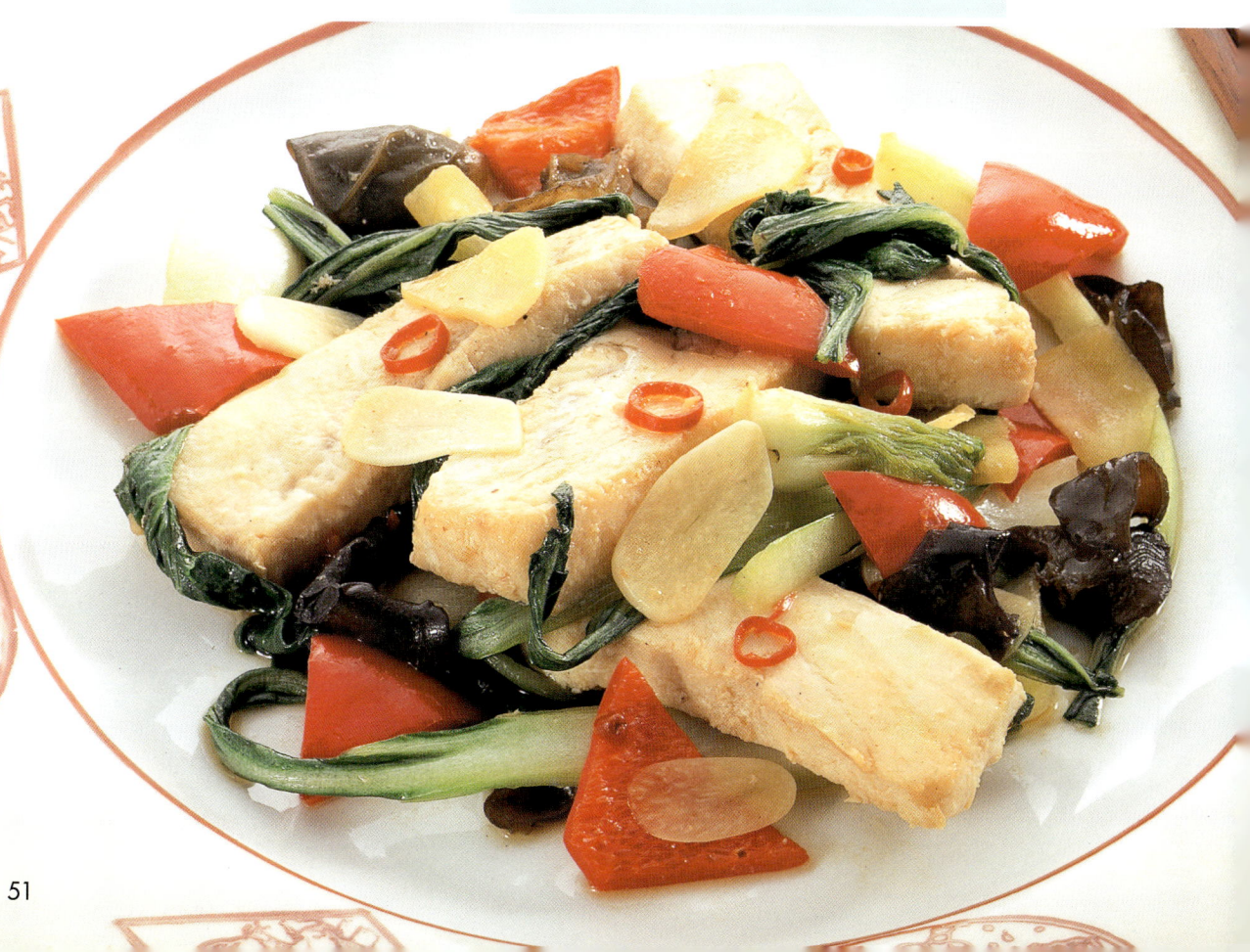

副菜は

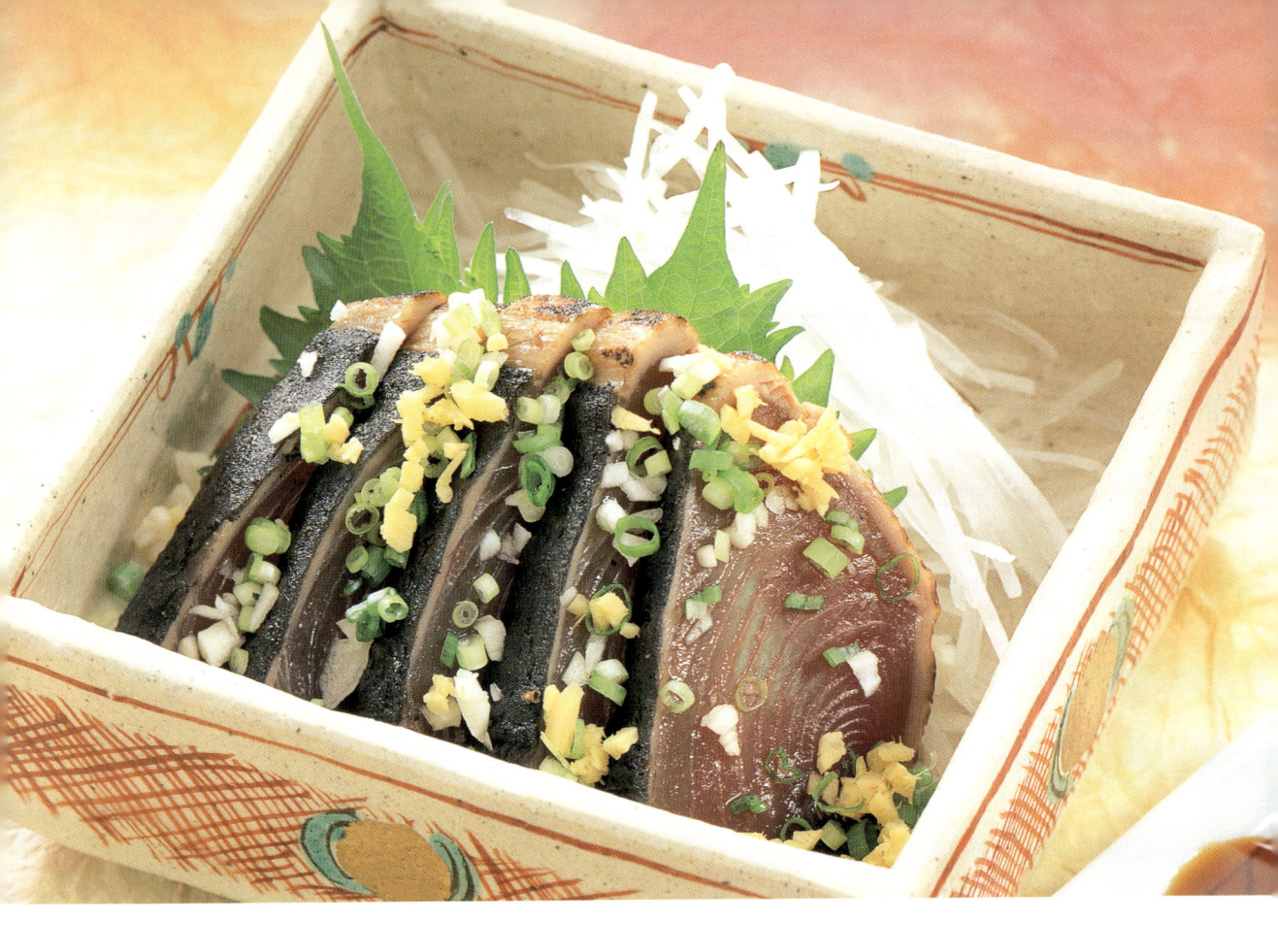

薬味をたっぷりのせた かつおのたたき

作り方
① かつおのたたきは5切れ程度に切る。
② 万能ねぎは小口切りにし、大根はせん切りにする。
③ 器に大根を盛り、青じそを敷いて①を盛り、にんにくとしょうがのみじん切り、万能ねぎを散らす。しょうゆは別皿に入れて添える。

参考メモ
しょうゆは、好みでポン酢にかえてもいいでしょう。その場合の使用量は小さじ2です。

1200～1500kcalを選択する場合	110 kcal	塩分 0.8 g
1600～1800kcalを選択する場合	150 kcal	塩分 0.9 g

材 料（1人分）	1200～1500kcal	1600～1800kcal
かつおのたたき（市販品）	80g	120g
にんにく（みじん切り）	小さじ1	小さじ1
しょうが（みじん切り）	小さじ1	小さじ1
万能ねぎ	1本	1本
つけ合わせ		
大根（薄輪切り）	2～3枚	2～3枚
青じそ	2枚	2枚
しょうゆ	小さじ1	小さじ1

主菜｜魚介料理

かれいの五目あんかけ
彩りのきれいな野菜あんをかけた

	1200〜1500kcalを選択する場合	1600〜1800kcalを選択する場合	塩分
	150 kcal	190 kcal	1.7 g

作り方
❶ かれいはペーパータオルなどでよく水けをふき、1200〜1500kcalを選択する場合は塩を、1600〜1800kcalを選択する場合は塩とかたくり粉をまぶす。
❷ 1200〜1500kcalを選択する場合は、フライパンにサラダ油を熱した中に①を入れ、両面をこんがりと焼く。1600〜1800kcalを選択する場合は、揚げ油を180度に熱して①を入れ、こんがりと揚げ色がついたらとり出して油をきる。
❸ 干ししいたけは水でもどしてせん切りにする。玉ねぎ、にんじん、ゆでたけのこ、絹さやもせん切りにする。
❹ 鍋にだし汁を入れて煮立て、③を中火で煮る。野菜に火が通ったら、Aで味をつけ、水どきかたくり粉を回し入れてとろみをつける。
❺ ②を器に盛り、④をかける。

材料（1人分）

	1200〜1500kcal	1600〜1800kcal
かれい（中骨つき）	70g	70g
玉ねぎ	20g	20g
にんじん	10g	10g
ゆでたけのこ	10g	10g
干ししいたけ	1/3個	1/3個
絹さや	2枚	2枚
塩	0.3g	0.3g
かたくり粉		小さじ1
だし汁	1カップ	1カップ
A ┌ しょうゆ	大さじ1/2	大さじ1/2
│ 日本酒	小さじ2	小さじ2
└ 砂糖	小さじ1	小さじ1
水どきかたくり粉	少々	少々
揚げ油		適量
サラダ油	小さじ1弱	

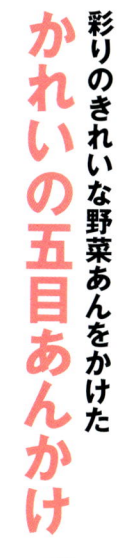

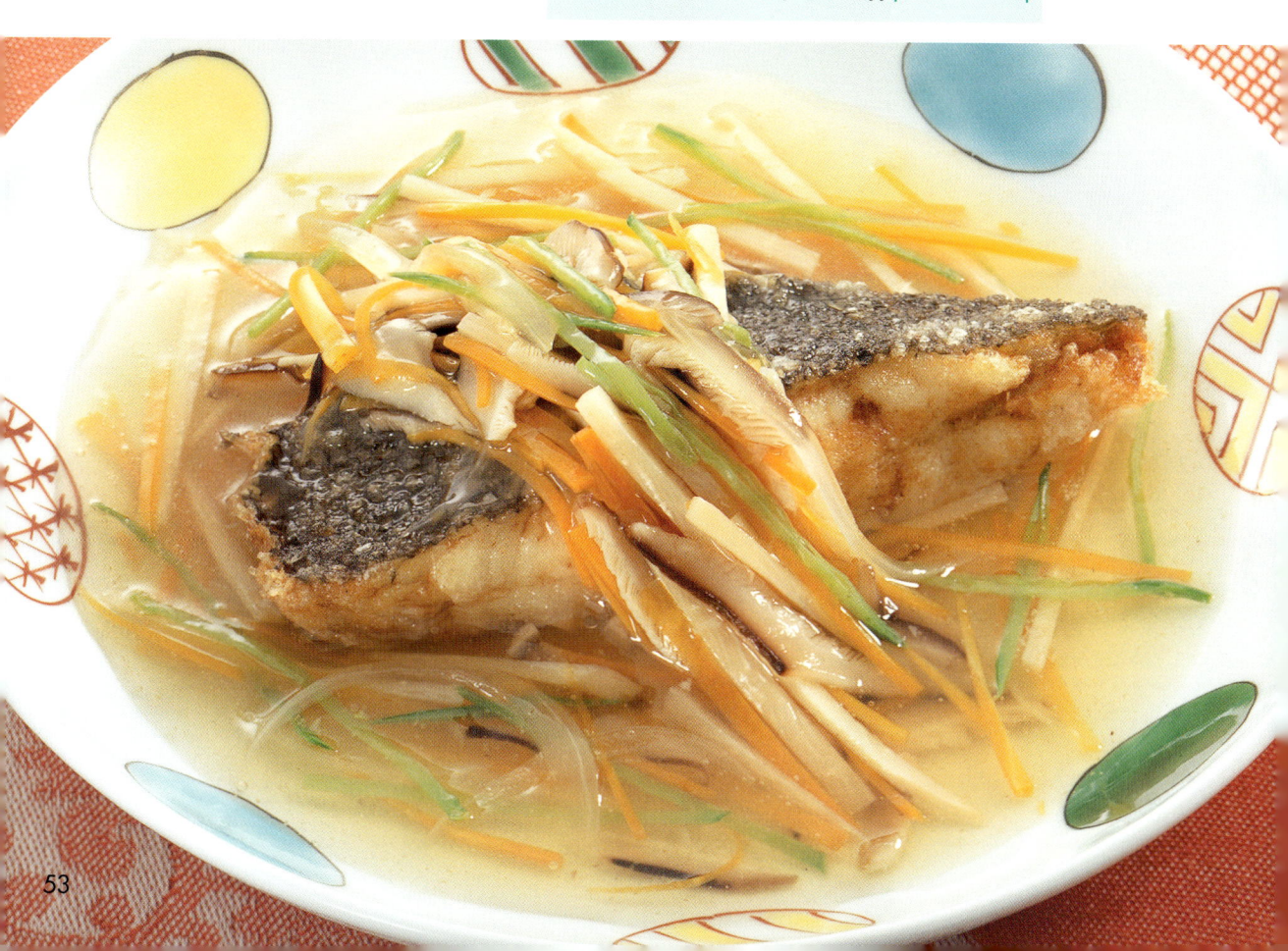

副菜は

きんめだいの煮つけ

赤い皮の色を生かしてつやよく煮る

作り方

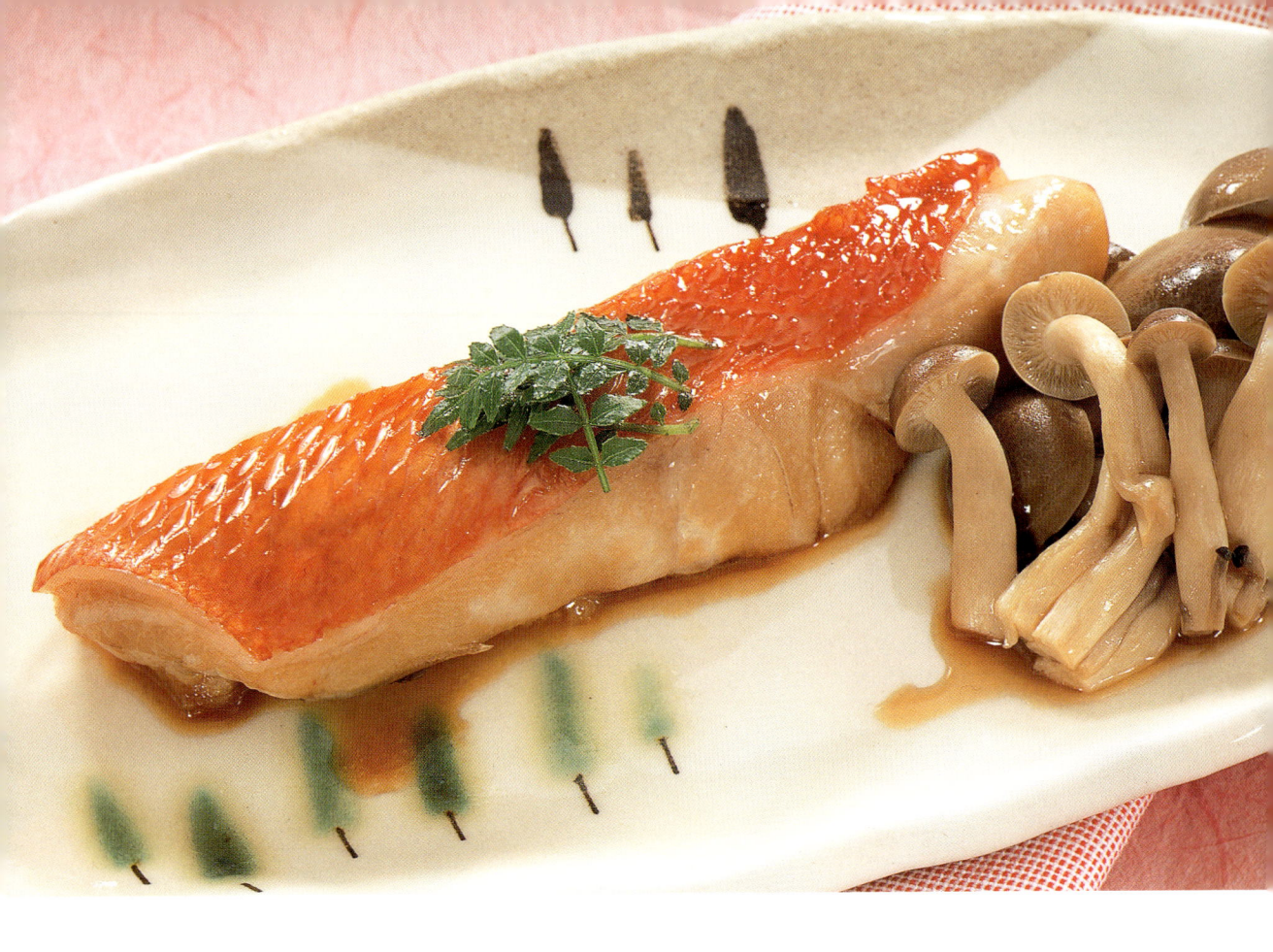

❶鍋にAとしょうがの薄切りを入れて強火にかけ、煮立ったらきんめだいを皮を上にして入れる。一煮立ちしたら中火にして落としぶたをし、15分ほど煮る。途中、煮汁をスプーンですくって全体にかけ、つやよく煮上げる。

❷しめじは小分けにし、①のきんめだいが煮上がる直前に鍋に入れ、さっと火を通す。

❸①を皿に盛って木の芽をのせ、煮汁をかけて、しめじを鍋からとり出して右手前に添える。

1200〜1500kcalを選択する場合	**160** kcal	塩分 **1.5** g
1600〜1800kcalを選択する場合	**200** kcal	塩分 **1.9** g

材 料（1人分）	1200〜1500kcal	1600〜1800kcal
きんめだい（切り身）	80g	100g
しょうが（薄切り）	3枚	3枚
A ┌ だし汁	1カップ	1カップ
├ しょうゆ	大さじ1/2強	小さじ2強
└ みりん	小さじ1強	大さじ1/2強
つけ合わせ		
しめじ	30g	30g
木の芽	2〜3枚	2〜3枚

副菜は

54

主菜 | 魚介料理

銀だらの煮つけ

きりっと煮つけるのがおいしさの秘訣

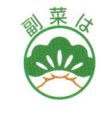

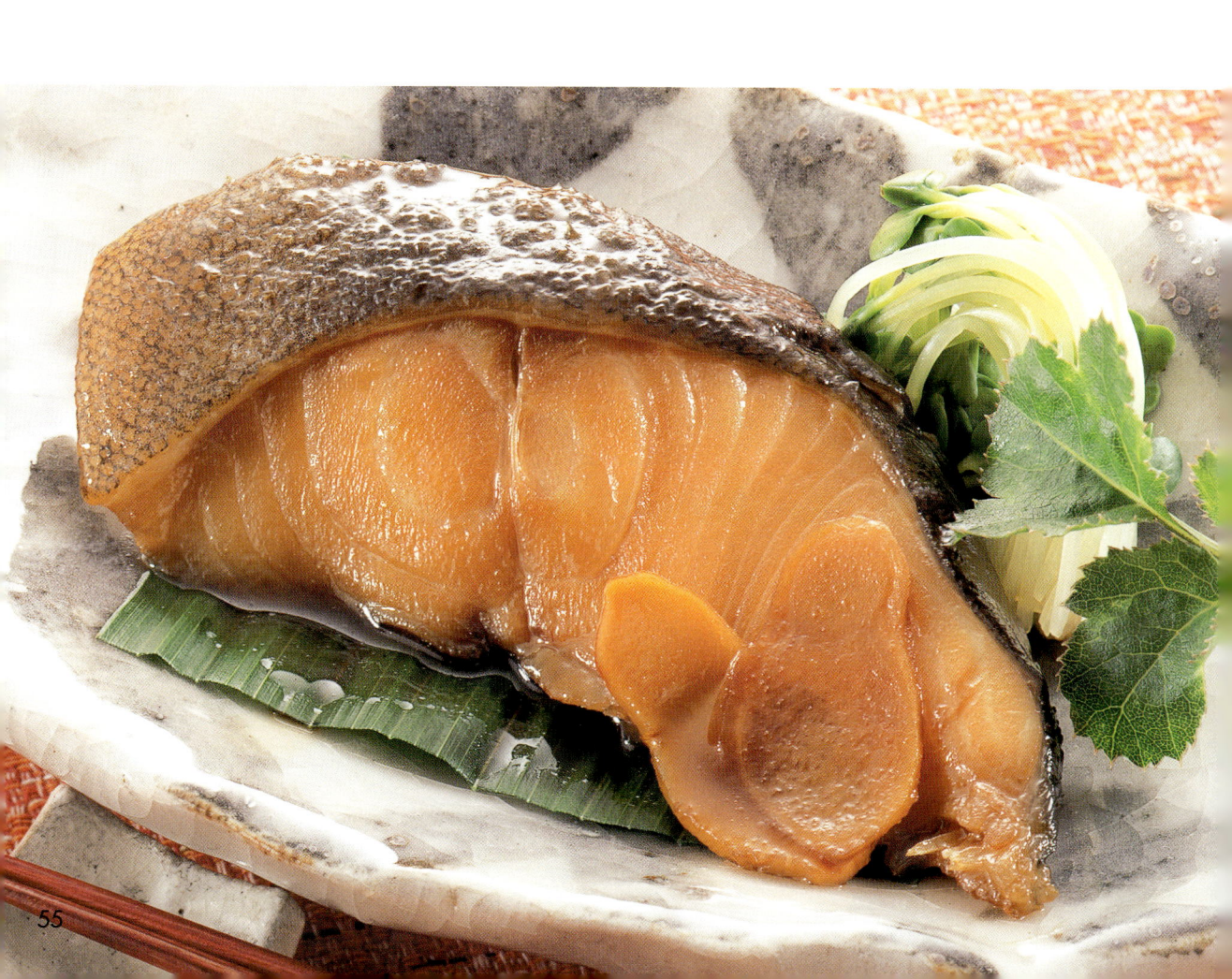

	1200〜1500kcalを選択する場合	1600〜1800kcalを選択する場合
	150 kcal　塩分 **1.5** g	**190** kcal　塩分 **1.6** g

材料（1人分）

	1200〜1500kcal	1600〜1800kcal
銀だら（切り身）	50g	70g
しょうが（薄切り）	2枚	2枚
A　だし汁	1/4カップ	1/4カップ
しょうゆ	小さじ2	小さじ2
日本酒	小さじ2	小さじ2
砂糖	小さじ1	小さじ1
貝割れ菜	25g	25g

作り方

❶ 鍋にAの調味料としょうがの薄切りを入れて火にかけ、煮立ったら銀だらを入れる。落としぶたをし、ときどき煮汁をかけながら中火で3〜5分煮る。

❷ 貝割れ菜は根元を切り落とし、熱湯でさっとゆでて冷水にとり、水けをしぼる。

❸ 皿に①を盛って煮汁を回しかけ、しょうがも添える。②をつけ合わせて、あれば浜ぼうふう（刺し身のつまの一種）を1本飾る。

副菜は

鮭のかす煮

野菜といっしょに酒かすで煮込む

作り方

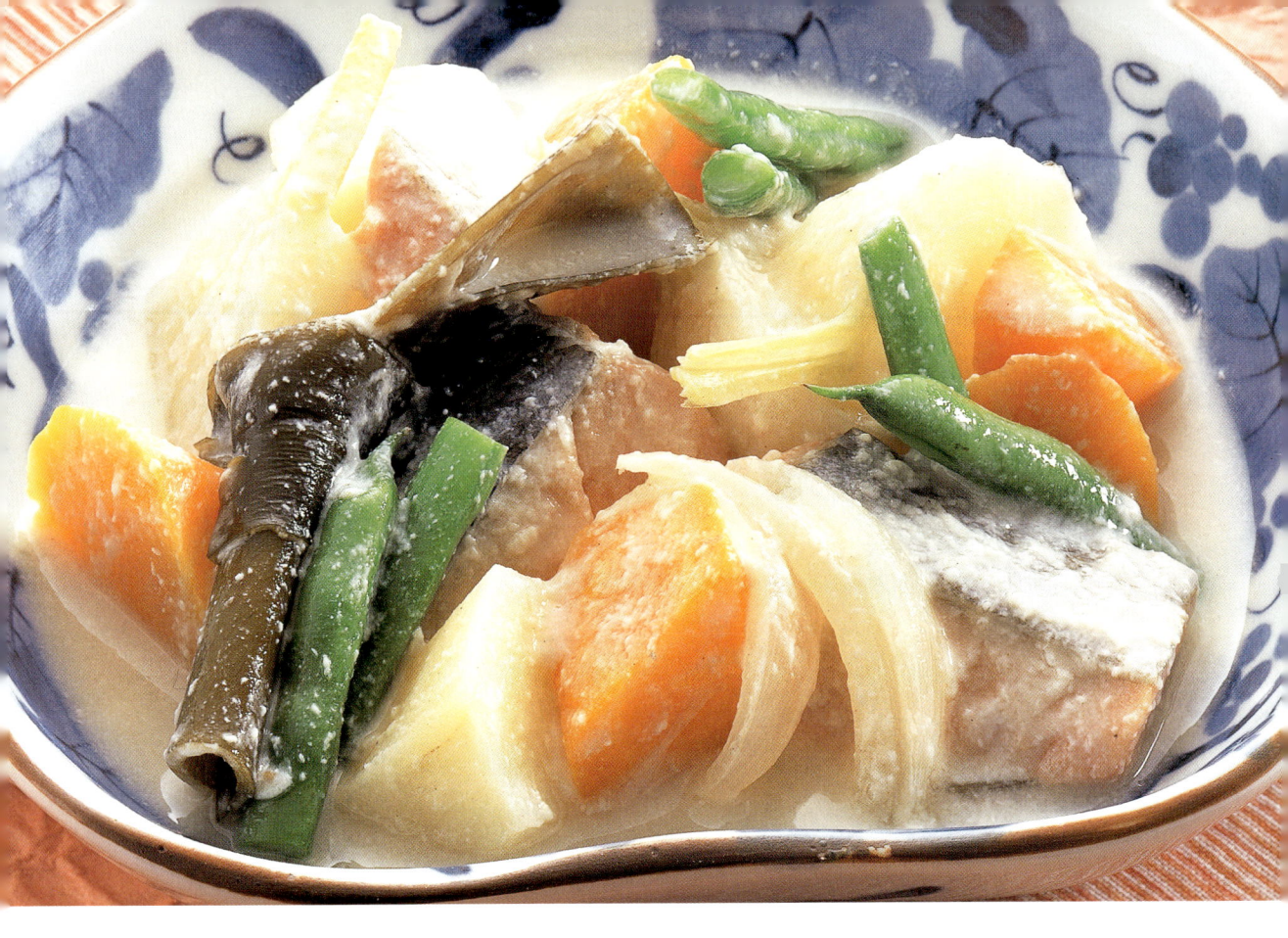

❶昆布は水につけて少しやわらかくし、2cm幅に切って結び昆布にする。

❷じゃがいもは一口大に切り、にんじんは乱切りにする。かぶは茎を少し残して3等分に切り、玉ねぎはくし形に切る。さやいんげんは筋をとって3cm長さに切り、鍋に沸かした熱湯でさっとゆでておく。

❸鍋にだし汁と①の結び昆布を入れて火にかけ、煮立ったらさやいんげん以外の②を入れて中火で煮る。野菜にほぼ火が通ったところで、2～3等分に切った生鮭を加え、一煮立ちさせる。

❹Aを小さなボウルに入れて合わせ、③の汁を少し加えてときのばし、③の鍋に入れる。弱火で3分ほど煮て、仕上げにさやいんげんを加える。

	1200～1500kcalを選択する場合	1600～1800kcalを選択する場合
	160 kcal	200 kcal
塩分	1.1 g	

材 料（1人分）		1200～1500kcal	1600～1800kcal
生鮭（切り身）		50g	70g
じゃがいも		30g	30g
にんじん		30g	30g
かぶ		20g	20g
玉ねぎ		30g	30g
さやいんげん		10g（2本）	10g（2本）
昆布		5cm	5cm
だし汁		1カップ	1カップ
A	酒かす	15g	20g
	日本酒	小さじ1	小さじ1
	塩	1g	1g

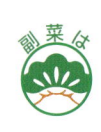

副菜は

鮭の幽庵焼き

ゆず風味のつけ汁につけて焼く

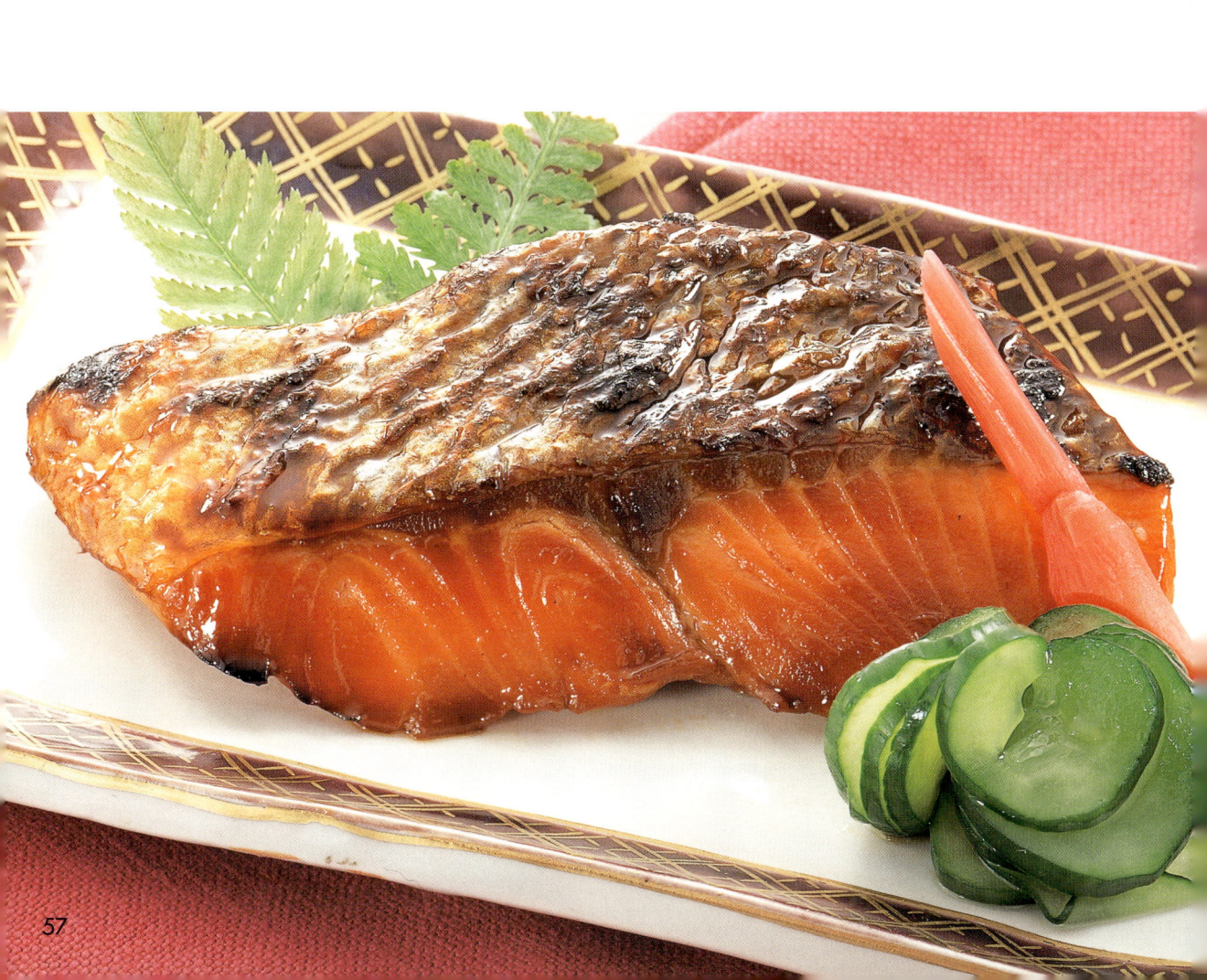

	1200～1500kcalを選択する場合	1600～1800kcalを選択する場合
エネルギー	110 kcal	150 kcal
塩分	1.2 g	1.6 g

材料（1人分）

	1200～1500kcal	1600～1800kcal
生鮭（切り身）	60g	80g
ゆず（輪切り）	1枚	1枚
A しょうゆ	小さじ1/2強	小さじ1強
A 日本酒	大さじ1/2	小さじ2
A みりん	大さじ1/2弱	大さじ1/2強
つけ合わせ		
はじかみしょうが	1本	1本
きゅうり	20g	20g
塩	0.2g	0.2g

作り方

❶ バットなどに生鮭を入れ、よくまぜ合わせたAをかけてゆずの輪切りをのせ、10分ほどおく。

❷ つけ合わせのきゅうりは薄い輪切りにし、塩を振ってしばらくおき、しんなりしたら水けを軽くしぼる。

❸ 焼き網を火にかけてよく熱し、①の汁けをふいて、盛りつけるときに表になるほうを下にしてのせる。弱めの火かげんで焼き色がつくまで焼き、裏返して同様に焼く。

❹ ③を皿に盛り、②のきゅうりとはじかみしょうがをつけ合わせる。

副菜は

刺し身サラダ

刺し身を華やかなサラダにアレンジ

	1200～1500kcalを選択する場合	1600～1800kcalを選択する場合	塩分
	120 kcal	**160** kcal	**1.3** g

材料（1人分）

	1200～1500kcal	1600～1800kcal
たい（刺し身用のさく）	40g	60g
大根	30g	30g
きゅうり	20g	20g
長ねぎ	20g	20g
ラディシュ	1個	1個
トマト	小1/2個	小1/2個
サニーレタス	1枚	1枚
カットわかめ（乾燥）	1g（ひとつまみ）	1g（ひとつまみ）
A　酢	小さじ1	小さじ1
しょうゆ	小さじ1強	小さじ1強
塩	0.2g	0.2g
こしょう	少々	少々
おろししょうが	小さじ1/2	小さじ1/2
いりごま（白）	少々	少々

作り方

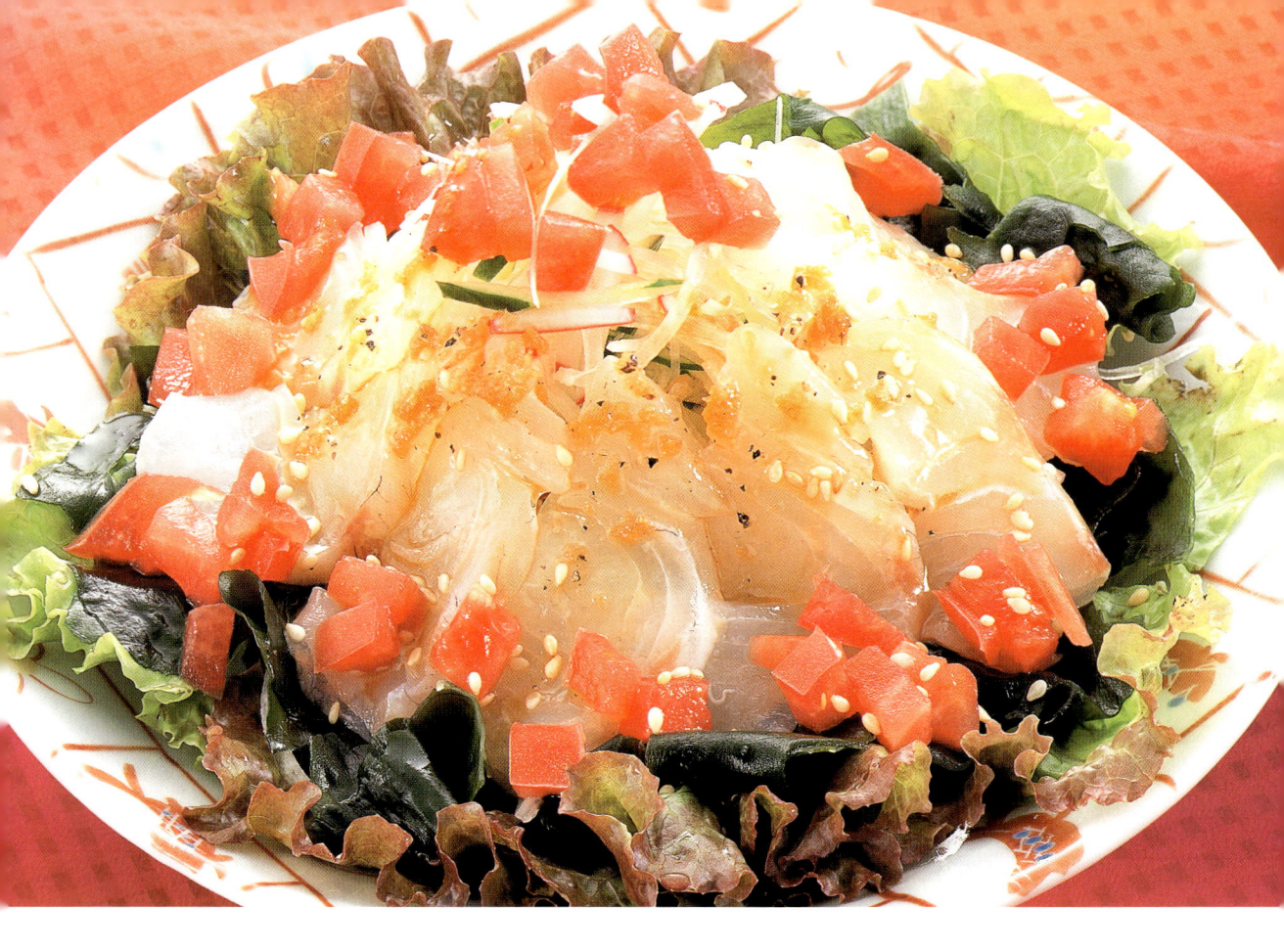

❶大根ときゅうり、ラディシュはせん切りにする。長ねぎは3cm長さに切り、白い部分だけをせん切りにする。それぞれ水につけてパリッとさせ、水けをきる。トマトは1cm角に切り、カットわかめは水につけてもどす。

❷Aを小さなボウルに入れてよくまぜ合わせ、ドレッシングを作る。

❸たいは、3mm厚さのそぎ切りにする。

❹皿に、手でちぎったサニーレタスを敷き、①の大根ときゅうり、ラディシュ、長ねぎをまぜてこんもりと盛って、わかめをあしらう。この野菜の上にたいを並べてトマトを散らし、②のドレッシングを回しかけて、いりごまを振る。全体をまぜ合わせて食べる。

副菜は

主菜 魚介料理

市販品を手軽に盛り合わせた 刺し身盛り合わせ

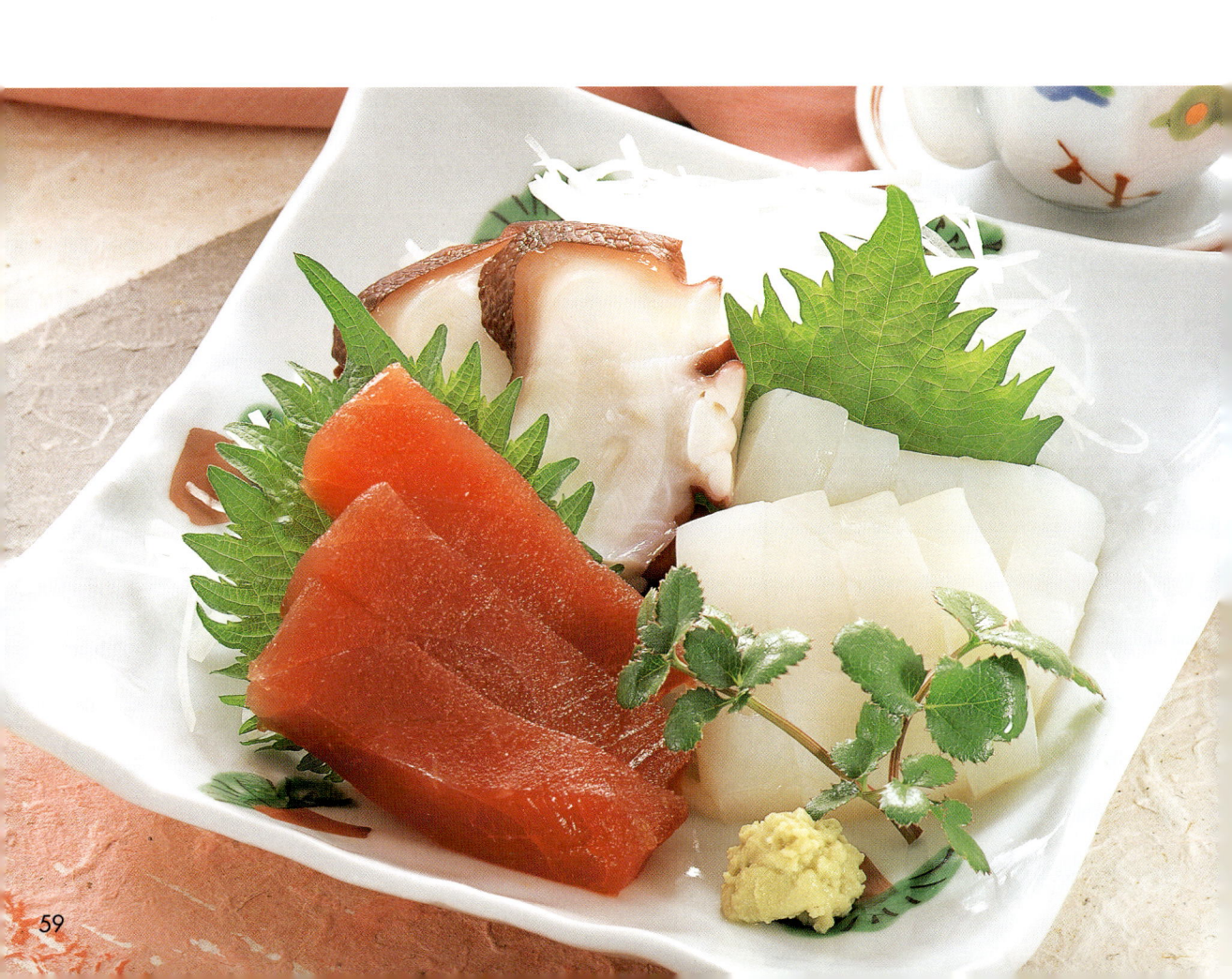

副菜は

	1200～1500kcalを選択する場合	1600～1800kcalを選択する場合
エネルギー	110 kcal	160 kcal
塩分	1.4 g	1.6 g

材料（1人分）

	1200～1500kcal	1600～1800kcal
まぐろ（赤身）	40g	50g
ゆでだこ	30g	40g
いか	30g	50g
練りわさび	少々	少々
しょうゆ	小さじ1強	小さじ1強
つけ合わせ		
大根	50g	50g
青じそ	2枚	2枚

作り方

刺し身にしてあるものを買った場合は、せん切りにした大根、青じそとともに器に盛り合わせ、練りわさびと別皿に入れたしょうゆを添える。まぐろとゆでだこは各3切れ、いかは細めに切ったもの9切れ程度が目安。

さくなどで買った場合は、まぐろは平づくり（約1.5cm厚さに引き切りしたもの）にし、ゆでだこは7～8mm厚さに切り、いかは長さ4～5cm、幅1cmくらいの細切りにする。せん切りにした大根、青じそなどを添え、あれば浜ぼうふう（刺し身のつまの一種）を飾る。

さばのみそ煮

みその風味を生かした定番料理

	1200～1500kcalを選択する場合	**150** kcal	塩分
	1600～1800kcalを選択する場合	**170** kcal	**2.0** g

作り方

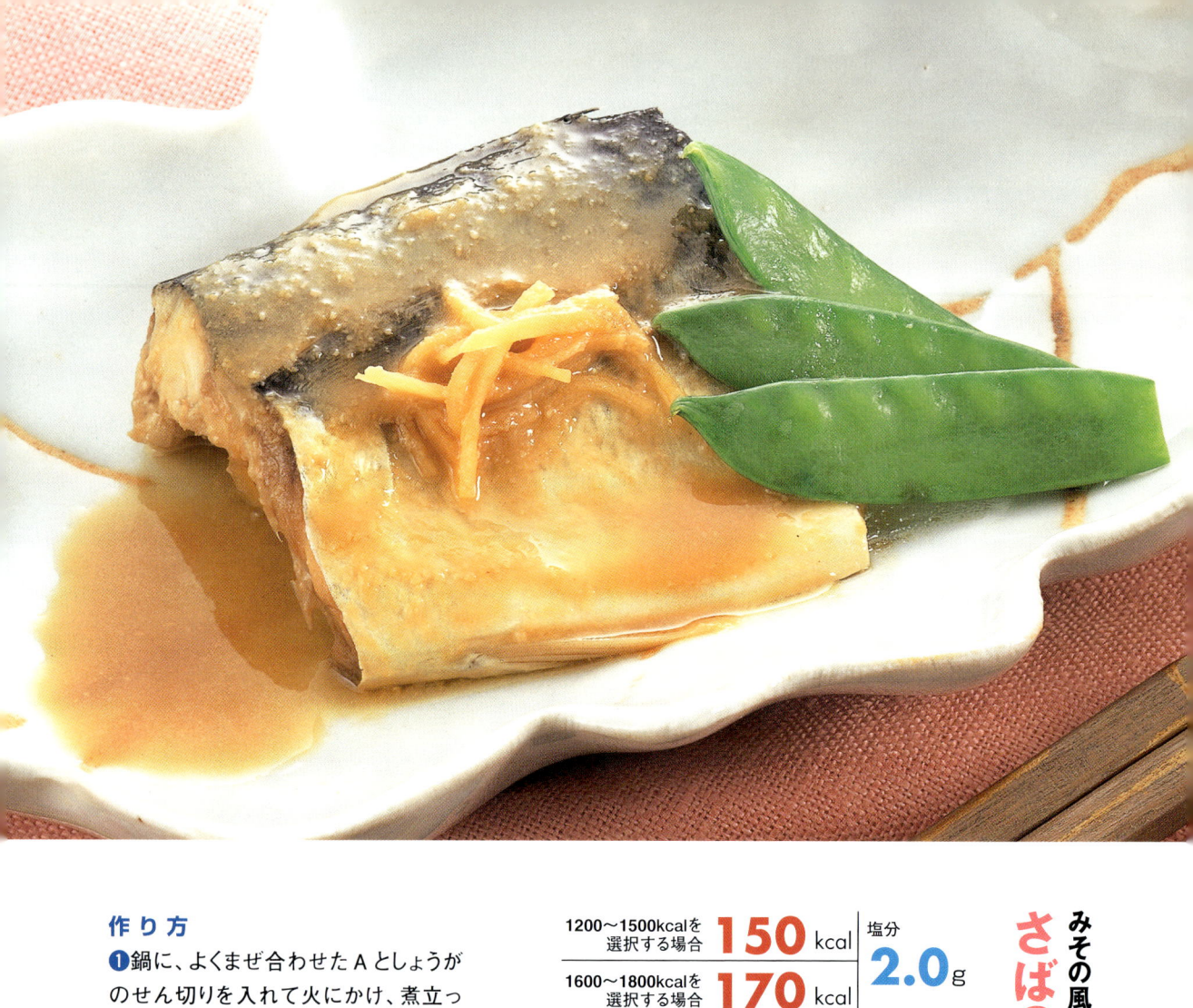

❶鍋に、よくまぜ合わせたAとしょうがのせん切りを入れて火にかけ、煮立ったらさばを皮側を上にして入れる。再び煮立ったら、落としぶたをして弱火にし、約15分煮る。途中、何度かスプーンで煮汁をすくって魚の表面にかけながら煮ると味がよくしみ込む。
❷①のさばを器に盛り、鍋の中の煮汁を少し煮詰めてからさばにかける。
❸絹さやは鍋に沸かした熱湯でさっとゆで、②に添える。

材　料（1人分）		1200～1500kcal	1600～1800kcal
さば（切り身）		50g	60g
しょうが（せん切り）		少々	少々
A	だし汁	$\frac{1}{2}$カップ	$\frac{1}{2}$カップ
	しょうゆ	小さじ$\frac{1}{3}$	小さじ$\frac{1}{3}$
	みりん	小さじ1	小さじ1
	みそ	小さじ2	小さじ2
	砂糖	小さじ1	小さじ1
つけ合わせ			
絹さや		3枚	3枚

副菜は

さんまの塩焼き

魚の持ち味を生かしたシンプルな料理

	1200〜1500kcalを選択する場合	1600〜1800kcalを選択する場合
エネルギー	150 kcal	180 kcal
塩分	0.6 g	

材料（1人分）

	1200〜1500kcal	1600〜1800kcal
さんま	65g（大 $\frac{1}{3}$ 尾）	80g（中 $\frac{1}{2}$ 尾）
塩	0.5g	0.5g
大根	30g	30g
しょうゆ	小さじ $\frac{1}{2}$	小さじ $\frac{1}{2}$

※材料表のさんまの重量は、頭や骨などを含めたものです。実際に口にできる正味量は、65gのものは45g、80gのものは55gになります。

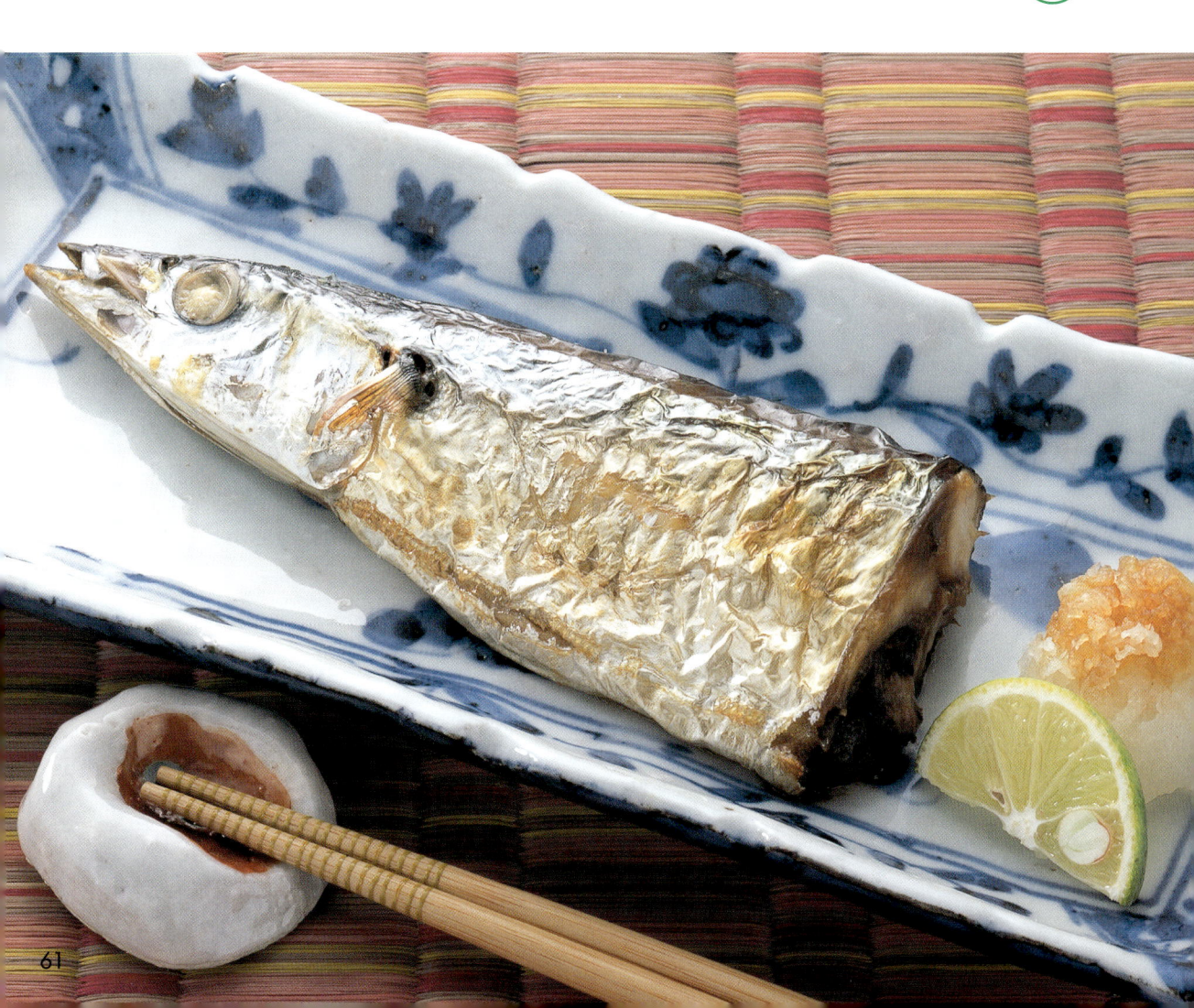

作り方

❶ さんまは流水の下で手早く洗ってペーパータオルで水けをふく。
❷ ①の両面に、塩をできるだけ均一に振りかける。
❸ 焼き網を熱して頭が右にくるように②をのせ、中火で焼く。ほどよく焼き色がついたら裏返し、同様に焼く。
❹ 皿に、頭が左にくるように盛りつけ、すりおろした大根を添えてしょうゆをかける。

主菜｜魚介料理

副菜は

しめさば

たっぷりの塩で身をしめてから酢につけて作る

	1200～1500kcalを選択する場合	1600～1800kcalを選択する場合	塩分
	150 kcal	180 kcal	1.3 g

材料（1人分）

	1200～1500kcal	1600～1800kcal
さば（三枚におろしたもの）	70g	85g
塩	適量	適量
酢	適量	適量
練りがらし	少々	少々
つけ合わせ		
大根（せん切り）	30g	30g
青じそ	1枚	1枚

作り方

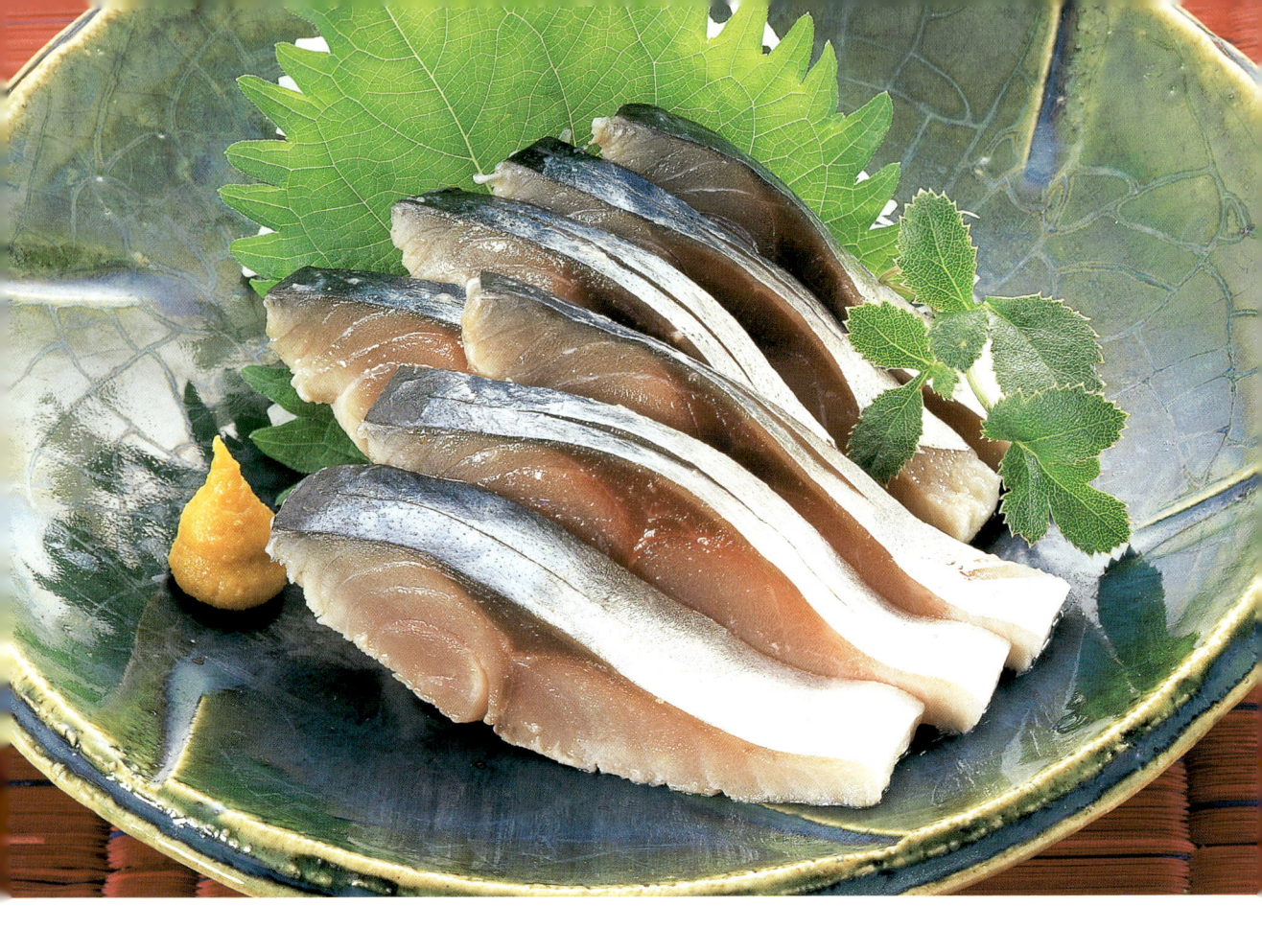

❶さばは皮を下にしてざるにのせ、身の表面が白くなるくらい塩をまぶして、4時間（冬は5時間以上）おいて身をしめる。

❷塩がとけて身がしまったら、血合いの小骨を骨抜きで抜いて、さっと洗ってペーパータオルで水けをふきとる。これをバットなどに入れ、酢をひたひたに注いで、20～30分つけておく。

❸さばの身をとり出し、薄皮を頭のほうから尾に向けて手で引いてむく。まな板の上に、皮側を上、身の厚いほうを向こう側におき、2.5mm間隔に軽く切り目を入れ、次の2.5mmで切り離す。

❹器に大根のせん切りを盛って青じそを敷き、③を盛りつけて練りがらしを添える。あれば浜ぼうふう（刺し身のつまの一種）などを飾りに添えてもよい。

副菜は

主菜｜魚介料理

スモークサーモンのマリネ

さっぱり味のドレッシングにつけ込んだ

	1200〜1500kcalを選択する場合	**110** kcal
	1600〜1800kcalを選択する場合	**160** kcal

塩分 **2.6** g

作り方

❶スモークサーモンは食べやすい長さに切る。
❷ピーマンは2〜3mm幅の輪切りにし、セロリと玉ねぎは薄切り、にんじんはせん切りにする。
❸小さなボウルにAを入れてよくまぜ、マリネ液を作る（1200〜1500kcalを選択する場合、Aのサラダ油は使いません）。
❹バットなどに①と②を重ね入れ、③をかけて1時間以上つけ込む。
❺④を器に盛る。

参考メモ

好みで、マリネ液の中にケーパー（香辛料の一種）を加えてもよいでしょう。

材料（1人分）		1200〜1500kcal	1600〜1800kcal
スモークサーモン		50g	50g
ピーマン		10g	10g
セロリ		20g	20g
玉ねぎ		30g	30g
にんじん		20g	20g
A	水	大さじ3	大さじ3
	コンソメスープの素（固形）	$\frac{1}{4}$個	$\frac{1}{4}$個
	酢	小さじ2	小さじ2
	レモン汁	小さじ1	小さじ1
	サラダ油		小さじ1
	塩	0.2g	0.2g
	こしょう	少々	少々

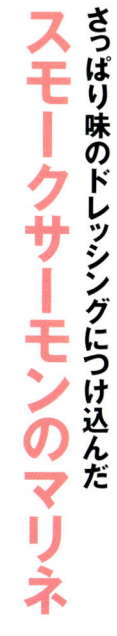

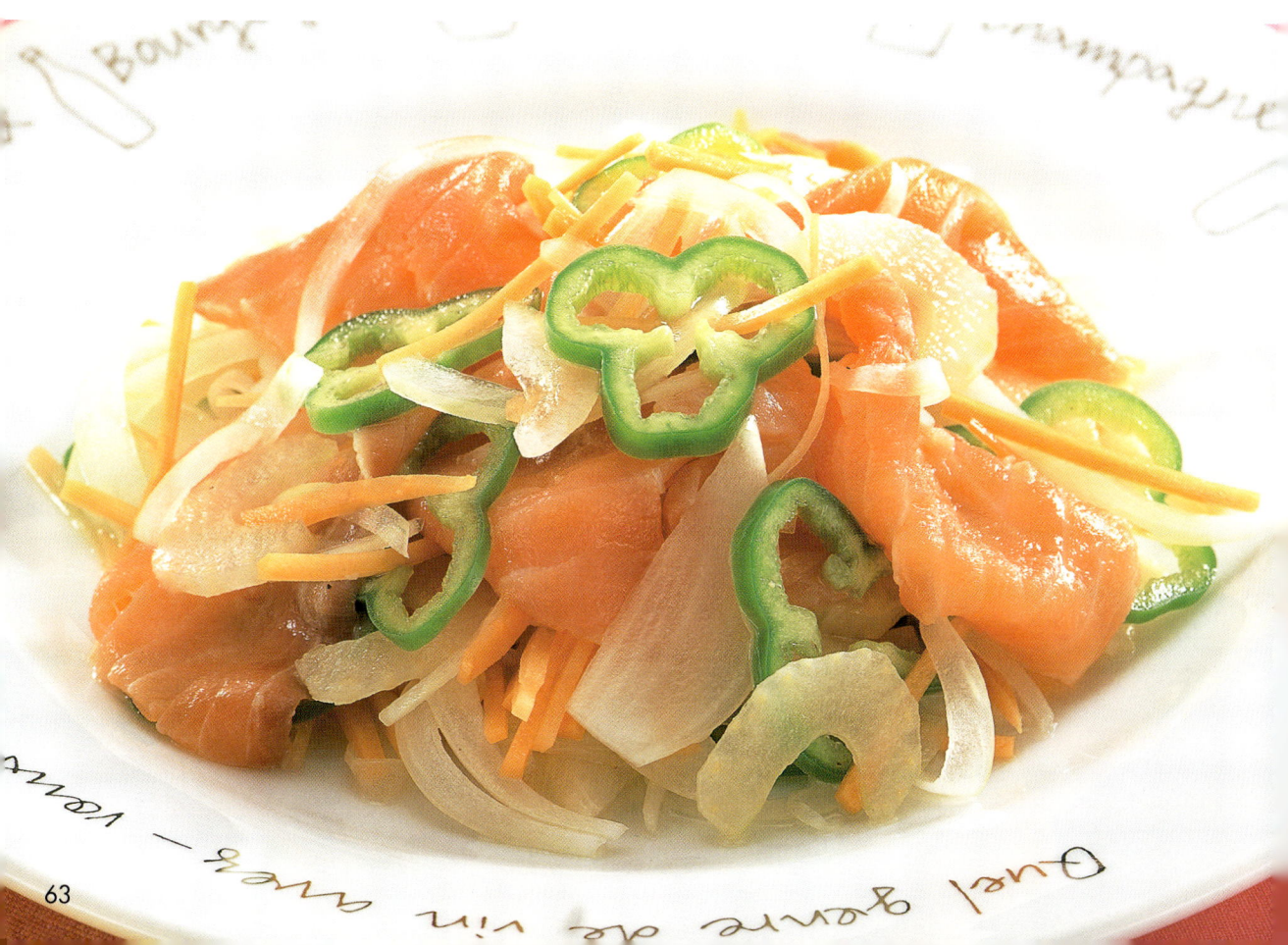

副菜は

たちうおの酒塩焼き

日本酒の風味がきいた上品な味わい

	1200〜1500kcalを選択する場合	1600〜1800kcalを選択する場合
kcal	150 kcal	190 kcal
塩分	1.5 g	

材料（1人分）

	1200〜1500kcal	1600〜1800kcal
たちうお（切り身）	45g	60g
万能ねぎ（小口切り）	1本分	1本分
塩	0.8g	0.8g
日本酒	小さじ2	小さじ2
A しょうゆ	小さじ1	小さじ1
A 酢	小さじ1	小さじ1
A 砂糖	小さじ2/3	小さじ2/3
グリーンアスパラガス	20g	20g

作り方

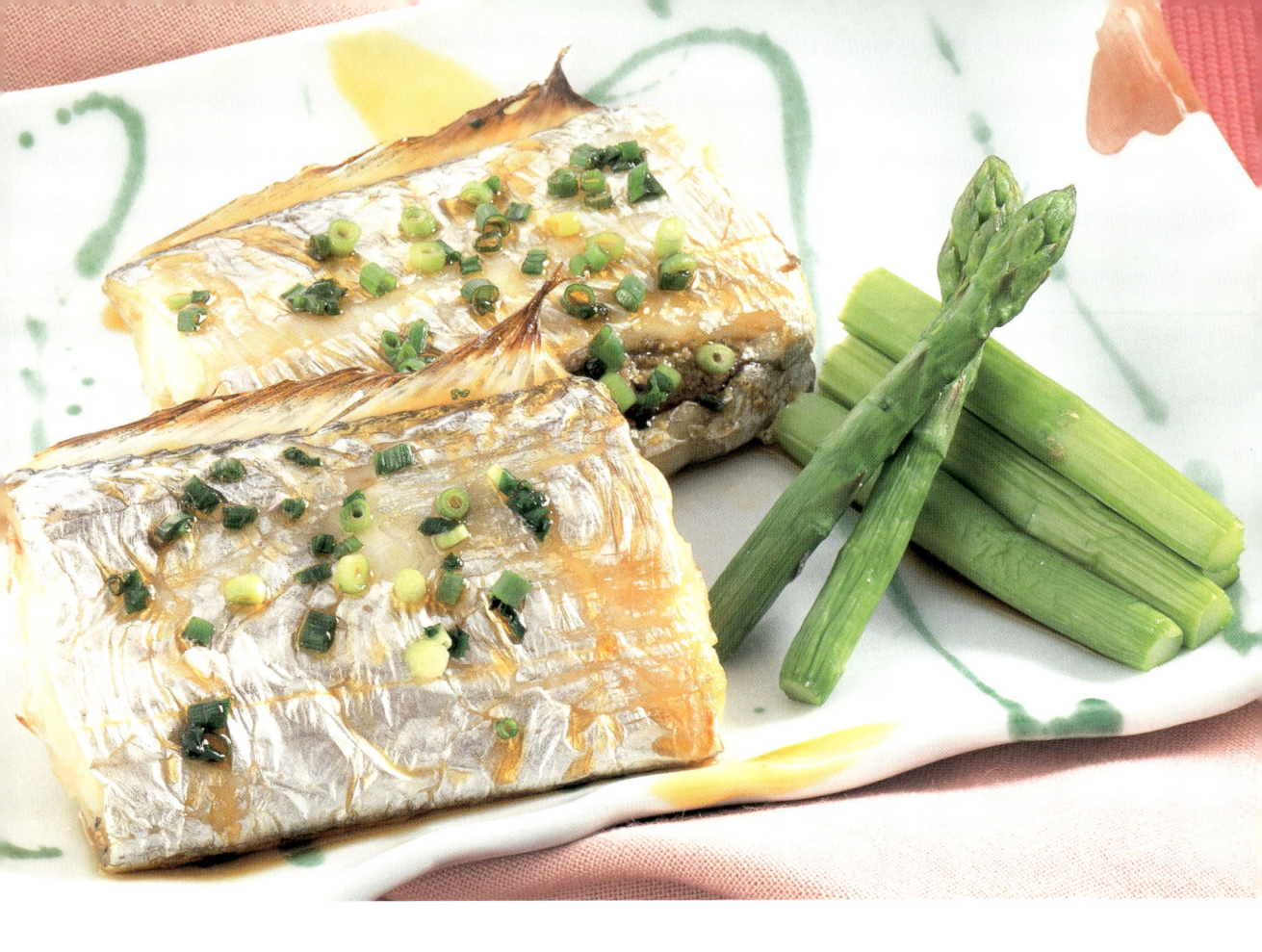

❶ たちうおはバットに並べて両面に塩を振り、日本酒をからめる。

❷ オーブンの天板にアルミ箔を敷いて①を並べ、隣にアルミ箔でトレーを作ってのせ、その中に長さを3等分に切ったアスパラを入れる。オーブンの上火で焼き、途中、魚もアスパラも裏返して両面焼く。

❸ アスパラはオーブンからとり出し、たちうおは裏返して万能ねぎをのせ、再度オーブンで軽く焼く。

❹ ③とアスパラを器に盛り合わせ、たちうおにまぜ合わせたAをかける。

主菜 / 魚介料理

野菜たっぷりで低エネルギーな たらちり鍋

	1200〜1500kcalを選択する場合	1600〜1800kcalを選択する場合
	110 kcal	**150** kcal

塩分 **1.8** g

作り方
❶春菊はざく切りに、白菜は茎と葉に切り分けて、茎は一口大のそぎ切りにし、葉はざく切りにする。長ねぎは斜め切りにし、生しいたけはかさに浅く星形に3本の切り込みを入れる。
❷木綿豆腐は二〜三つに切る。
❸たらは一口大に切る。
❹小さな器にAを入れてまぜる。
❺土鍋に、汚れをふいた昆布を敷いて水1カップを入れ、火にかける。煮立ってきたら、たらと野菜、木綿豆腐を並べ入れ、アクをとりながら中火で煮る。
❻取り鉢に入れた④と薬味の万能ねぎ、削りがつおを添え、煮えたものからとり出して、④につけて食べる。

参考メモ
Aの酢を、同量のかぼすやゆずの果汁にかえると季節の風味が楽しめます。

材料（1人分）	1200〜1500kcal	1600〜1800kcal
たら（切り身）	60g	80g
木綿豆腐	40g	70g
春菊	50g	50g
白菜	40g	40g
長ねぎ	30g	30g
生しいたけ	2個	2個
昆布	10cm	10cm
A しょうゆ	小さじ2	小さじ2
A 酢	小さじ1	小さじ1
万能ねぎ（小口切り）	1〜2本分	1〜2本分
削りがつお	2g	2g

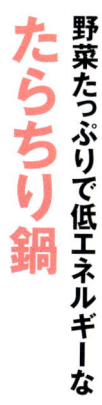

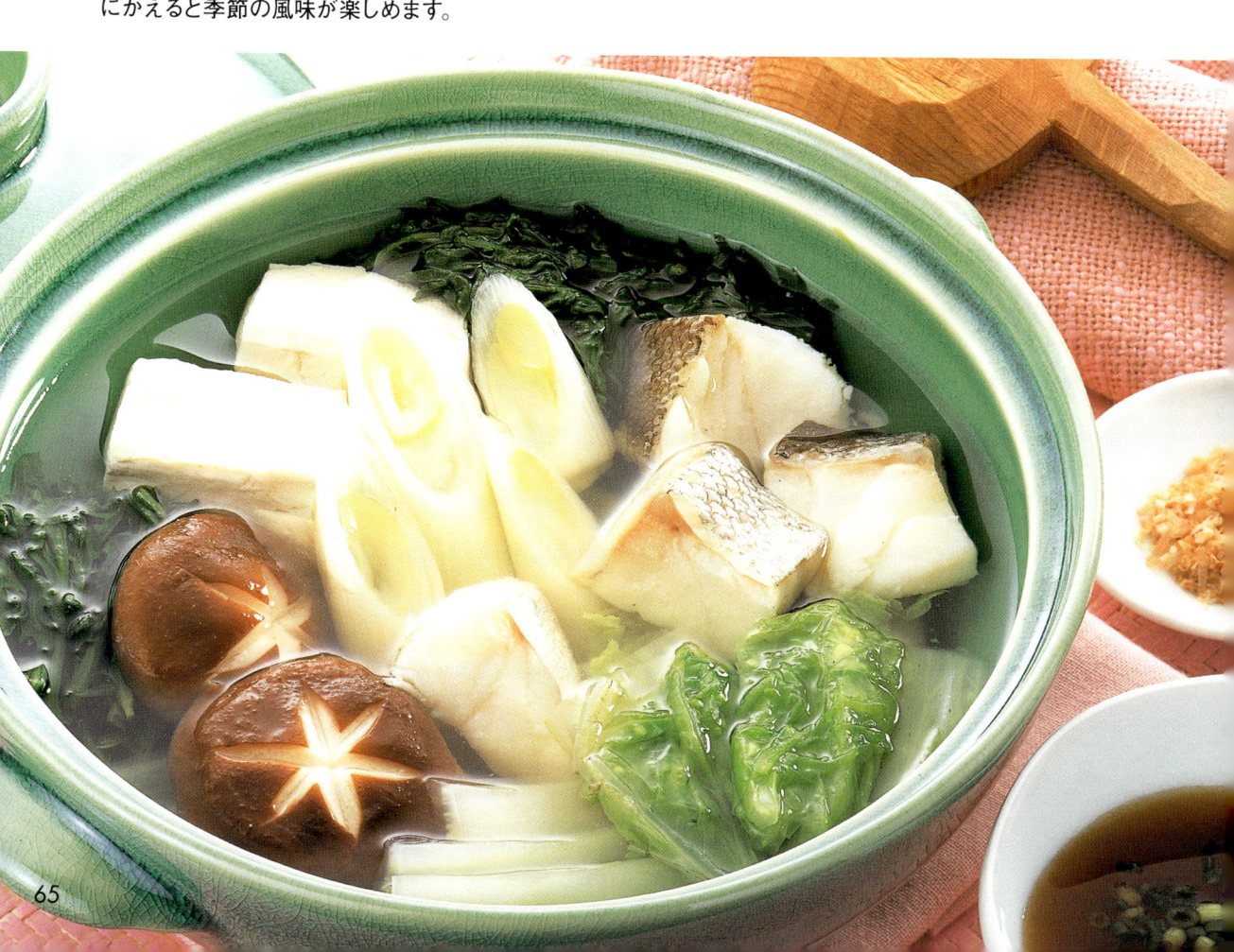

副菜は

なまりと野菜の炊き合わせ

かつおの身を蒸したなまりは鉄分が豊富

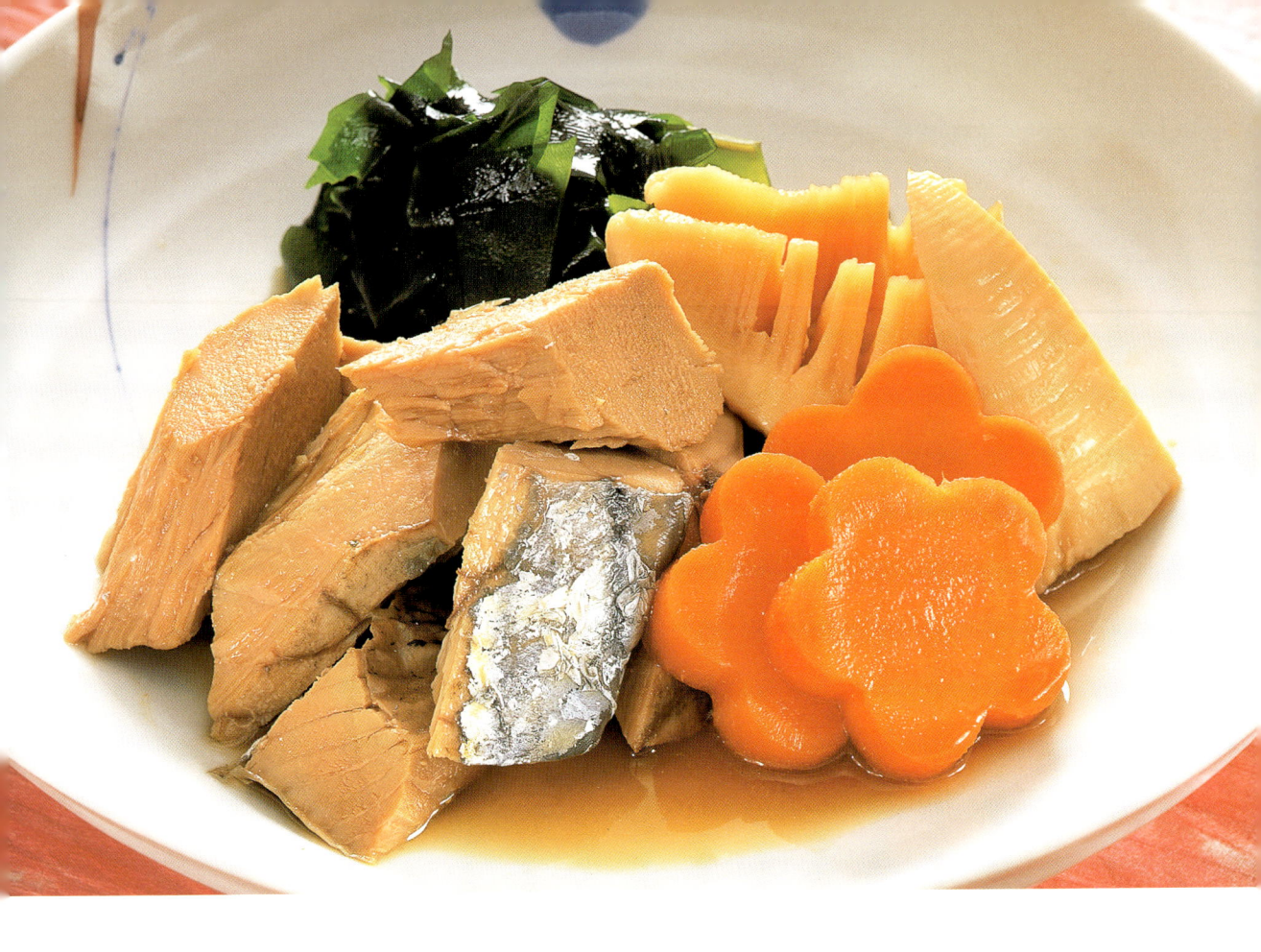

作り方
① なまりはざるにのせて熱湯を回しかけ、食べやすい大きさに割る。
② わかめは塩を洗い流して水けをきり、食べやすい長さに切る。
③ にんじんは1cm厚さの輪切りにし（花型で抜いてもよい）、ゆでたけのこも食べやすい大きさに切る。
④ 鍋にだし汁を入れて煮立て、①と③を入れて5～6分煮る。Aを加えて10分ほど煮、②を加えて一煮し、火を止める。
⑤ 器に④を彩りよく盛り合わせ、汁を少しはる。

1200～1500kcalを選択する場合	**120** kcal	塩分 **1.7** g
1600～1800kcalを選択する場合	**150** kcal	塩分 **1.8** g

材料（1人分）	1200～1500kcal	1600～1800kcal
かつおのなまり	50g	70g
わかめ（塩蔵）	15g	15g
にんじん	20g	20g
ゆでたけのこ	50g	50g
だし汁	2/3カップ	2/3カップ
A 砂糖	小さじ1	小さじ1
A みりん	小さじ1/2	小さじ1弱
A しょうゆ	小さじ2	小さじ2

主菜｜魚介料理

ブイヤベース
新鮮な海の幸を軽く煮込んだ地中海料理

	1200〜1500kcalを選択する場合	1600〜1800kcalを選択する場合
	150 kcal	**180** kcal

塩分 **2.9** g

作り方
① はまぐりは塩水につけて砂を吐かせ、殻をよく洗っておく。
② 生だらは一口大に切る。
③ トマトは皮を湯むき（皮に浅く十文字の切り目を入れ、熱湯にさっとくぐらせてむく方法）して種をとり除き、あらいみじん切りにする。
④ 玉ねぎとにんにくはみじん切りにする。
⑤ 厚手の鍋にオリーブ油を熱して④を炒め、香りが出たら①と②、③、Aを加え、はまぐりの口が開くまで煮る。
⑥ 塩とこしょうで味をととのえ、器に盛ってパセリのみじん切りを散らす。

材料（1人分）	1200〜1500kcal	1600〜1800kcal
はまぐり（殻つき）	100g	100g
生だら	70g	90g
トマト	100g	100g
玉ねぎ	50g	50g
にんにく	1/2片	1/2片
A 水	1カップ	1カップ
A 固形コンソメスープの素	1/2個	1/2個
A サフラン	少々	少々
塩	1g	1g
こしょう	少々	少々
オリーブ油	小さじ1弱	小さじ1
パセリ（みじん切り）	少々	少々

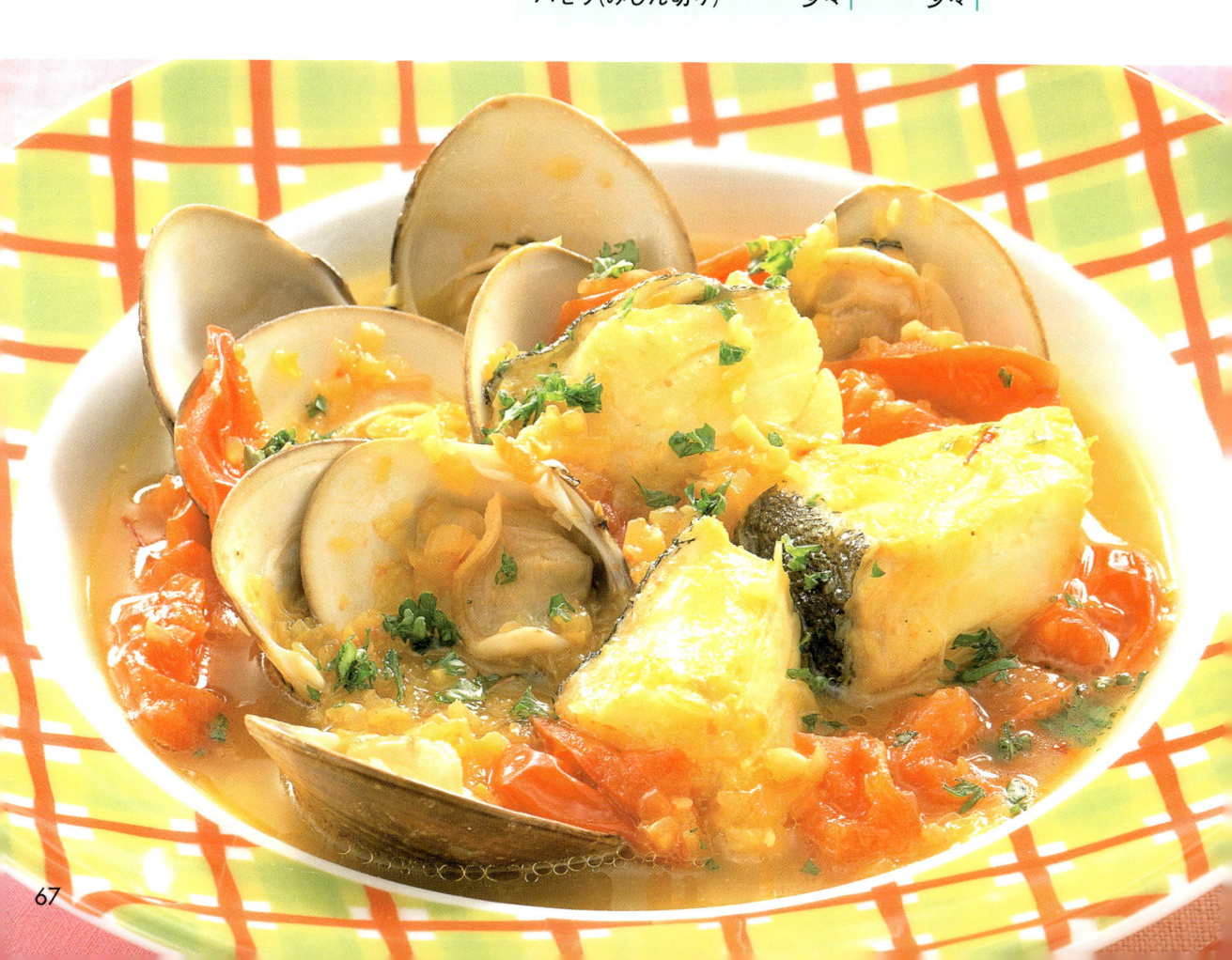

副菜は

ぶり大根

ぶりのうまみがしみた大根が絶品

	1200〜1500kcalを選択する場合	1600〜1800kcalを選択する場合	塩分
	160 kcal	**180** kcal	**1.8** g

作り方

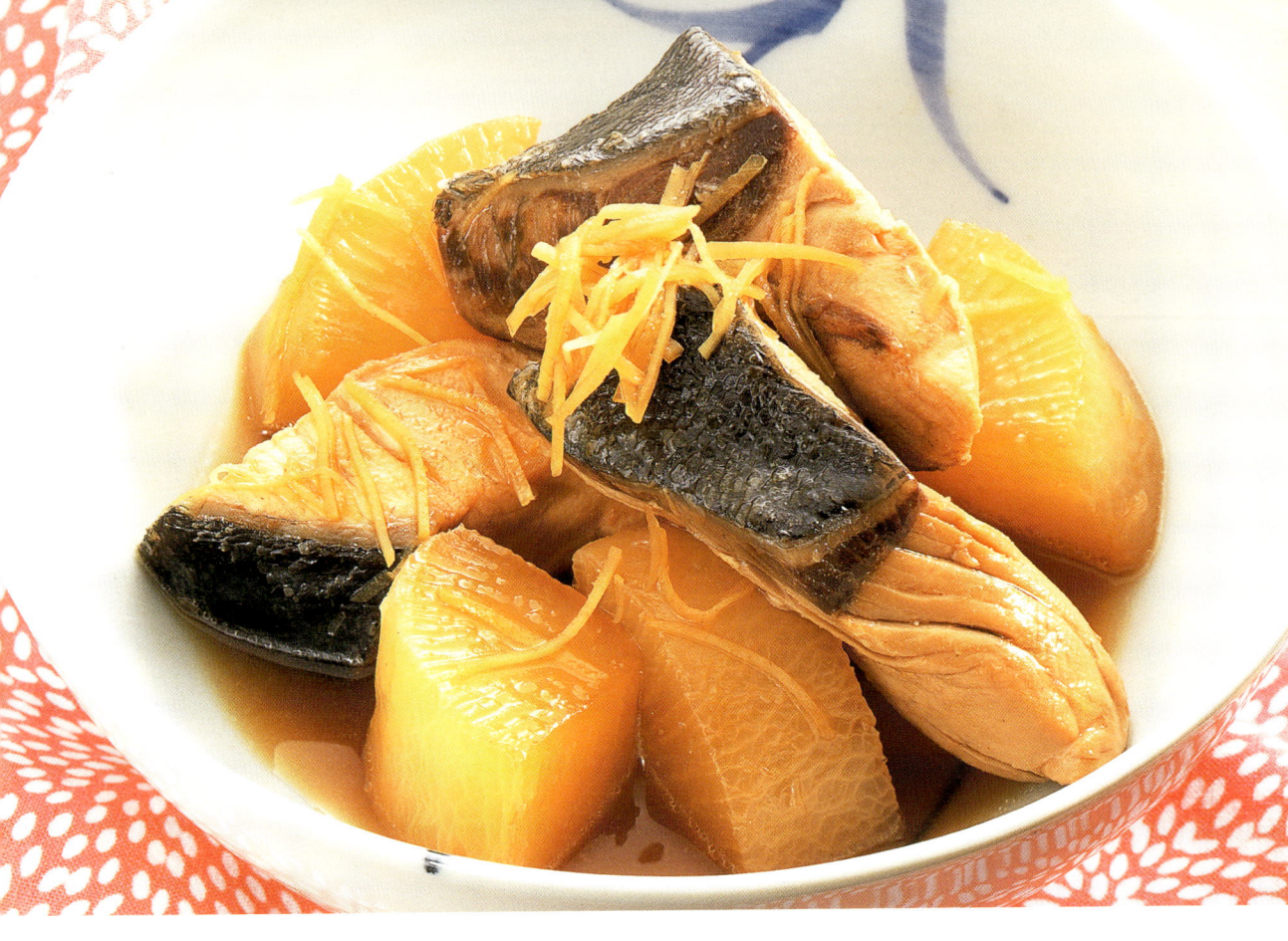

❶大根は3cm厚さの輪切りを4等分に切る。鍋に入れ、かぶるくらいの水を加えて火にかけ、煮立ったら約10分ゆでてざるに上げる。

❷ぶりは三つくらいに切る。

❸鍋にAとしょうがのせん切りを入れて火にかける。煮立ったら①と②を加え、落としぶたをして30〜40分煮込む。途中、煮汁が少なくなったら、水を少量ずつ補って煮ていく。また、煮汁をすくって全体にかけながら煮ていくと、味がよくしみ込むだけでなく、つやよく仕上がる。

材料（1人分）

	1200〜1500kcal	1600〜1800kcal
ぶり（切り身）	40g	50g
大根	80g	80g
しょうが（せん切り）	5g	5g
A だし汁	$\frac{2}{3}$カップ	$\frac{2}{3}$カップ
A しょうゆ	小さじ2強	小さじ2強
A 日本酒	小さじ2	小さじ2
A みりん	大さじ$\frac{1}{2}$	大さじ$\frac{1}{2}$

副菜は

主菜｜魚介料理

ぶりの照り焼き
フライパンで簡単にできる

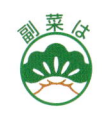

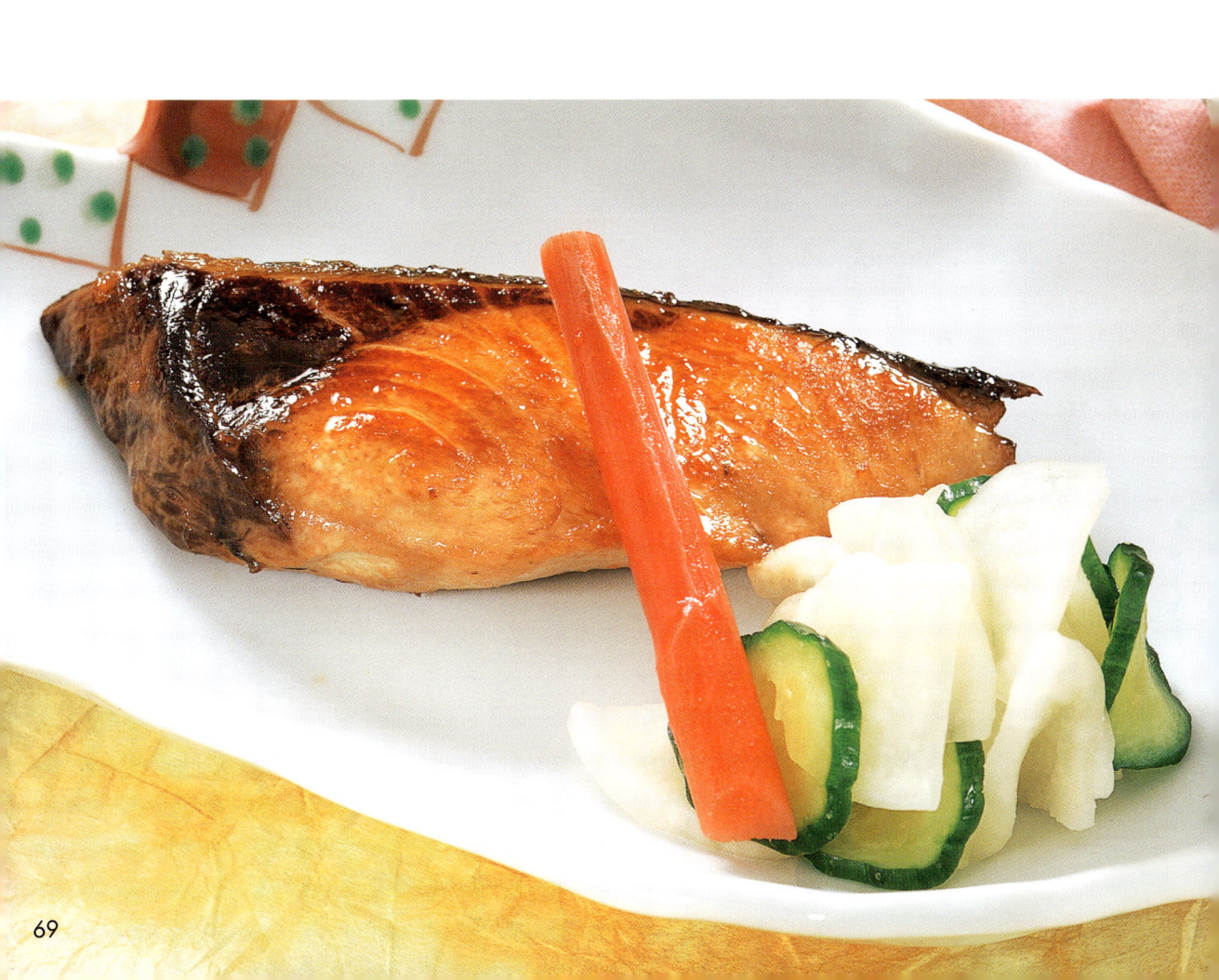

作り方
❶つけ合わせの大根はいちょう切りにする。きゅうりは小口切りにして大根と合わせ、塩を振ってもみ、汁けをしぼる。
❷フライパンを熱してサラダ油を入れ、ぶりを中火で焼く。少し焼いて下の面を固めたら、フライパンを揺すりながらしばらく焼く。菜箸で身を浮かせてみて、こんがりと焼き色がついていたら、フライ返しを差し入れて裏返し、裏面も同様に焼く。
❸②のフライパンを傾けて油を捨て、強火にかけてAを加える。火を弱め、フライパンを揺すりながら汁をぶり全体にからめる。
❹③を皿に盛り、①とはじかみしょうがをつけ合わせる。

	1200〜1500kcalを選択する場合	1600〜1800kcalを選択する場合
	150 kcal 塩分 **0.9** g	**200** kcal 塩分 **1.2** g

材料（1人分）

		1200〜1500kcal	1600〜1800kcal
ぶり（切り身）		45g	60g
A	しょうゆ	小さじ1/2強	小さじ1強
	みりん	小さじ1/2	小さじ1弱
	しょうが汁	少々	少々
サラダ油		小さじ1/2	小さじ1/2
つけ合わせ			
はじかみしょうが		1本	1本
大根		30g	30g
きゅうり		10g	10g
塩		0.3g	0.3g

副菜は

ほたて貝柱と青梗菜のクリーム煮

まろやかな味わいの中華おかず

| 1200～1500kcalを選択する場合 | **100** kcal | 塩分 **1.6** g |
| 1600～1800kcalを選択する場合 | **160** kcal | 塩分 **1.8** g |

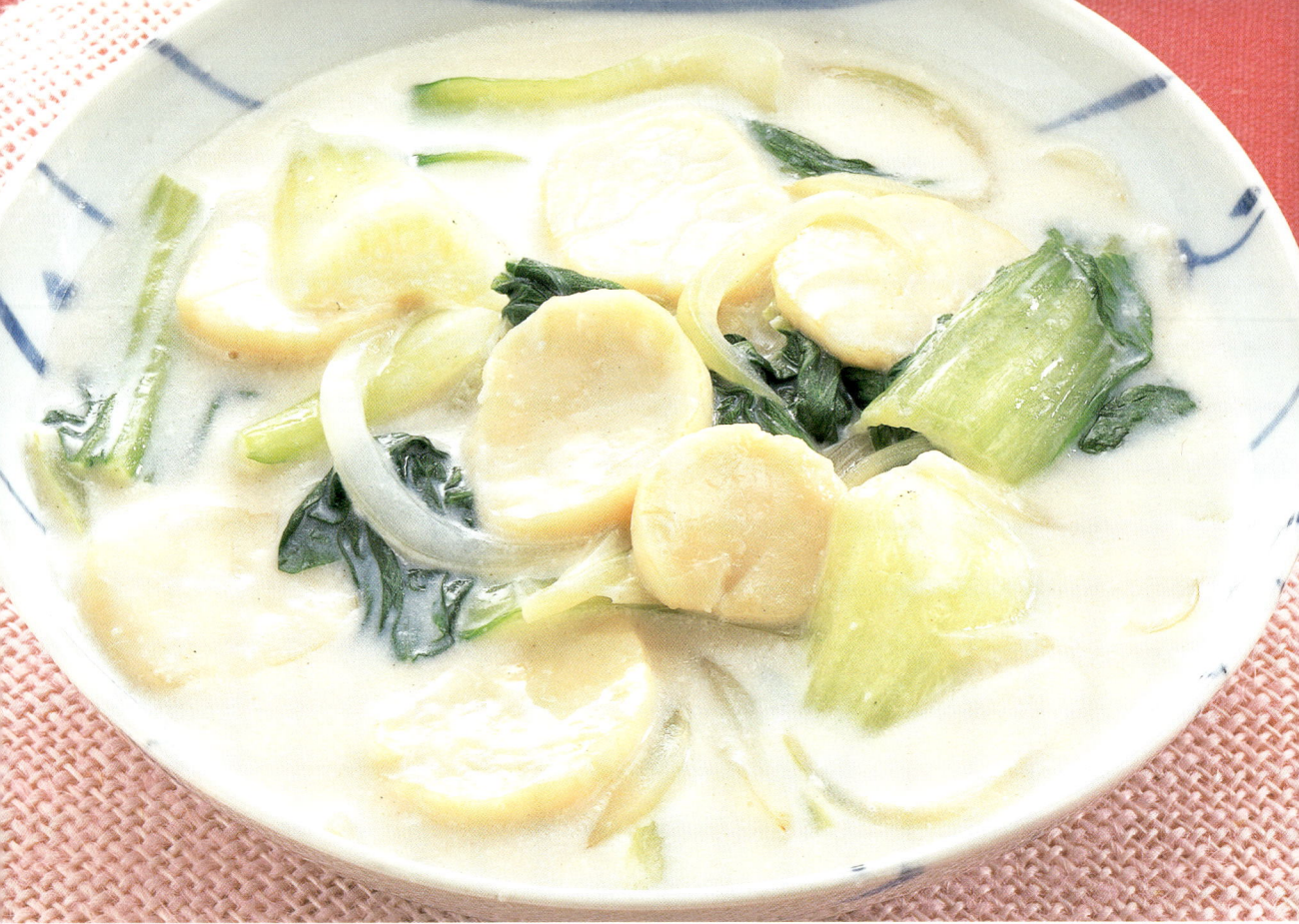

作り方
❶青梗菜は葉はざく切りにし、茎は縦に4等分にする。玉ねぎは薄切りにする。
❷ほたて貝柱は厚みを2～3等分にする。
❸1200～1500kcalを選択する場合は、フライパンに①と②を入れ、水大さじ2を加えて少し煮、青梗菜に火が通ったら牛乳を加えて一煮する。1600～1800kcalを選択する場合は、フライパンにサラダ油を入れて熱し、①と②を強火でさっと炒め合わせる。ここに水大さじ2を入れて少し煮、青梗菜に火が通ったら牛乳を加えて一煮する。
❹③に塩とこしょうを加えて味をととのえ、水どきかたくり粉を回し入れてとろみをつける。

材 料（1人分）	1200～1500kcal	1600～1800kcal
ほたて貝柱	60g	80g
青梗菜（チンゲンサイ）	100g	100g
玉ねぎ	20g	20g
サラダ油		小さじ1
牛乳	1/4カップ	1/4カップ
塩	1g	1g
こしょう	少々	少々
水どきかたくり粉	少々	少々

主菜｜魚介料理

まぐろサラダ
野菜もたっぷりとれる和風サラダ

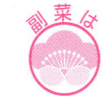

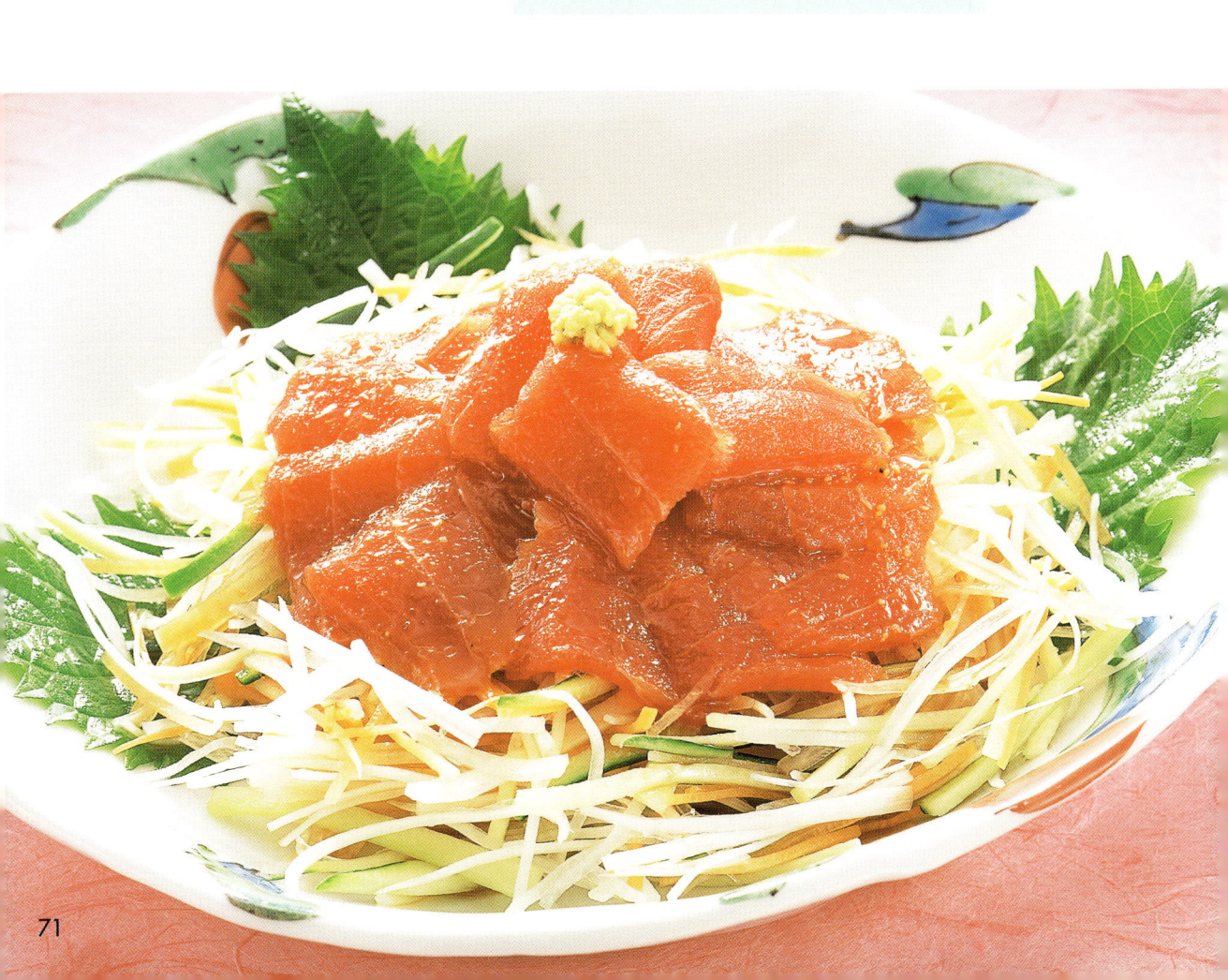

副菜は

作り方
① 大根、きゅうり、にんじん、長ねぎは長さをそろえてせん切りにし、水にさらしてシャキッとさせ、水けをきる。
② まぐろは薄いそぎ切りにする。
③ 小さなボウルにAを入れてまぜ、ドレッシングを作る。
④ 器に青じそを敷き、まぜ合わせた①の野菜を広げ、②をのせて③を回しかけ、練りわさびを添える。

	1200～1500kcalを選択する場合	1600～1800kcalを選択する場合
	110 kcal　塩分 **1.8** g	**160** kcal　塩分 **1.9** g

材料（1人分）	1200～1500kcal	1600～1800kcal
まぐろ（赤身・刺し身用）	50g	80g
大根	50g	50g
きゅうり	20g	20g
にんじん	15g	15g
長ねぎ	15g	15g
青じそ	3枚	3枚
A しょうゆ	小さじ2強	小さじ2強
A だし汁	小さじ2	小さじ2
A 酢	小さじ2	小さじ2
A サラダ油	小さじ1弱	小さじ1
練りわさび	少々	少々

まながつおの西京焼き

料亭の本格味を家庭で再現

作り方

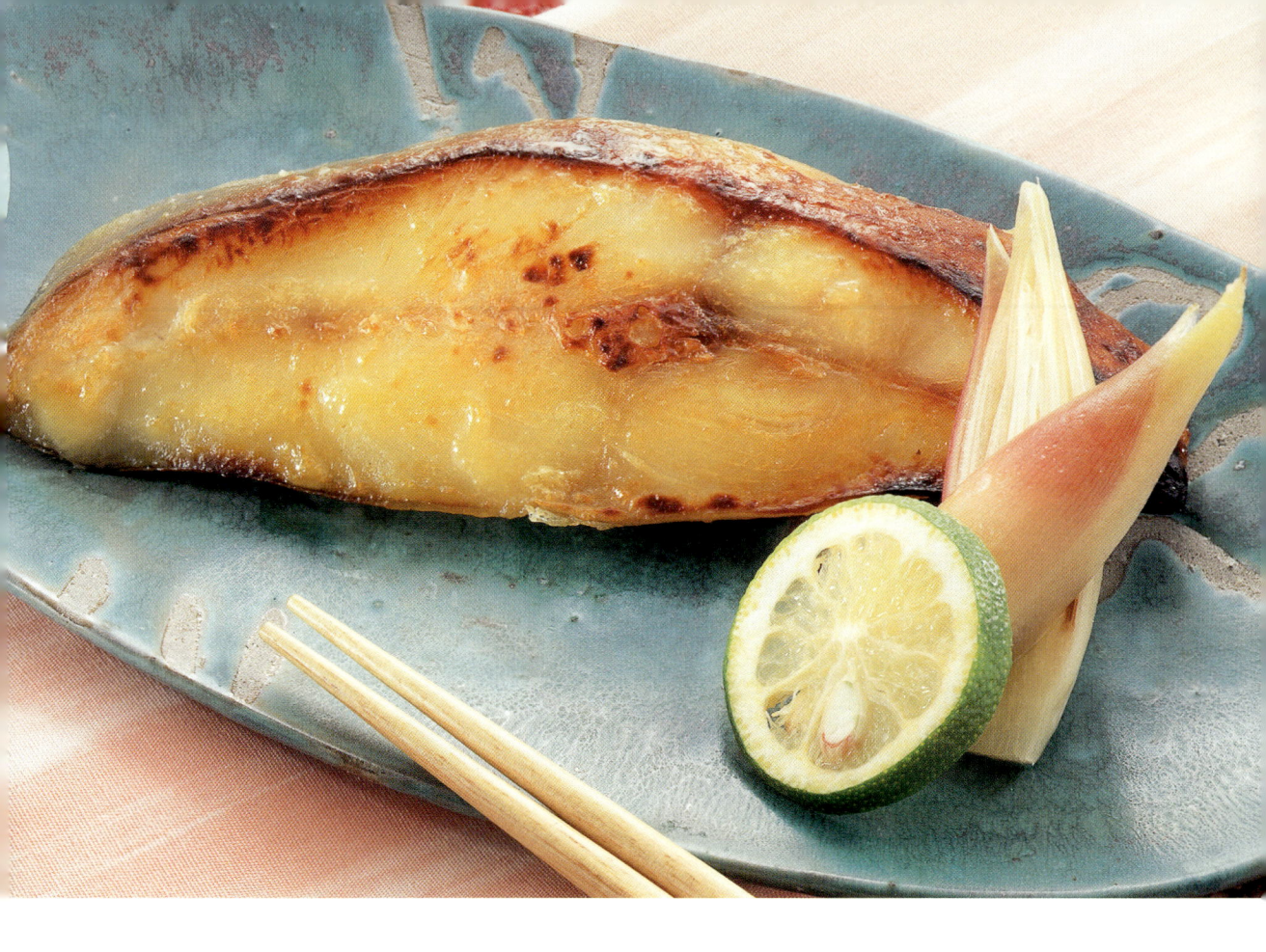

❶まながつおはざるにのせて塩を両面に振り、30分ほどおく。浮いてきた水けはペーパータオルでふきとる。

❷Aを小さなボウルに入れてまぜ、みそ床を作る。この半量をバットなどに入れて広げ、①のまながつおを並べ入れる。残りのみそ床をまながつおの上にのせて、全体をおおうように平らにのばす。ラップをかけ、上から手で押しつけて中の空気を抜き、3〜5時間漬け込む。

❸みょうがは酢少々（分量外）を加えた熱湯でしんなりするまでゆで、Bに漬け込んで、色が変わったら半分に切る。

❹よく熱した焼き網にみそをぬぐい落とした②をのせ、焦がさないように弱火で両面を焼き、中まで火を通す。これを器に盛り、③とすだちを添える。

	1200〜1500kcalを選択する場合	1600〜1800kcalを選択する場合
	120 kcal 塩分 **1.3** g	**150** kcal 塩分 **1.4** g

材　料（1人分）	1200〜1500kcal	1600〜1800kcal
まながつお（切り身）	60g	80g
塩	0.3g	0.3g
A ┌ 西京みそ	60g	60g
├ みりん	小さじ1	小さじ1
└ 日本酒	小さじ1	小さじ1
つけ合わせ		
みょうが	1個	1個
B ┌ 酢	大さじ1/2	大さじ1/2
└ 砂糖	小さじ2/3	小さじ2/3
すだち（輪切り）	1枚	1枚

副菜は

主菜｜魚介料理

むつのしょうが煮

香味野菜を加えた煮汁であっさりと煮る

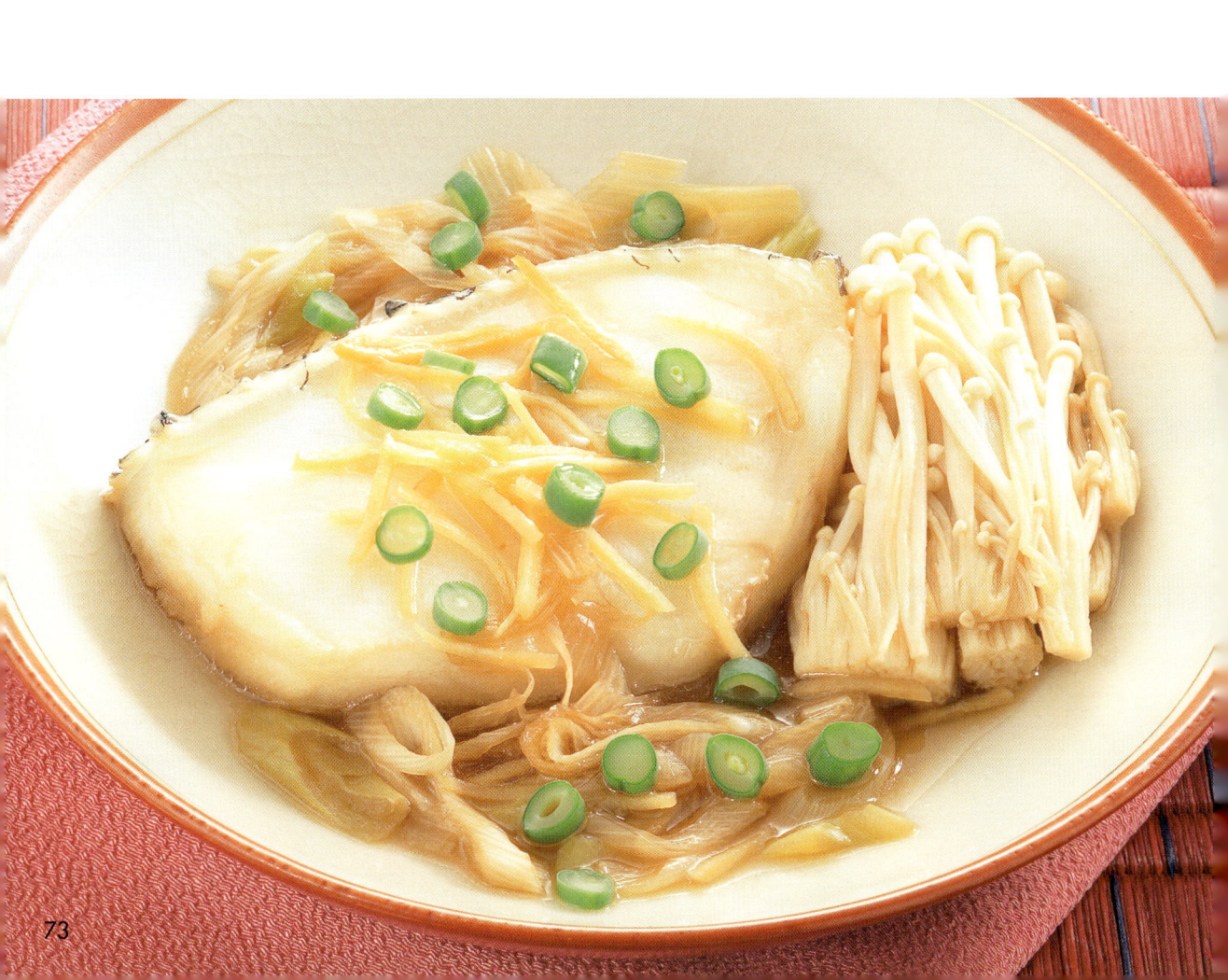

	1200〜1500kcalを選択する場合	1600〜1800kcalを選択する場合
	160 kcal	**190** kcal
塩分	**1.9** g	

材料（1人分）

	1200〜1500kcal	1600〜1800kcal
むつ（切り身）	60g	80g
しょうが	5g	5g
長ねぎ	20g	20g
えのきだけ	30g	30g
さやいんげん	5g	5g
A だし汁	1/4カップ	1/4カップ
A しょうゆ	小さじ2強	小さじ2強
A 砂糖	小さじ1	小さじ1
A 日本酒	小さじ1	小さじ1

作り方

❶ しょうがはせん切り、長ねぎは斜め薄切りにする。えのきだけは小分けにする。さやいんげんは筋をとって鍋に沸かした熱湯で軽くゆで、水にとって水けをきり、小口切りにする。

❷ 鍋にAと、①のしょうがと長ねぎを入れて強火にかけ、一煮立ちしたらむつを並べ入れる。再び煮立ったら中火にして落としぶたをし、10〜15分煮て、器に盛る（むつに味をよくしみ込ませたいときは、火を止めてからそのまま鍋の中にしばらくおいておくとよい）。

❸ ②の鍋に①のえのきだけを入れて弱めの中火でさっと煮、むつに添える。鍋に残った煮汁をむつに回しかけ、①のさやいんげんを散らす。

焼き鮭

こんがりとした焼き色が食欲を誘う

	1200～1500kcalを選択する場合	1600～1800kcalを選択する場合
	110 kcal 塩分 **0.8** g	**150** kcal 塩分 **0.9** g

作り方

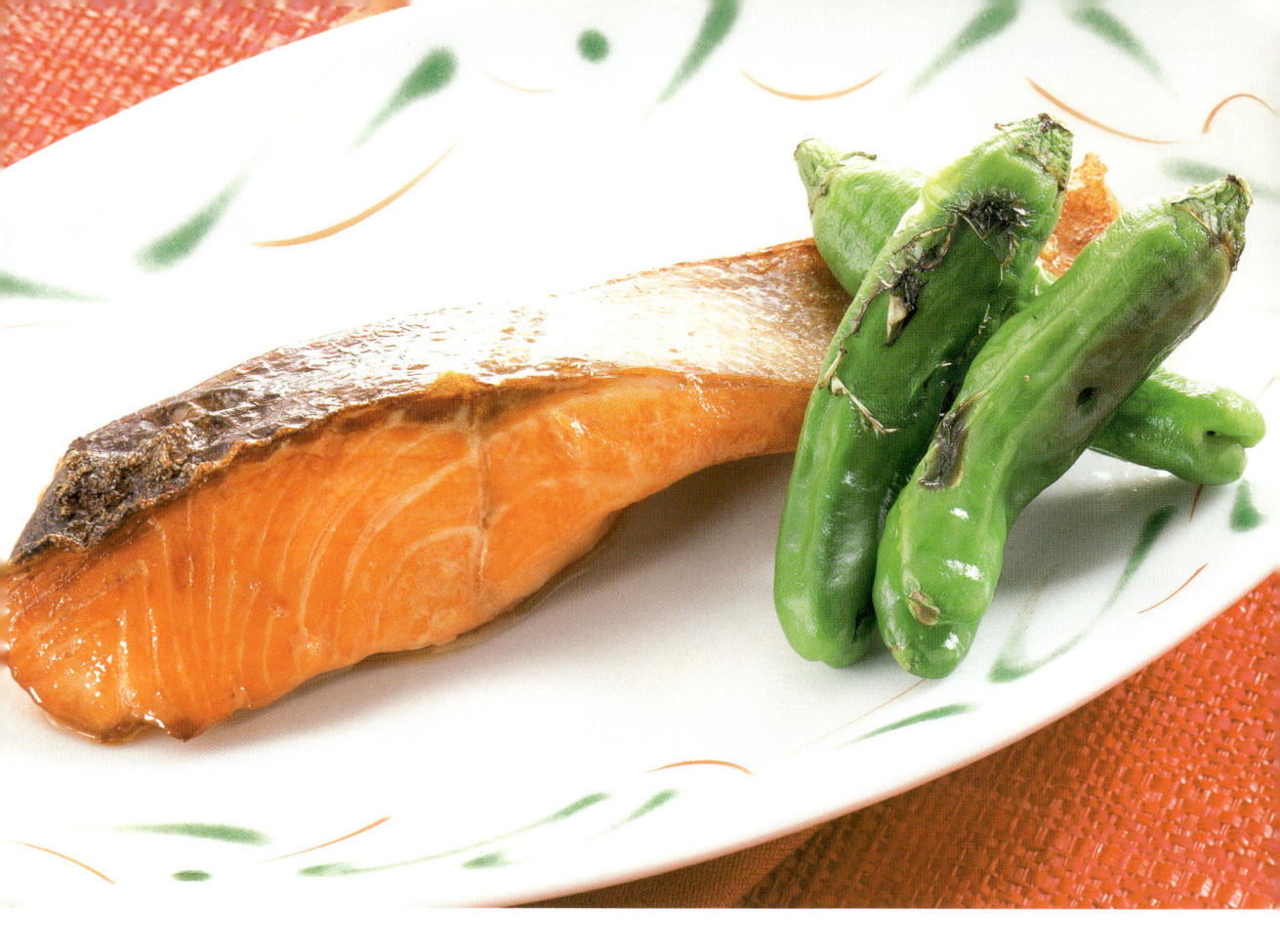

❶ 生鮭は、塩としょうゆをまんべんなく振りかけてしばらくおく。
❷ 焼き網をよく熱し、①を盛りつけるときに上になる皮のほうを下にしてのせ、弱めの中火で焼く。ほどよい焼き色がついたら裏返し、こんがりと焼き上げる。
❸ ししとうがらしは破裂しないように2～3カ所に竹串で穴をあけ、サラダ油を入れて熱したフライパンでさっと炒める。
❹ ②を皿に盛り、③をつけ合わせる。

材料（1人分）

	1200～1500kcal	1600～1800kcal
生鮭（切り身）	60g	90g
塩	0.3g	0.3g
しょうゆ	小さじ $\frac{1}{2}$	小さじ $\frac{1}{2}$
つけ合わせ		
ししとうがらし	3本	3本
サラダ油	小さじ $\frac{1}{2}$	小さじ $\frac{1}{2}$

主菜 | 魚介料理

わかさぎのマリネ

油でカラリと揚げてマリネ液に漬ける

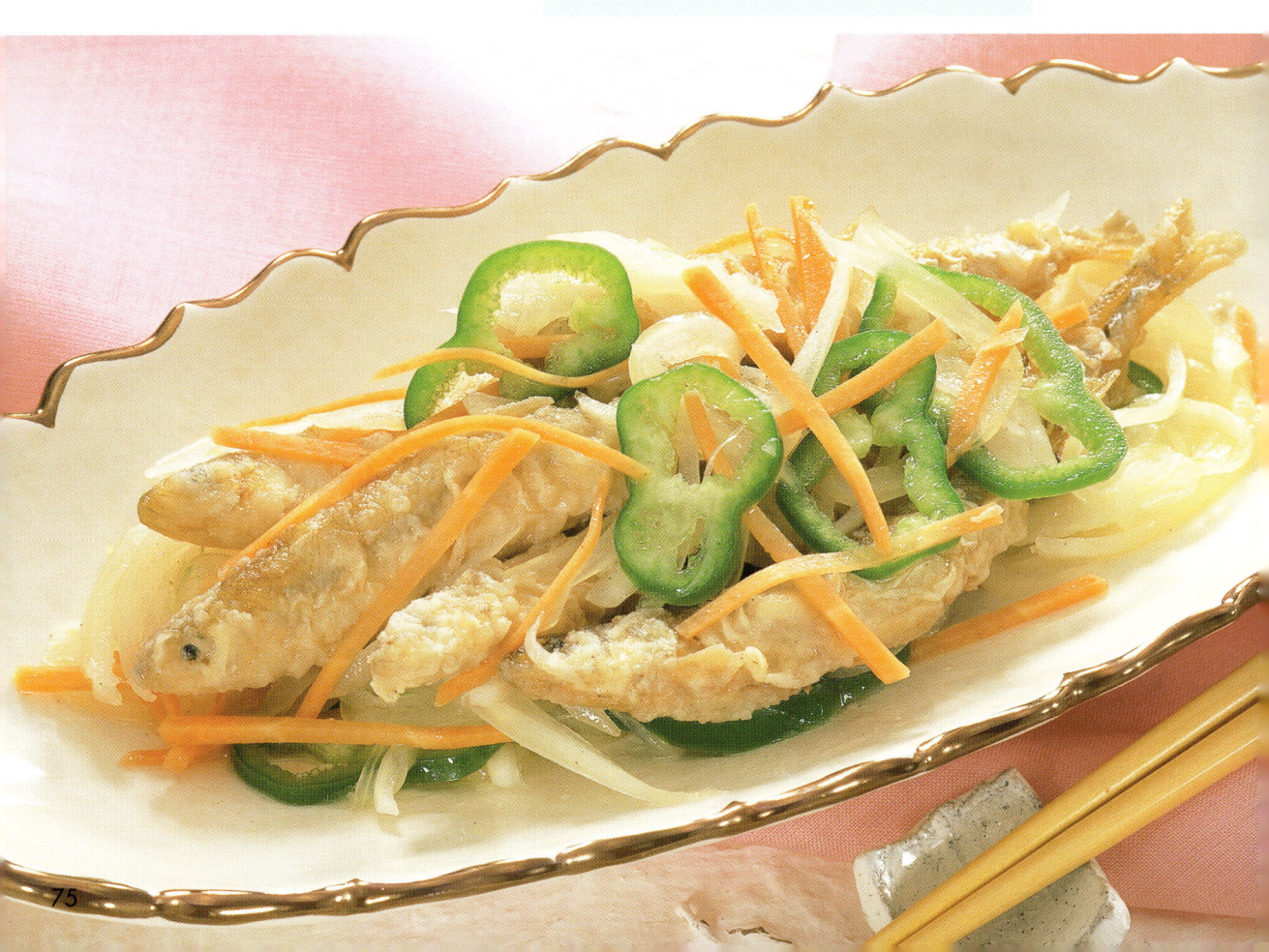

	1200～1500kcalを選択する場合	1600～1800kcalを選択する場合
エネルギー	140 kcal	180 kcal
塩分	0.9 g	1.0 g

作り方

❶玉ねぎは薄切りにし、ピーマンは2～3mm幅の輪切りにする。セロリとにんじんはせん切りにする。

❷小さなボウルにAを入れてまぜ、マリネ液を作る。

❸わかさぎは塩水（分量外）の中でさっと洗い、ペーパータオルで水けをふいて塩とこしょうを振り、小麦粉を全体に薄くまぶす。

❹揚げ油を170度に熱し、❸を入れてこんがりと色づくまで揚げる。

❺❹の油をきってバットに並べ、わかさぎが熱いうちに❶をのせて❷をかけ、そのまま冷ます。

❻わかさぎが冷めたら、野菜ごと器に盛る。

材料（1人分）

	1200～1500kcal	1600～1800kcal
わかさぎ	60g	80g
玉ねぎ	15g	15g
ピーマン	10g	10g
セロリ	10g	10g
にんじん	10g	10g
塩	0.3g	0.3g
こしょう	少々	少々
小麦粉	小さじ2	大さじ1弱
揚げ油	適量	適量
A 酢	大さじ1	大さじ1
A スープ	1/4カップ	1/4カップ
A 塩	0.3g	0.3g
A こしょう	少々	少々

副菜は 🌱

かに玉

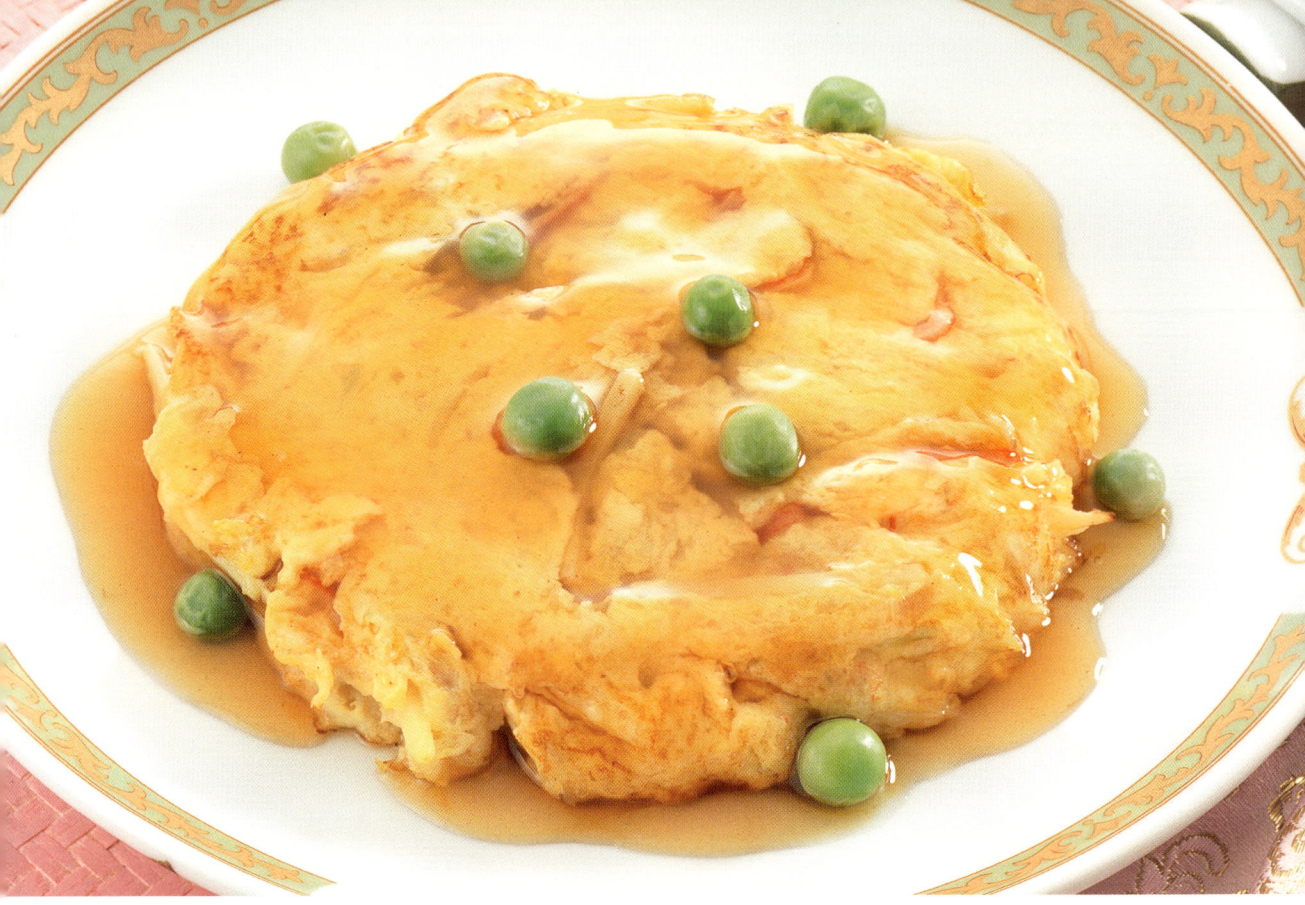

といた卵にかにと野菜をまぜてふんわり焼く

作り方
① かには軟骨をとり除き、身をあらくほぐしておく。
② ゆでたけのこはせん切りにし、長ねぎは斜め切りにする。
③ グリンピースはさっとゆでておく。
④ 鍋に日本酒を入れて熱し、①と②を入れて中火でからいりし、野菜がしんなりしたら火を止めて冷ます。
⑤ ボウルに卵をときほぐして④をまぜ、塩とこしょうで味をつける。
⑥ 鍋にAを入れて煮立て、水どきかたくり粉でとろみをつけてあんを作る。
⑦ フライパンにサラダ油を熱して⑤を流し入れ、大きくまぜながら半熟状に固まってくるまで炒める。卵の縁が固まってきたら、周囲にフライ返しを入れて丸く形をととのえ、裏返す。さっと焼き、底に焼き色がついたら皿に移す。
⑧ ⑦に⑥をかけ、③を散らす。

1200〜1500kcalを選択する場合	**150** kcal	塩分 **1.7** g
1600〜1800kcalを選択する場合	**180** kcal	塩分 **1.9** g

材料（1人分）	1200〜1500kcal	1600〜1800kcal
かに（缶詰め）	30g	40g
卵	40g	50g(M玉1個)
ゆでたけのこ	30g	30g
長ねぎ	20g	20g
日本酒	小さじ2	小さじ2
塩	0.2g	0.2g
こしょう	少々	少々
A　だし汁	1/3カップ	1/3カップ
A　しょうゆ	小さじ1強	小さじ1強
A　砂糖	小さじ2/3	小さじ2/3
A　しょうが汁	少々	少々
水どきかたくり粉	少々	少々
サラダ油	小さじ1/2	小さじ1弱
グリンピース	小さじ1	小さじ1

副菜は

高野豆腐の卵とじ

半熟状にとじるのがおいしさのポイント

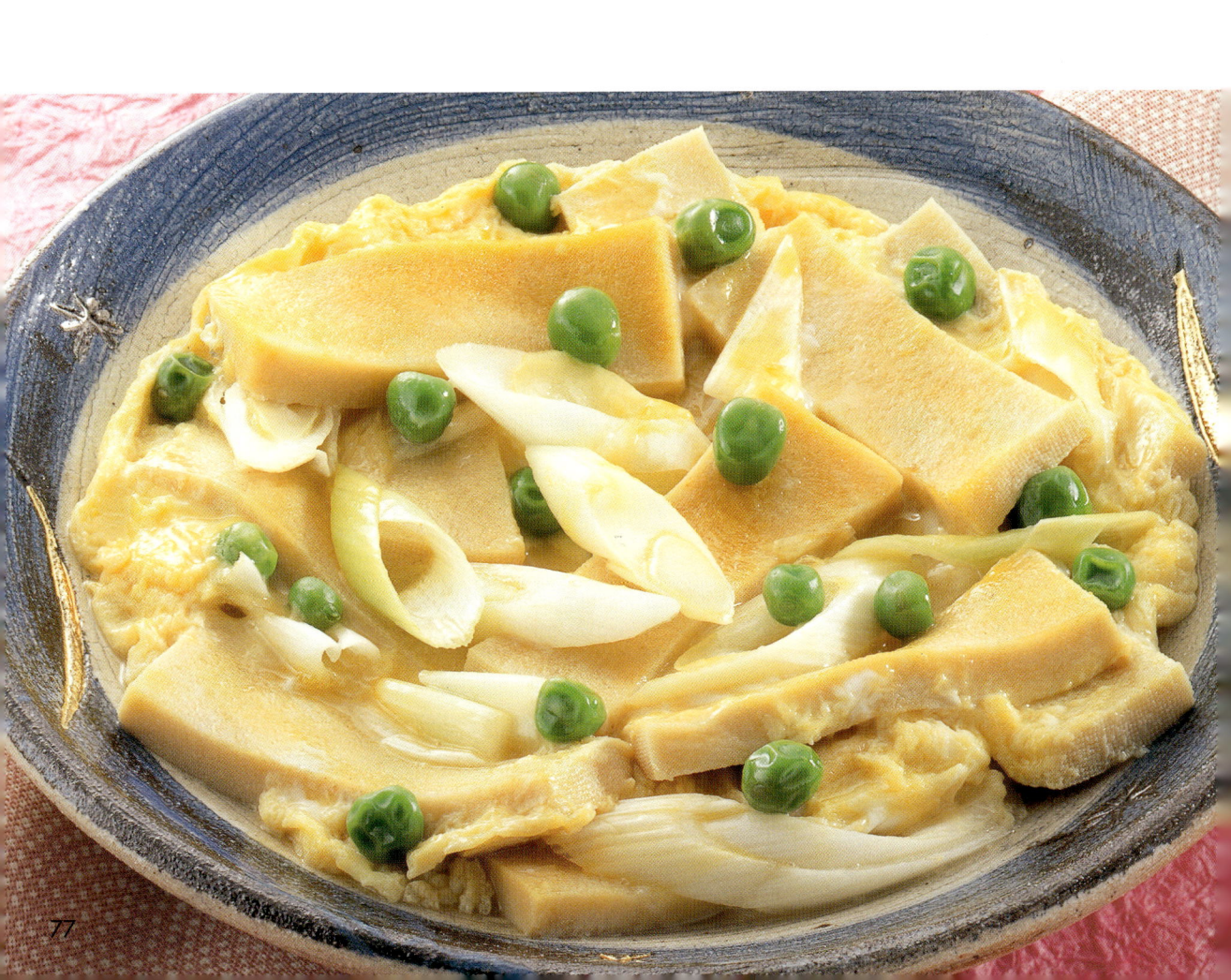

	1200〜1500kcalを選択する場合	1600〜1800kcalを選択する場合
エネルギー	150 kcal	190 kcal
塩分	1.4 g	1.5 g

材料（1人分）

	1200〜1500kcal	1600〜1800kcal
高野豆腐（乾燥）	15g	20g
卵	30g	40g
長ねぎ	20g	20g
グリンピース	5g	5g
A　だし汁	½カップ	½カップ
A　しょうゆ	小さじ1強	小さじ1強
A　砂糖	小さじ1	小さじ1
A　塩	0.3g	0.3g

作り方

❶ 高野豆腐はたっぷりのぬるま湯につけてふっくらともどし、水の中で押し洗いをして水けをしぼり、5mm厚さの短冊切りにする。

❷ 長ねぎは斜め薄切りにする。グリンピースは鍋に沸かした熱湯でさっとゆでておく。

❸ 平鍋にAと高野豆腐、長ねぎを入れて強火にかけ、煮立ったら弱火にして10分ほど煮る。

❹ ③にときほぐした卵を回し入れ、半熟状になったらグリンピースを加えてふたをし、火を止めて1分ほど蒸らす。

主菜　卵料理

卵と絹さやの炒め物

美しい彩りが食欲をそそる

	1200～1500kcalを選択する場合	1600～1800kcalを選択する場合	塩分
	140 kcal	**170** kcal	**0.7** g

作り方

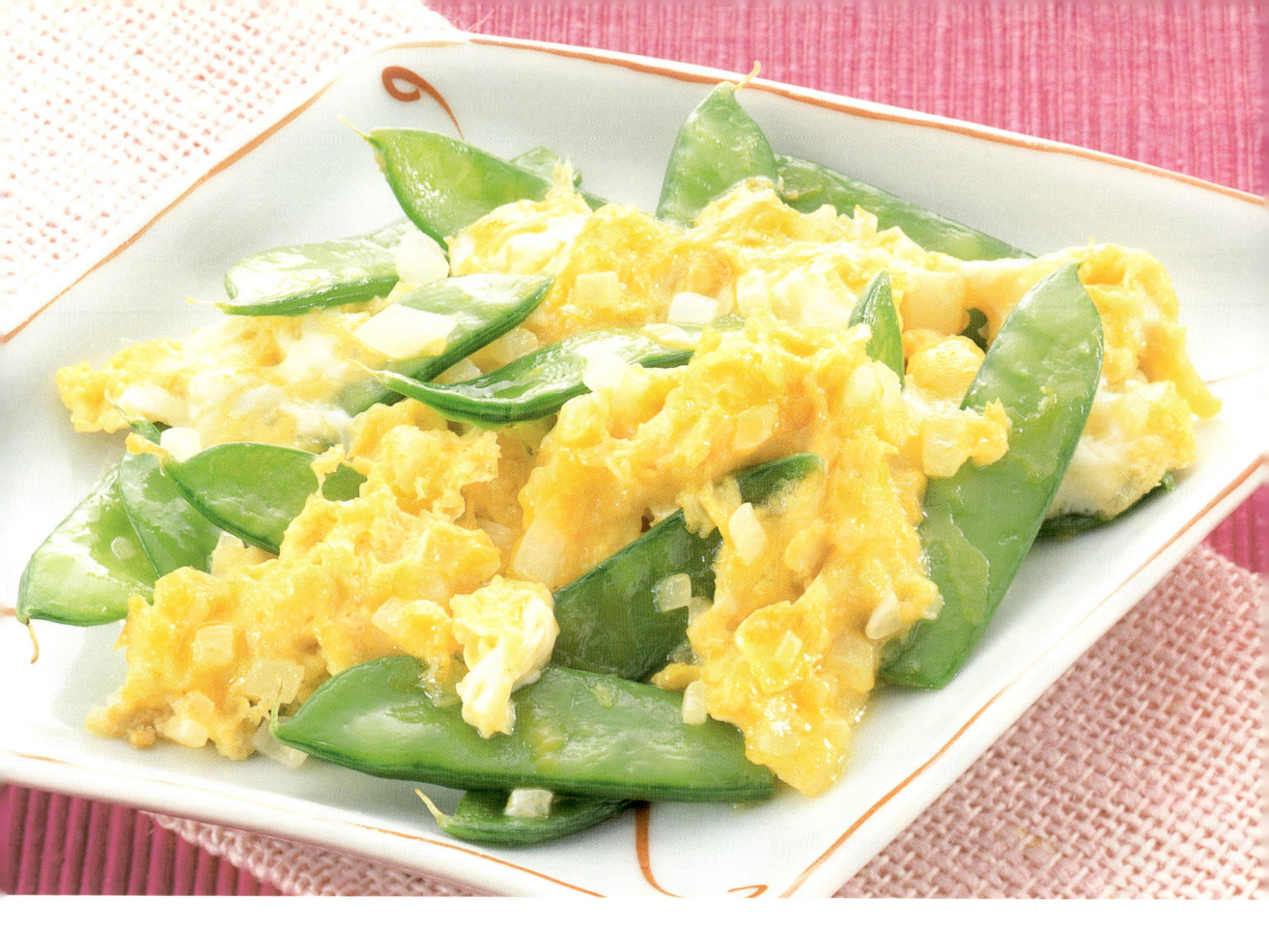

❶卵はボウルに入れてときほぐし、塩とこしょうを加えてまぜる。

❷フライパンにサラダ油を入れて火にかけ、玉ねぎのみじん切りを入れて弱火で玉ねぎが透き通ってくるまで炒める。

❸②に筋をとった絹さやを入れ、しんなりするまで中火で炒める。ここに①を回し入れ、卵の表面が固まりかけたら大きくかきまぜ、火を止める。

材料（1人分）

	1200～1500kcal	1600～1800kcal
卵	50g（M玉1個）	70g（L玉1個）
絹さや	40g	40g
玉ねぎ（みじん切り）	大さじ2	大さじ2
塩	0.5g	0.5g
こしょう	少々	少々
サラダ油	小さじ1	小さじ1

副菜は

主菜 | 卵料理

にら玉焼き

パンにもご飯にも合う、和洋兼用おかず

	1200～1500kcalを選択する場合	1600～1800kcalを選択する場合	塩分
	140 kcal	**170** kcal	**0.7** g

作り方

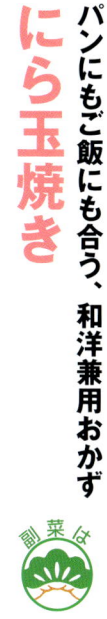

❶にらは3～4cm長さのざく切りに、長ねぎは斜め薄切りにする。
❷卵はボウルに入れてときほぐし、塩とこしょうを加えてまぜる。
❸フライパンにごま油を入れて熱し、①を入れて強火で炒め合わせる。にらがしんなりしたら②を一気に流し入れ、大きくかきまぜて半熟状にしてから火を弱めてじっくり焼く。卵の縁が乾いてきたら裏返し、焼き色がつくまで焼く。
❹③を食べやすい大きさに切って器に盛る。

材料（1人分）

	1200～1500kcal	1600～1800kcal
卵	50g(M玉1個)	70g(L玉1個)
にら	50g	50g
長ねぎ	20g	20g
塩	0.5g	0.5g
こしょう	少々	少々
ごま油	小さじ1	小さじ1

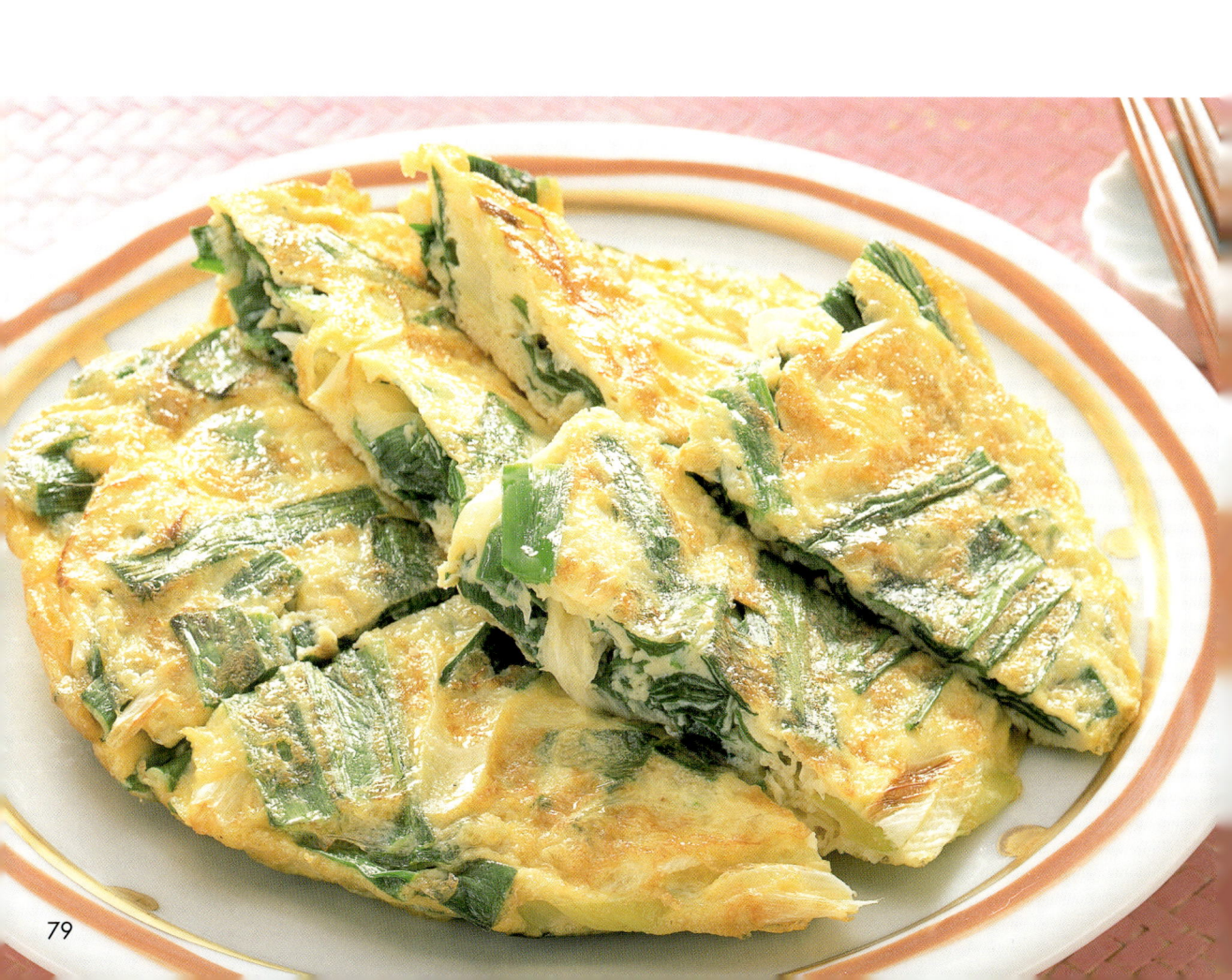

副菜は

にらとじゃこの卵とじ

相性のよいにらと卵の組み合わせ

	1200〜1500kcalを選択する場合		1600〜1800kcalを選択する場合
エネルギー	**110** kcal	塩分	**1.4** g
エネルギー	**150** kcal	塩分	**1.7** g

材料（1人分）

	1200〜1500kcal	1600〜1800kcal
卵	50g（M玉1個）	50g（M玉1個）
にら	30g	30g
ちりめんじゃこ	5g	10g
サラダ油		小さじ1弱
A だし汁	1/2カップ	1/2カップ
A しょうゆ	小さじ1強	小さじ1強
A みりん	小さじ1	小さじ1

作り方

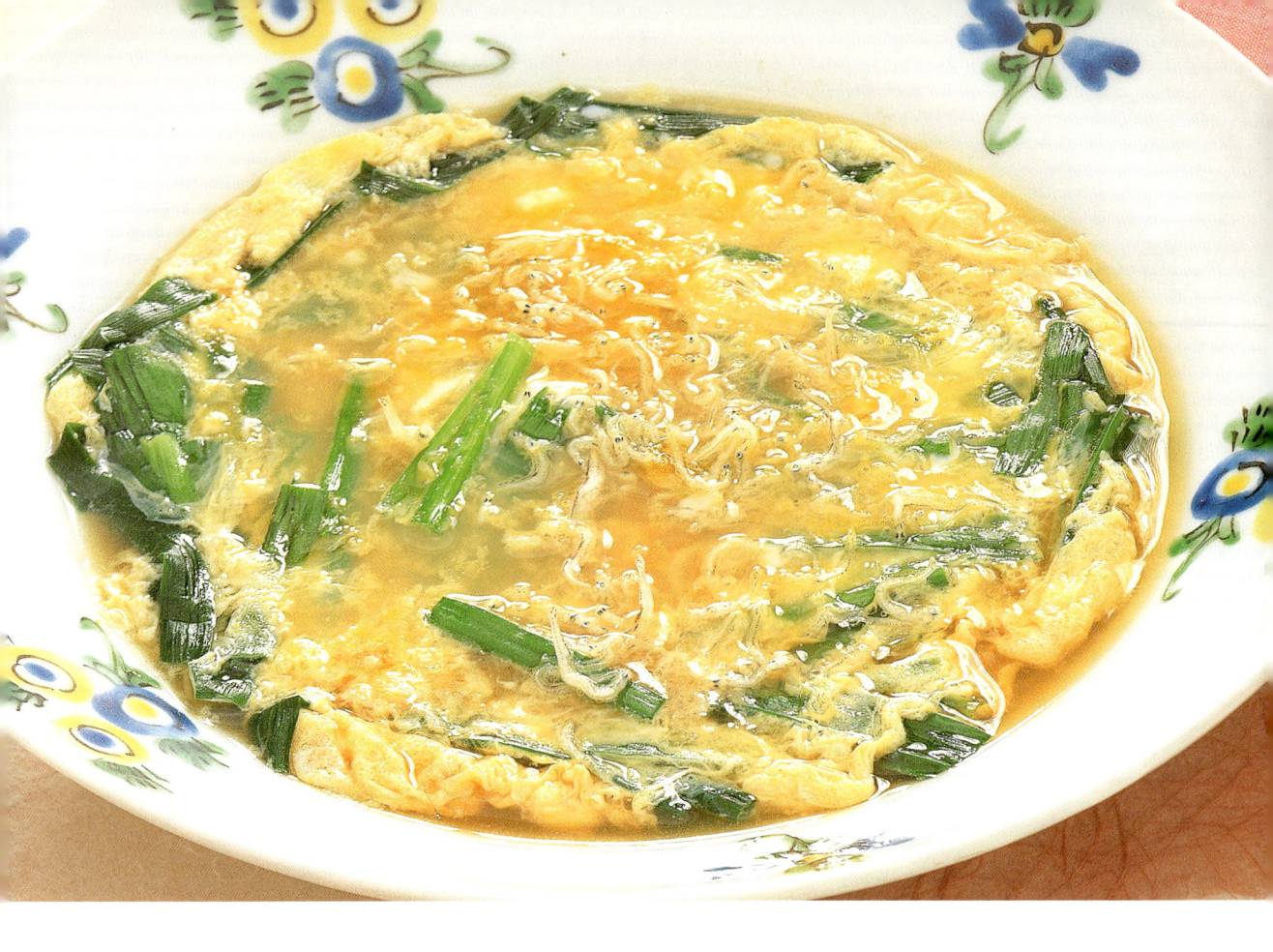

❶にらは3〜4cm長さのざく切りにする。

❷卵はボウルに入れてときほぐしておく。

❸ちりめんじゃこはざるに入れて熱湯を回しかけ、水けをきる。

❹1200〜1500kcalを選択する場合は、鍋にAを入れて煮立て、①を加えて一煮する。③も入れて一煮立ちさせたところで②を全体に回し入れ、半熟程度で火を止める。1600〜1800kcalを選択する場合は、鍋にサラダ油を熱し、①と③を軽く炒め合わせる。にらがしんなりしたらAを加えて一煮し、②を全体に回し入れて半熟程度で火を止める。

❺④にふたをして少し蒸らしてから、汁ごと器に盛る。

副菜は

ふわふわ卵

半熟状にふんわりと仕上げるのがおいしさのコツ

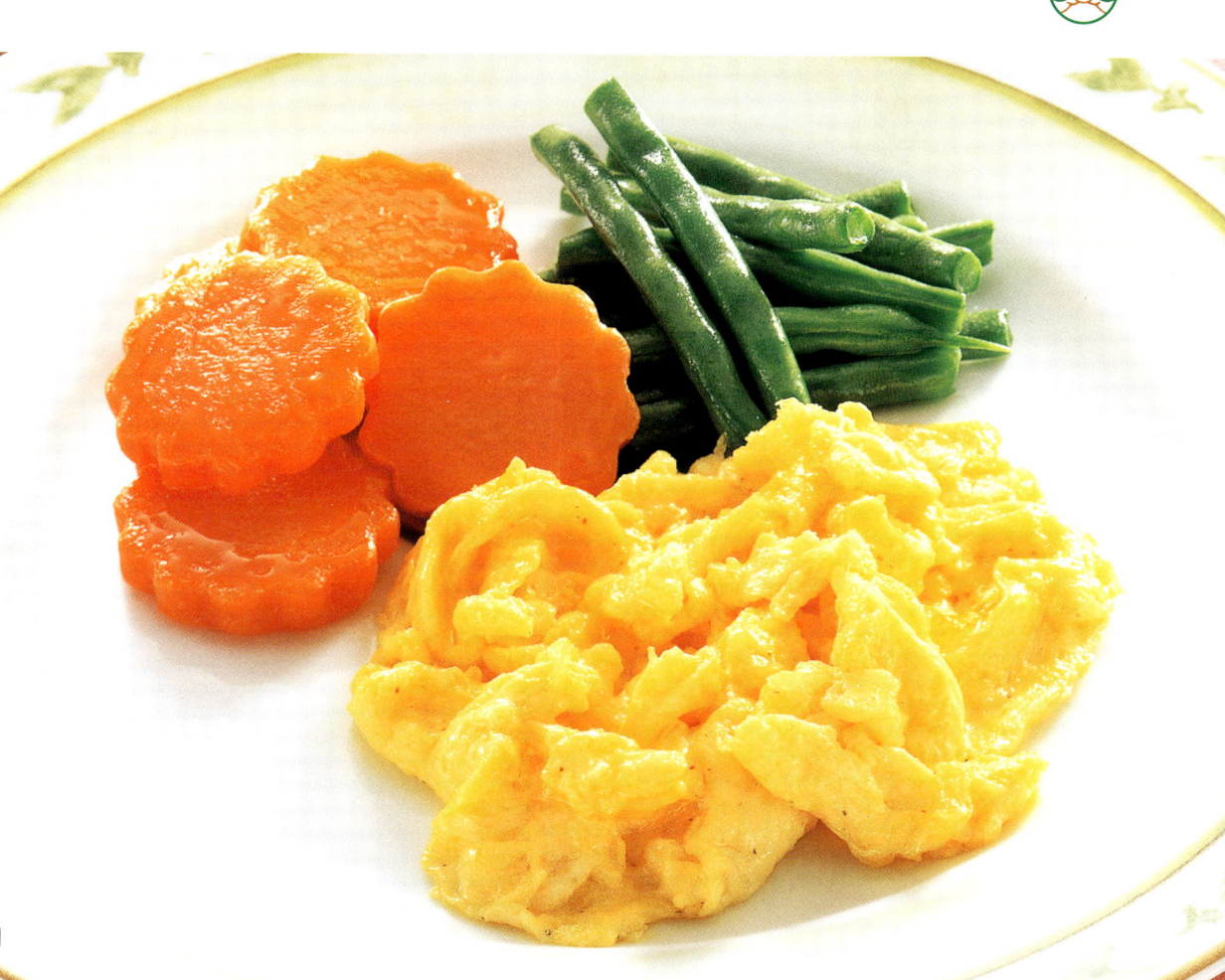

	1200〜1500kcalを選択する場合	1600〜1800kcalを選択する場合
	140 kcal／塩分 **1.0** g	**180** kcal／塩分 **1.1** g

材料（1人分）

	1200〜1500kcal	1600〜1800kcal
卵	50g（M玉1個）	70g（L玉1個）
塩	0.5g	0.5g
こしょう	少々	少々
バター	小さじ$\frac{1}{2}$強	小さじ1
つけ合わせ		
さやいんげん	20g	20g
にんじん	30g	30g
塩	0.2g	0.2g
こしょう	少々	少々
バター	小さじ$\frac{1}{2}$強	小さじ$\frac{1}{2}$強

作り方

❶つけ合わせのさやいんげんは筋をとって長さを2〜3等分にする。にんじんは5〜6mm厚さの輪切りにし、好みの型で抜く。それぞれ鍋に沸かした熱湯でさっとゆで、ざるに上げて水けをきる。
❷卵はボウルに入れてときほぐし、塩とこしょうを加えてまぜる。
❸フライパンにバター小さじ$\frac{1}{2}$強を入れてとかし、①を強火で炒めて塩とこしょうで味つけし、とり出す。
❹③のフライパンにバター小さじ$\frac{1}{2}$強（1200〜1500kcalを選択する場合）か小さじ1（1600〜1800kcalを選択する場合）を足して②を一気に流し入れ、大きくかきまぜながら弱めの中火で火を通し、半熟状になったら器に盛る。
❺④に③を彩りよく盛り合わせる。

主菜／卵料理

ポーチドエッグサラダ

黄身をくずしてまぜながら食べる

	1200〜1500kcalを選択する場合		1600〜1800kcalを選択する場合	
	100 kcal	塩分 **0.7** g	**140** kcal	塩分 **1.2** g

材料（1人分）

	1200〜1500kcal	1600〜1800kcal
卵	50g（M玉1個）	50g（M玉1個）
ロースハム		20g
サラダ用ほうれんそう	40g	40g
セロリ	10g	10g
A ┌ プレーンヨーグルト	大さじ $\frac{2}{3}$	大さじ $\frac{2}{3}$
└ トマトケチャップ	大さじ $\frac{2}{3}$	大さじ $\frac{2}{3}$
塩	0.2g	0.2g
こしょう	少々	少々

作り方

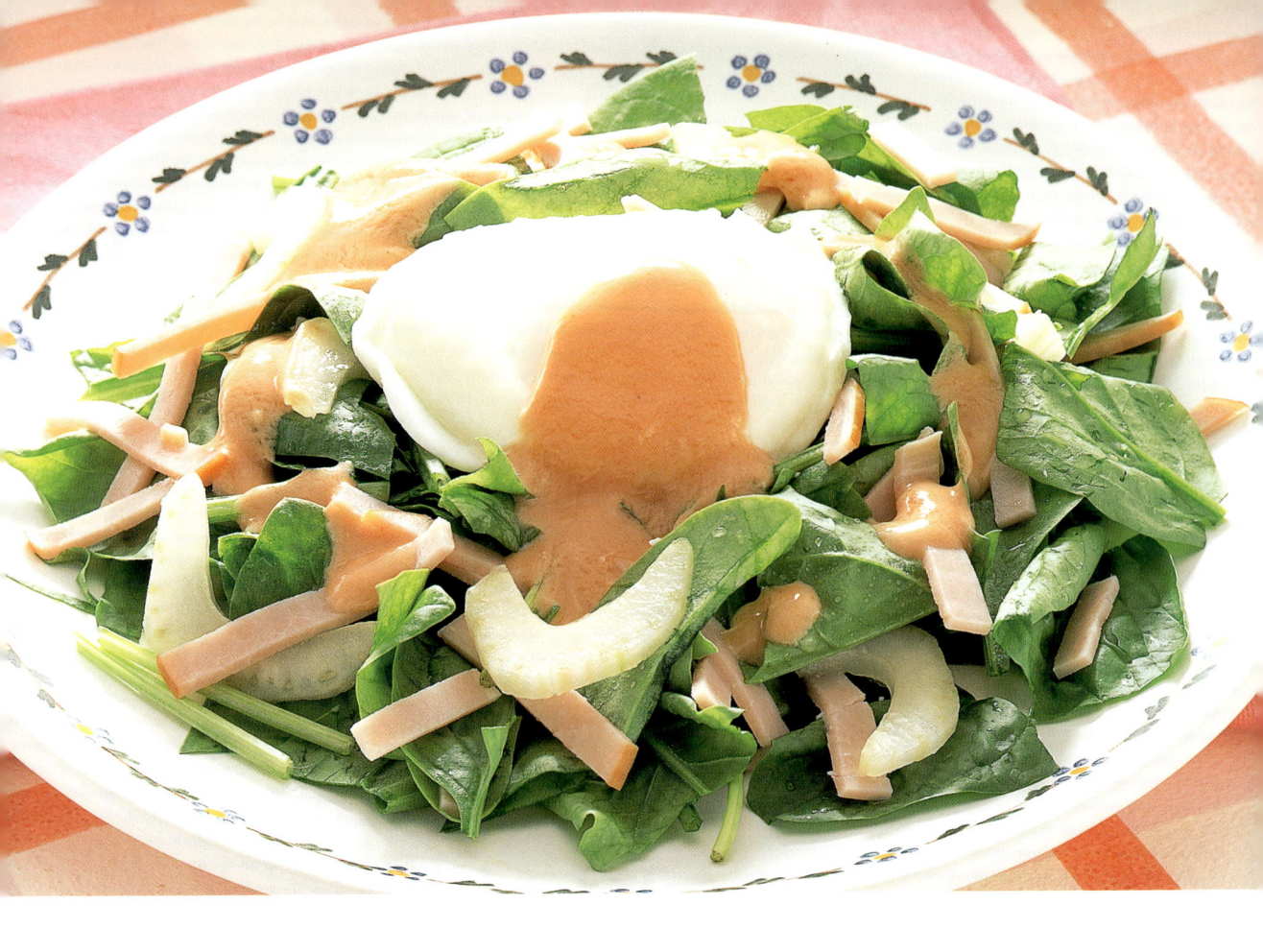

❶卵は小鉢に割り入れる。1600〜1800kcalを選択する場合は、ロースハムを細切りにする。

❷サラダ用ほうれんそうは食べやすい長さに切り、セロリは薄切りにする。

❸鍋に湯を沸かして酢少々（分量外）を加え、弱火にして、①の卵をそっと落とし入れる。フォークで手早く白身を黄身のまわりに寄せて形をととのえ、3〜4分煮る。これを網じゃくしですくって冷水にとり、ペーパータオルで水けをふく。

❹1200〜1500kcalを選択する場合は、②をさっくりと合わせて器に敷く。1600〜1800kcalを選択する場合は、①のロースハムと②を合わせて器に敷く。いずれの場合も、その上に③をのせて、まぜ合わせたAをかけ、塩とこしょうを振る。

副菜は

主菜｜卵料理

三つ葉とちくわの卵とじ
とき卵で具をふわっととじた

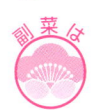

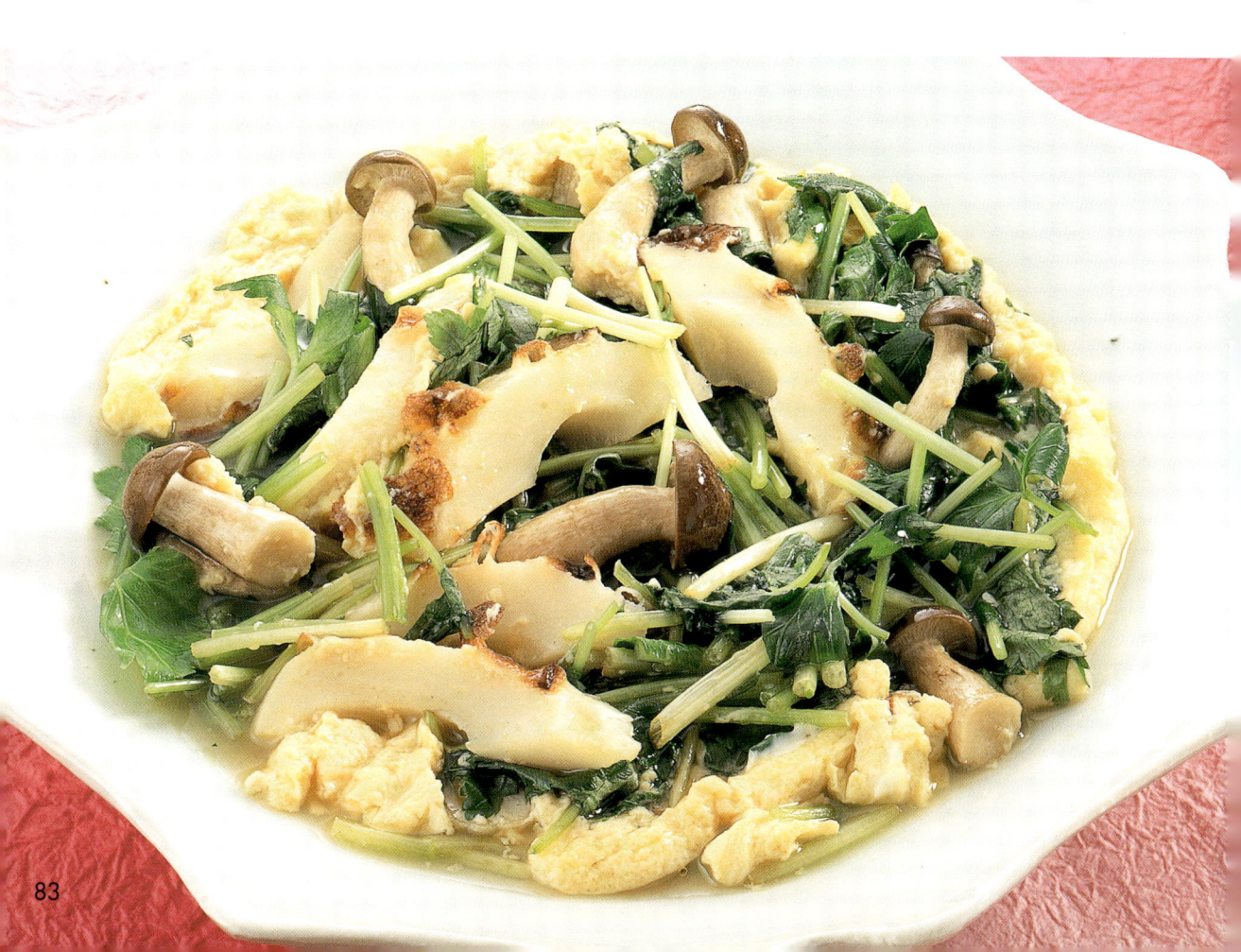

	1200〜1500kcalを選択する場合	1600〜1800kcalを選択する場合
kcal	110 kcal	160 kcal
塩分	1.0 g	1.3 g

作り方
❶焼きちくわは、縦半分に切って斜め薄切りにする。
❷三つ葉は3cm長さに切る。しめじは小分けにしておく。
❸卵はボウルに入れてときほぐす。
❹浅めの鍋にAを入れて煮立て、①としめじを入れて中火で煮る。しめじに火が通ったら火を強め、煮汁が沸騰しているところへ③を回し入れる。
❺④に三つ葉を散らして中火にし、鍋底に卵がくっつかないように鍋を揺する。卵が半熟状になったら火を止め、ふたをして少し蒸らして、器に盛る。

材料（1人分）

材料	1200〜1500kcal	1600〜1800kcal
卵	50g(M玉1個)	70g(L玉1個)
焼きちくわ	10g	20g
三つ葉	50g	50g
しめじ	30g	30g
A だし汁	1/5カップ	1/5カップ
A しょうゆ	小さじ1弱	小さじ1弱
A みりん	小さじ1/2	小さじ1

副菜は

朝食の定番おかず 目玉焼き 副菜は

作り方
❶卵は黄身をつぶさないように小鉢に割り入れる。

❷フライパンにサラダ油を入れて熱し、①を流し入れる。弱火で1分ほど焼き、白身の縁が縮んできたら、フライ返しを差し入れて卵全体をフライパンからはずし、フライパンを揺すりながらさらに1～2分焼く。

❸②を皿に盛り、薄切りにしたトマトときゅうりを添える。食べるときに塩とこしょうを振る。

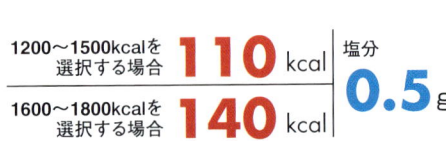

1200～1500kcalを選択する場合	**110** kcal
1600～1800kcalを選択する場合	**140** kcal

塩分 **0.5** g

材料（1人分）	1200～1500kcal	1600～1800kcal
卵	50g(M玉1個)	70g(L玉1個)
塩	0.3g	0.3g
こしょう	少々	少々
サラダ油	小さじ1弱	小さじ1弱
つけ合わせ		
トマト	30g	30g
きゅうり	15g	15g

厚揚げの中華炒め
オイスターソースで味にコクをつけた

	1200〜1500kcalを選択する場合	1600〜1800kcalを選択する場合
	150 kcal	**200** kcal

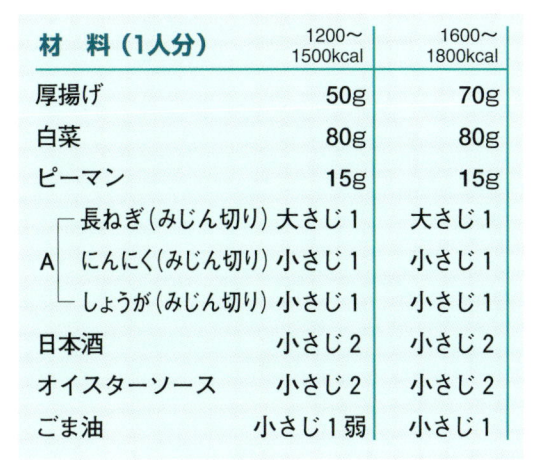

塩分 **1.2** g

作り方
❶ 厚揚げは縦半分に切り、さらに7〜8mm厚さに切る。
❷ 白菜は一口大のそぎ切りにし、ピーマンは乱切りにする。
❸ フライパンにごま油を熱してAを炒め、香りが出たら①と②を加えて手早く炒め合わせる。
❹ 野菜に火が通ったら、日本酒とオイスターソースを加えてまぜ、調味する。

材料（1人分）

	1200〜1500kcal	1600〜1800kcal
厚揚げ	50g	70g
白菜	80g	80g
ピーマン	15g	15g
A 長ねぎ（みじん切り）	大さじ1	大さじ1
A にんにく（みじん切り）	小さじ1	小さじ1
A しょうが（みじん切り）	小さじ1	小さじ1
日本酒	小さじ2	小さじ2
オイスターソース	小さじ2	小さじ2
ごま油	小さじ1弱	小さじ1

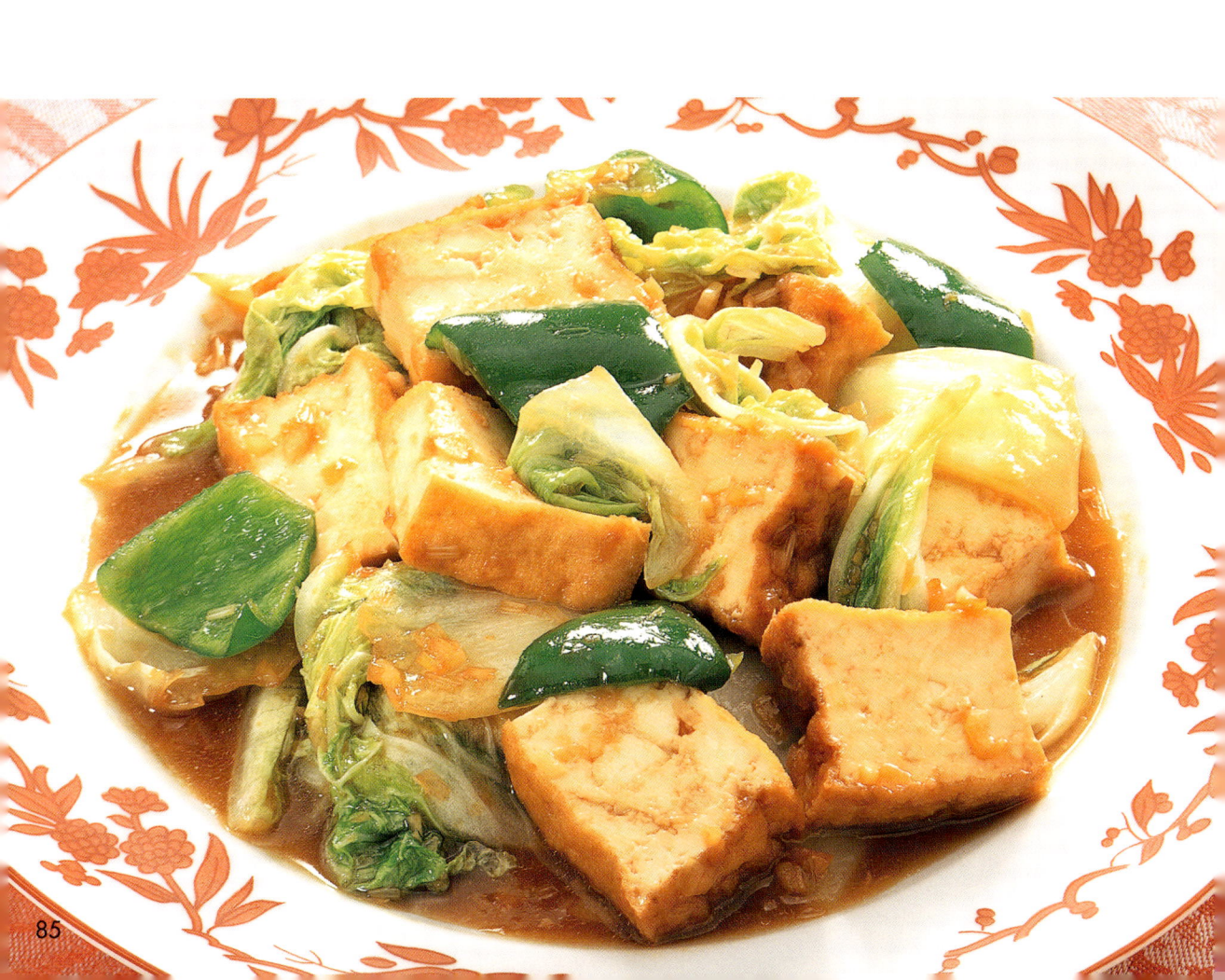

主菜｜豆腐・大豆製品料理

いり豆腐

豆腐と小さく切った野菜、ひき肉を甘辛く炒め合わせた

	1200～1500kcalを選択する場合	1600～1800kcalを選択する場合	塩分
	150 kcal	**180** kcal	**1.2** g

作り方

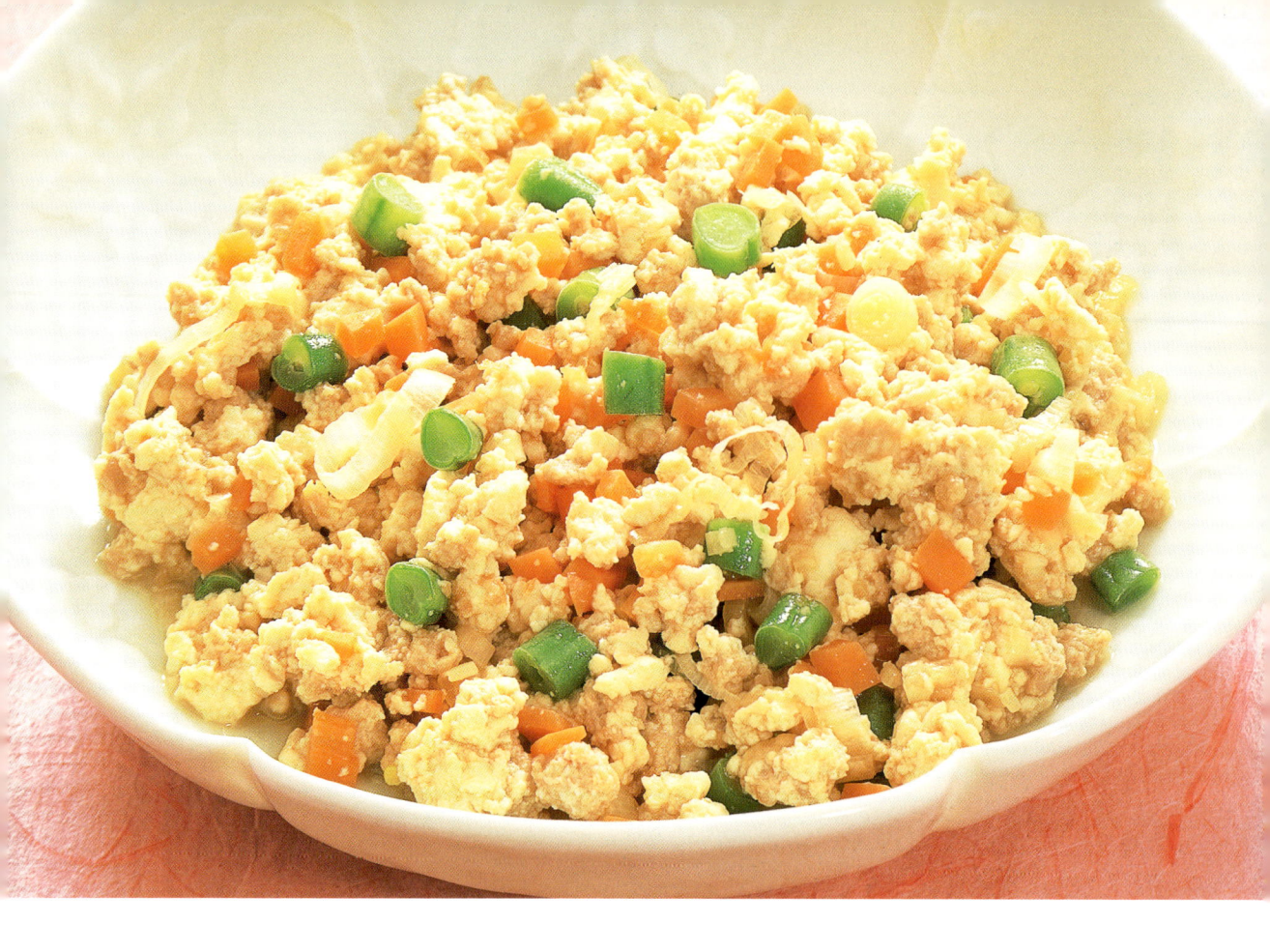

❶木綿豆腐は手でつかみくずして鍋に沸かした熱湯に入れてゆで、再沸騰したらざるに上げる。
❷長ねぎと筋をとったさやいんげんは小口切りにし、にんじんはみじん切りにする。
❸鍋にサラダ油を入れて熱し、豚ももひき肉を入れて炒める。ひき肉に火が通ってポロポロしてきたら❷の野菜を加えて炒め合わせる。
❹❸に❶を入れてざっと炒め合わせ、豆腐がほぐれたらAを加え、かきまぜながら汁けがなくなるまでいる。

材料（1人分）

	1200～1500kcal	1600～1800kcal
木綿豆腐	75g	100g
豚ももひき肉（赤身）	20g	20g
長ねぎ	20g	20g
にんじん	20g	20g
さやいんげん	10g（2本）	10g（2本）
A しょうゆ	大さじ1/2	大さじ1/2
みりん	大さじ1/2	大さじ1/2
サラダ油	小さじ1弱	小さじ1

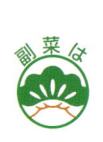

副菜は

おでん

ゆっくり煮込んでうまみをしみ込ませた

	1200～1500kcalを選択する場合	1600～1800kcalを選択する場合
	120 kcal　塩分 **2.1** g	**160** kcal　塩分 **2.7** g

作り方

❶大根は輪切りにし、鍋に入れてかぶるくらいの水を加えて強火にかけ、煮立ったら中火にして10分ほどゆでておく。
❷板こんにゃくは三角に切り、鍋に沸かした熱湯で1～2分ゆでる。
❸さつま揚げ（1600～1800kcalを選択する場合）と油揚げは熱湯をかけて油抜きをし、油揚げは袋状に開く。かんぴょうは洗って塩もみし、もどす。
❹もやしはひげ根をとり、ざく切りにする。にんじんは細切り、生しいたけは薄切りにする。
❺鍋に④を入れ、日本酒を振りかけていり、しんなりしたら火を止めて冷ます。
❻油揚げに⑤を詰め、口をかんぴょうで結ぶ。
❼昆布は水をくぐらせ、やわらかくなったら結んで結び昆布にする。
❽土鍋にAと材料のすべてを入れて火にかけ、味がしみるまで弱火で煮込む。
❾土鍋ごと、練りがらしを添えて食卓へ。

材料（1人分）

	1200～1500kcal	1600～1800kcal
大根	60g	60g
板こんにゃく	40g	40g
焼き豆腐	30g	30g
さつま揚げ		30g
油揚げ	10g（1/2枚）	10g（1/2枚）
もやし	20g	20g
にんじん	10g	10g
生しいたけ	1個	1個
かんぴょう（乾燥）	5～6cm	5～6cm
昆布	1g	1g
日本酒	小さじ1	小さじ1
A　だし汁	1カップ	1カップ
しょうゆ	小さじ2強	小さじ2強
日本酒	小さじ2	小さじ2
塩	0.3g	0.3g
練りがらし	少々	少々

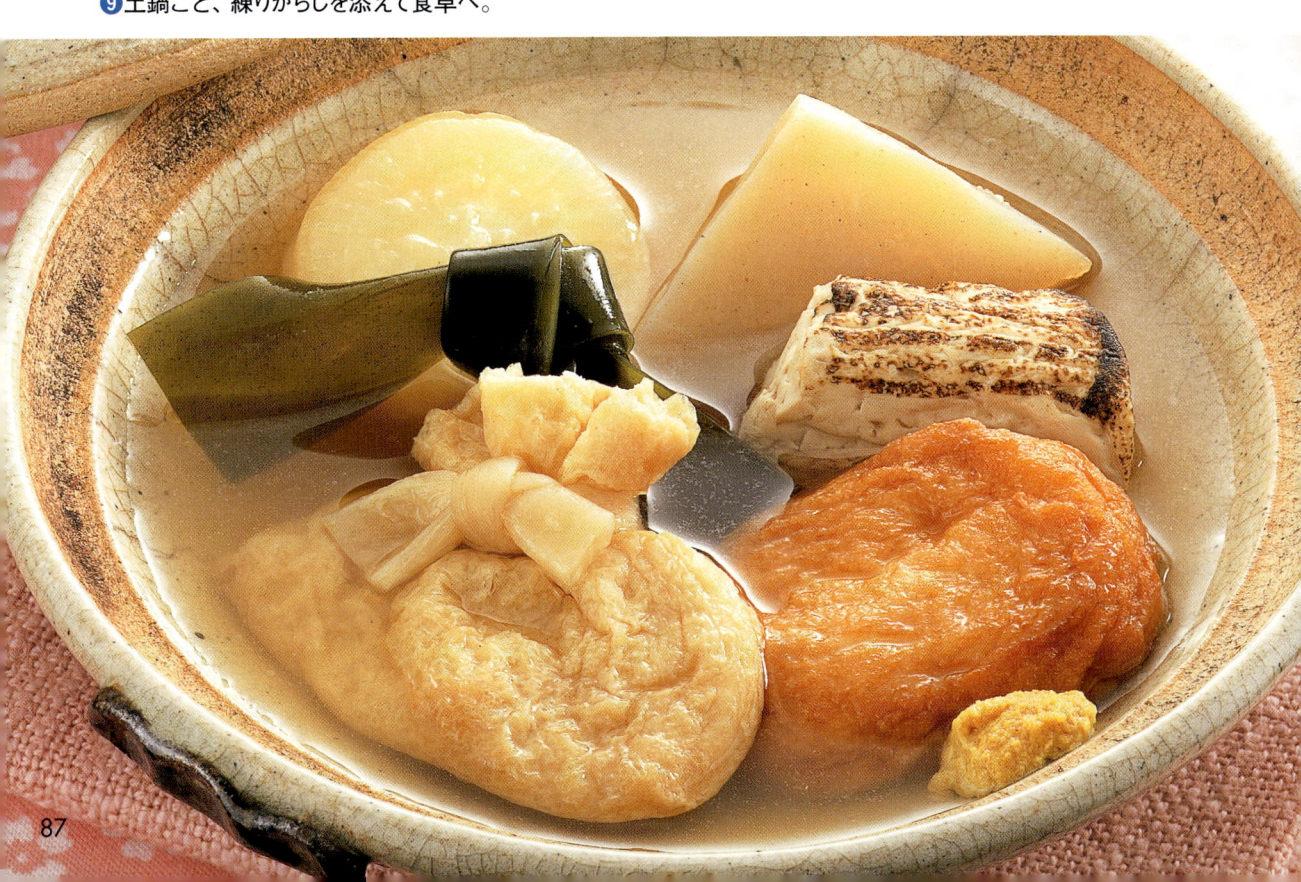

主菜　豆腐・製品料理・大豆

副菜は

がんもどきと青菜の煮物

ご飯によく合う手軽なそうざい

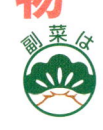

	1200〜1500kcalを選択する場合	1600〜1800kcalを選択する場合
	140 kcal	**180** kcal
塩分	**1.4** g	**1.5** g

材料（1人分）

	1200〜1500kcal	1600〜1800kcal
がんもどき	45g	60g
小松菜	100g	100g
A　だし汁	3/5カップ	3/5カップ
しょうゆ	大さじ1/2	大さじ1/2
みりん	大さじ1/2	大さじ1/2

作り方

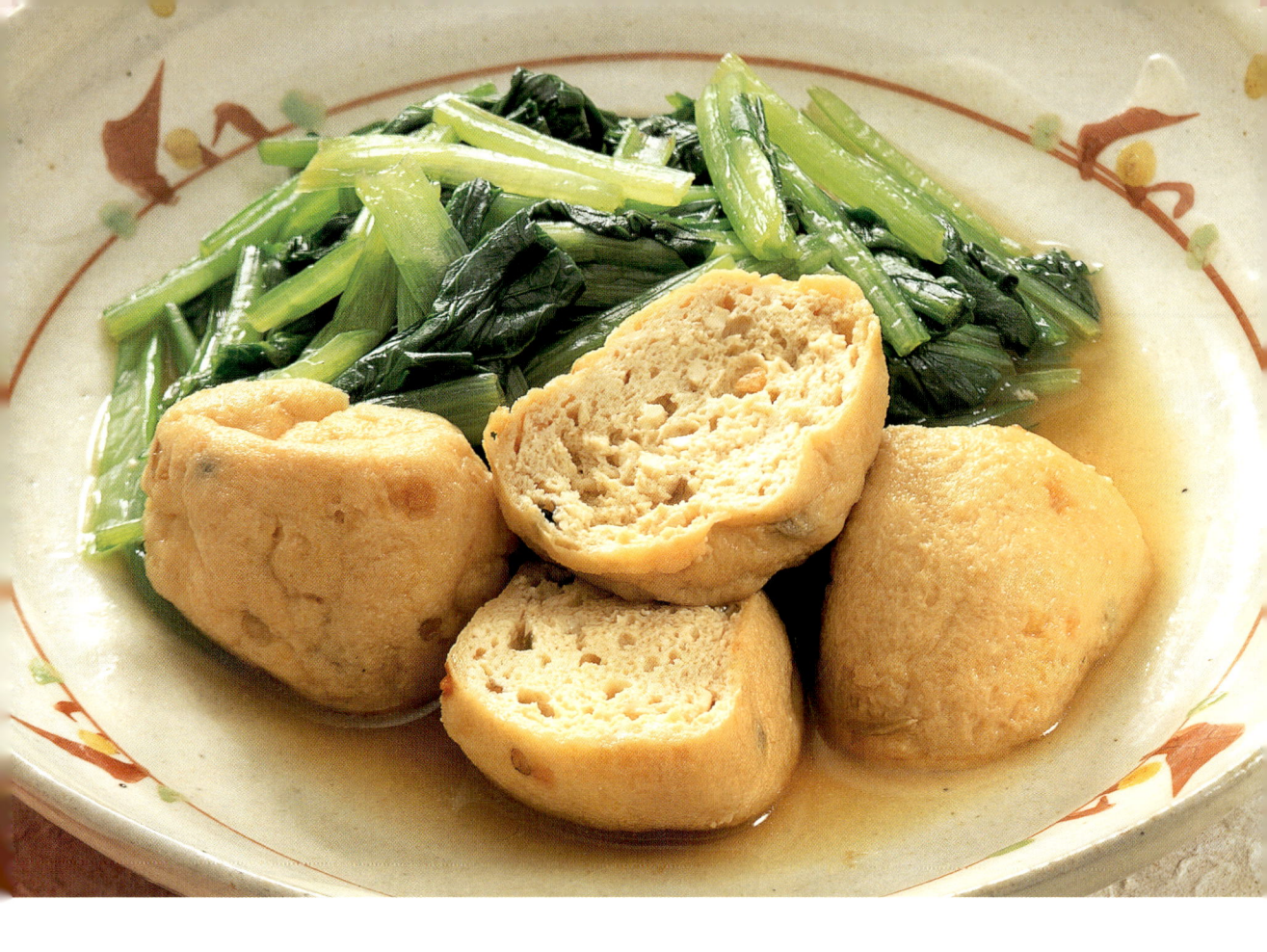

❶がんもどきは熱湯で1〜2分ゆでて油抜きし、ざるに上げて、水けを軽く押ししぼり、半分に切る。
❷小松菜は3cm長さのざく切りにする。
❸鍋にAを入れて煮立て、そこに①を入れて弱めの中火で4〜5分煮含める。
❹鍋端に②を入れ、箸で煮汁に沈めながら一煮する。
❺がんもどきと小松菜を器に盛り合わせ、煮汁をはる。

副菜は

ぎせい豆腐

ちょっと手をかけても作りたい栄養満点おかず

副菜は🍀

	1200〜1500kcalを選択する場合	1600〜1800kcalを選択する場合
	140 kcal	**180** kcal

塩分 **1.5** g

材料（1人分）

	1200〜1500kcal	1600〜1800kcal
木綿豆腐	50g	70g
とき卵	大さじ2	大さじ2
きくらげ	1枚	1枚
ごぼう	25g	25g
にんじん	30g	30g
A しょうゆ	小さじ1強	小さじ1強
A みりん	小さじ1/2	小さじ1/2
A 砂糖	小さじ2/3	小さじ2/3
A 塩	0.2g	0.2g
サラダ油	小さじ1弱	小さじ1
つけ合わせ		
オクラ	1本	1本
しょうがの甘酢漬け（市販品）	5g	5g

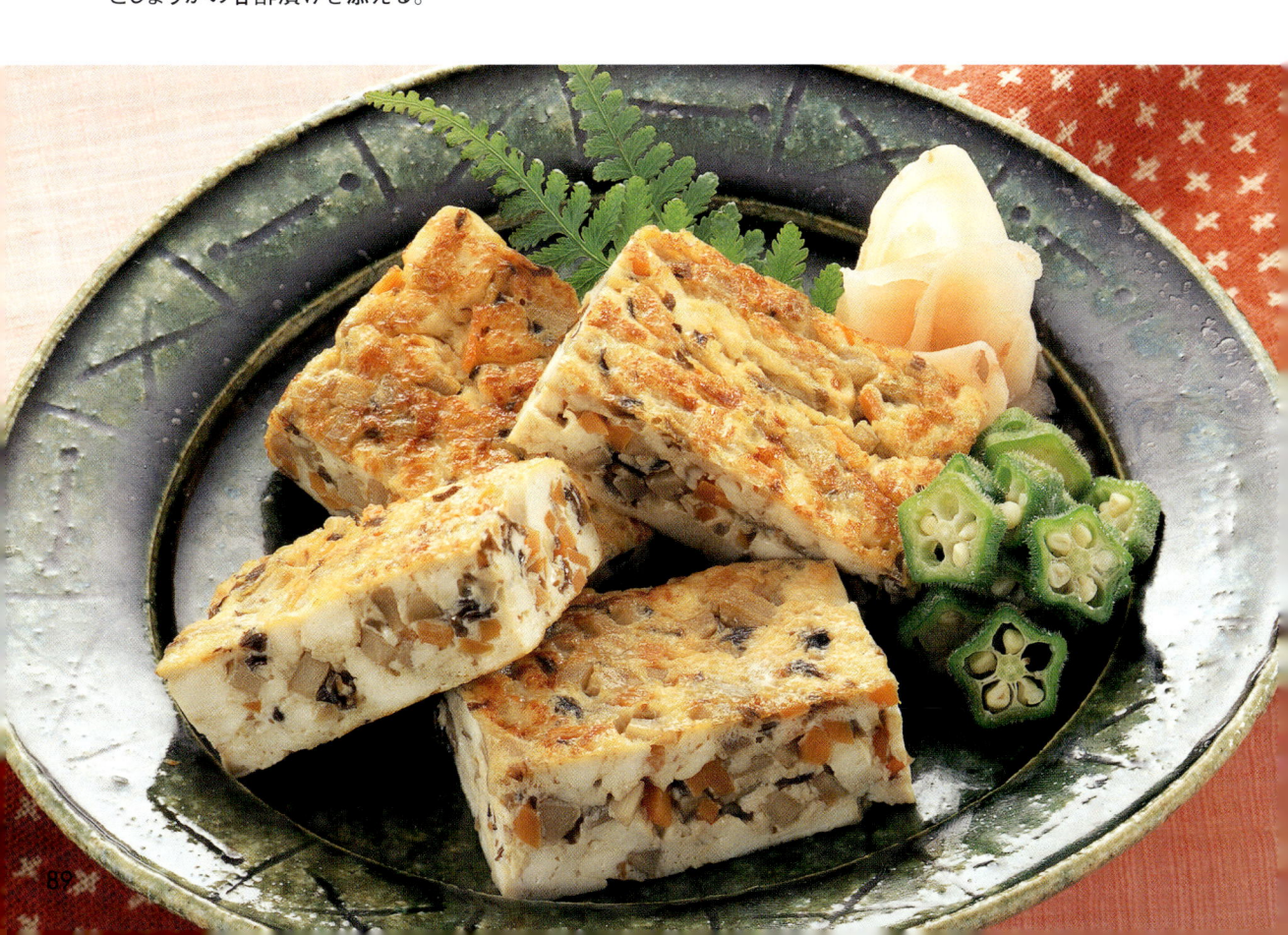

作り方

❶きくらげは水でもどし、みじん切りに。ごぼうは皮をこそげ、にんじんとともにみじん切りにする。

❷木綿豆腐は沸騰湯でさっとゆで、ふきんに包んで水けをしぼりながらくずす。

❸フライパンにサラダ油の半量を入れて熱し、①を炒める。全体に油が回ったらAを入れ、②も加えていりつける。豆腐と野菜がまざったら、とき卵を加え、卵が固まる程度に手早くまぜ合わせる。

❹卵焼き器に残りのサラダ油を熱して③を入れ、均等にならして弱火で焼く。焼き色がついたら、平らな鍋ぶたに受けて返し、卵焼き器に戻して反対側にも焼き色をつける。

❺オクラは、塩少々（分量外）を加えた熱湯でゆで、小口切りにする。

❻④を食べやすく切って器に盛り、⑤としょうがの甘酢漬けを添える。

主菜／豆腐・大豆製品料理

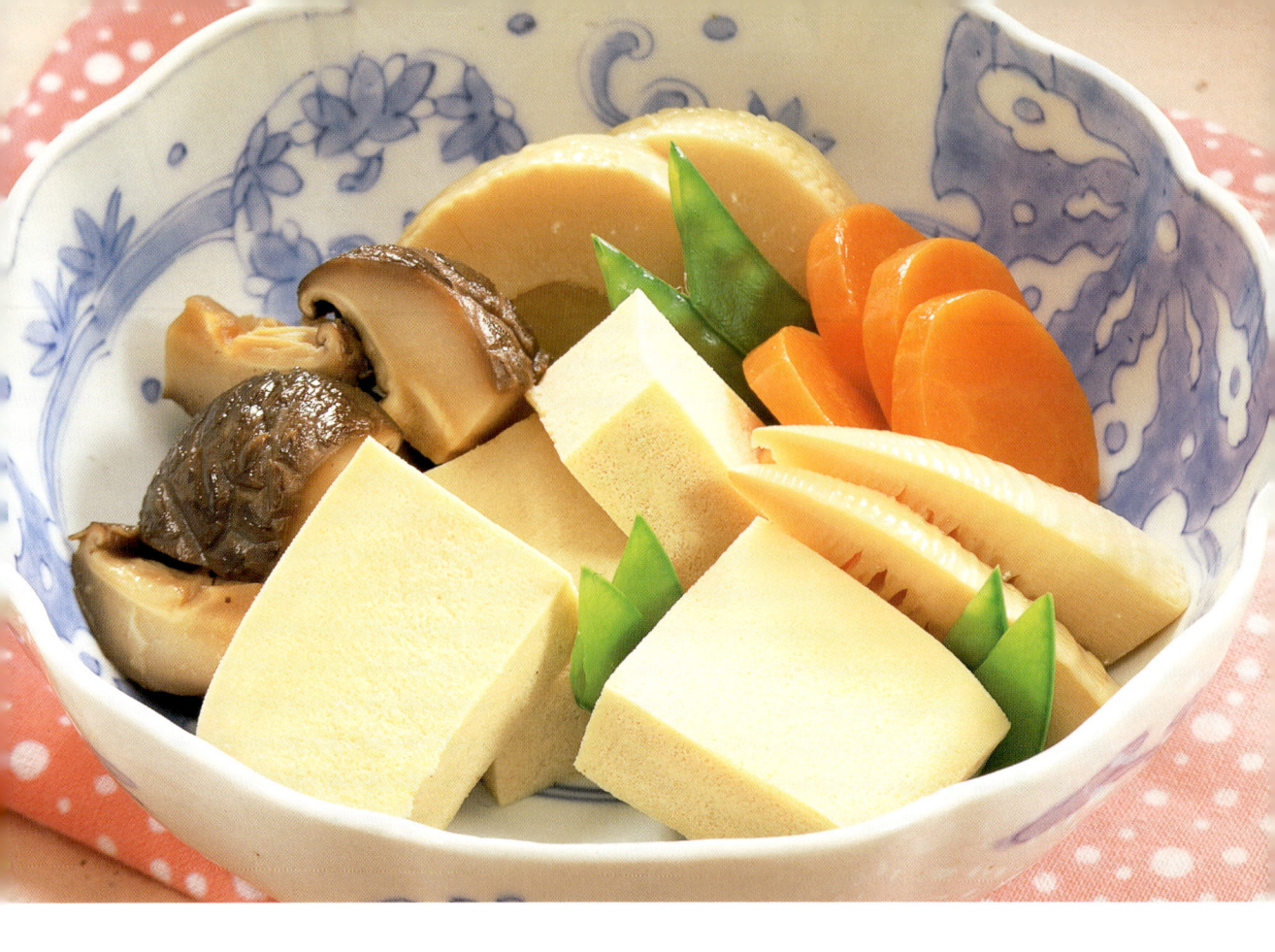

高野豆腐の炊き合わせ

うまみのきいた煮汁を含ませた

1200〜1500kcalを選択する場合	**110** kcal	塩分 **1.8** g
1600〜1800kcalを選択する場合	**160** kcal	塩分 **1.9** g

材 料（1人分）	1200〜1500kcal	1600〜1800kcal
高野豆腐（乾燥）	10g	20g
干ししいたけ	2個	2個
にんじん	20g	20g
ゆでたけのこ	40g	40g
絹さや	3枚	3枚
A ┌ だし汁	3/4カップ	3/4カップ
├ しょうゆ	小さじ2	小さじ2
├ みりん	大さじ1/2	大さじ1/2
└ 塩	0.2g	0.2g

作り方

❶ 高野豆腐は湯またはぬるま湯につけ、芯までよくもどして4等分に切る。

❷ 干ししいたけはもどして四つ割りにし、にんじんは5〜6mm厚さの輪切りに。ゆでたけのこは半月切りにし、穂先は縦半分に切る。

❸ 鍋にAを入れて煮立て、①を並べ入れ、あいた部分に②も入れて中火で10分煮る。火を止め、しばらくおいて味を含ませる。

❹ ③を器に盛り、ゆでて斜め半分に切った絹さやをあしらう。

主菜 / 豆腐・大豆製品料理

ザーサイを隠し味に使った 中華風冷ややっこ

副菜は

	1200～1500kcalを選択する場合	**140** kcal
	1600～1800kcalを選択する場合	**180** kcal

塩分 **2.5** g

作り方
❶ザーサイは洗ってとうがらしなどを落とし、ハム、きゅうりとともにみじん切りにする。
❷長ねぎは白い部分のみをせん切りにし、水にさらす。
❸小さいボウルにAを入れてよくまぜ、たれを作る。
❹よく冷やした木綿豆腐を器に盛って①をのせ、③をかけて、②を天盛りにする。

材料（1人分）

		1200～1500kcal	1600～1800kcal
木綿豆腐		100g	150g
ロースハム		15g	15g
きゅうり		20g	20g
ザーサイ		10g	10g
長ねぎ		10g	10g
A	だし汁	$\frac{1}{4}$カップ	$\frac{1}{4}$カップ
	しょうゆ	小さじ1	小さじ1
	酢	小さじ1	小さじ1
	砂糖	小さじ$\frac{2}{3}$	小さじ$\frac{2}{3}$
	ごま油	小さじ$\frac{1}{2}$	小さじ$\frac{1}{2}$

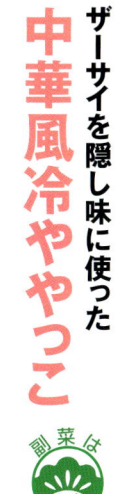

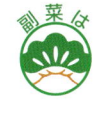

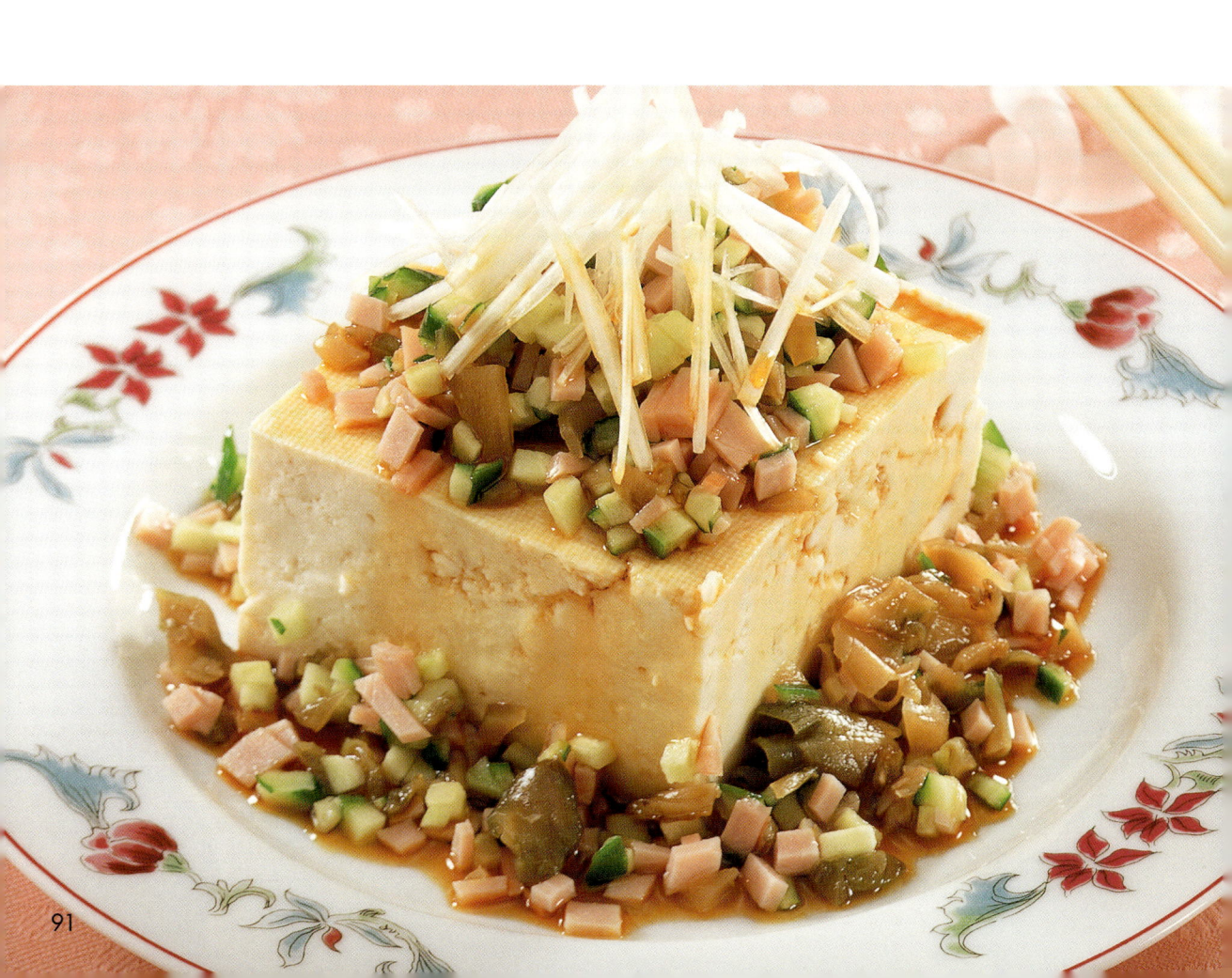

豆腐の野菜あんかけ

温かいサラダ感覚の一品

1200～1500kcalを選択する場合	**100** kcal
1600～1800kcalを選択する場合	**150** kcal

塩分 **1.8** g

作り方

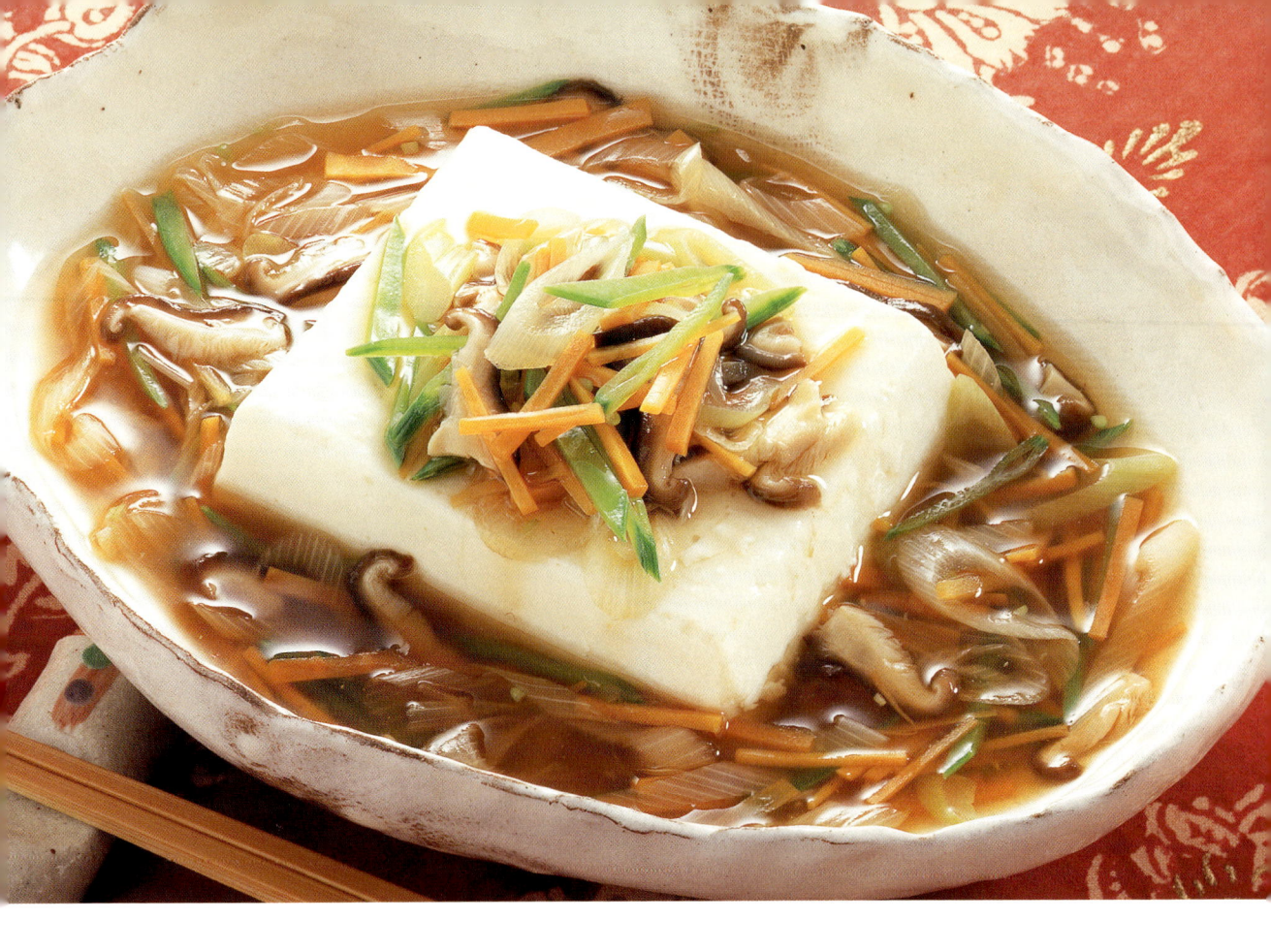

❶絹さやと長ねぎは、それぞれ細い斜め切りにする。にんじんはせん切りに、生しいたけは2等分にしてから薄切りにする。

❷絹ごし豆腐は鍋に沸かした熱湯で軽くゆで、水けをきって器に盛る。

❸1200～1500kcalを選択する場合は、鍋にAを入れて煮立て、①を入れて中火で煮る。1600～1800kcalを選択する場合は、フライパンにサラダ油を熱して①をさっと炒め、これをAを煮立てた鍋に入れて中火で煮る。いずれの場合も、野菜に火が通ってしんなりしたら水どきかたくり粉を回し入れてとろみをつけ、②の上にかける。

材　料（1人分）	1200～1500kcal	1600～1800kcal
絹ごし豆腐	100g	150g
絹さや	4枚	4枚
長ねぎ	20g	20g
にんじん	20g	20g
生しいたけ	1個	1個
A　だし汁	$\frac{1}{2}$カップ	$\frac{1}{2}$カップ
A　しょうゆ	小さじ2強	小さじ2強
A　みりん	小さじ1	小さじ1
サラダ油		小さじ$\frac{1}{2}$
水どきかたくり粉	大さじ1	大さじ1

肉豆腐

肉のうまみで豆腐をふっくら煮た

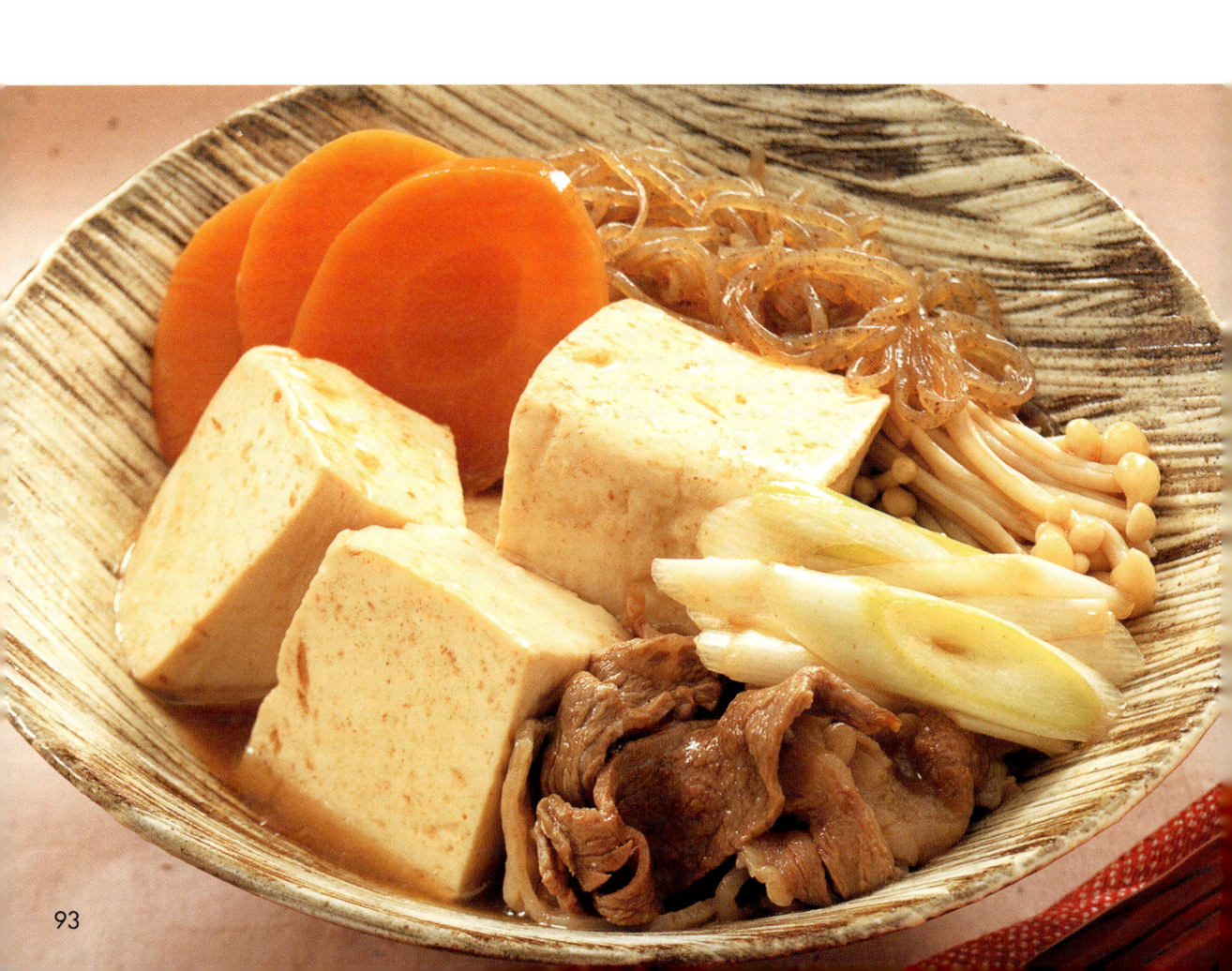

主菜 豆腐・大豆製品料理

	1200〜1500kcalを選択する場合	1600〜1800kcalを選択する場合
エネルギー	150 kcal	180 kcal
塩分	1.8 g	2.1 g

材料（1人分）

	1200〜1500kcal	1600〜1800kcal
絹ごし豆腐	100g	150g
牛肩肉（赤身）	30g	30g
長ねぎ	20g	20g
にんじん	30g	30g
えのきだけ	50g	50g
しらたき	50g	50g
A だし汁	1/2カップ	1/2カップ
A しょうゆ	小さじ2	小さじ2強
A みりん	大さじ1/2弱	大さじ1/2強
A 塩	0.3g	0.3g

作り方

❶絹ごし豆腐は大きめの角切りにする。
❷長ねぎは1cm幅の斜め切り、にんじんは5〜6mm厚さの輪切りにし、えのきは小分けにする。
❸しらたきは熱湯でさっとゆで、食べやすい長さに切る。
❹牛肩肉は4〜5cm長さに切る。
❺鍋にAを入れて火にかけ、煮立ったら④を入れて箸でほぐす。あいたところに豆腐を並べ入れ、にんじんとしらたきも加えて、弱めの中火で3〜4分煮る。えのきと長ねぎも加え、1〜2分煮る。

副菜は

袋煮

ひき肉と野菜、うずら卵などを詰めて煮る

	1200〜1500kcalを選択する場合	1600〜1800kcalを選択する場合
kcal	150	180
塩分	1.8g	1.9g

材料（1人分）

	1200〜1500kcal	1600〜1800kcal
油揚げ	20g（1枚）	20g（1枚）
鶏ひき肉	20g	20g
うずらの卵		2個
しらたき	30g	30g
干ししいたけ	1個	1個
にんじん	20g	20g
A　だし汁	1カップ	1カップ
A　しょうゆ	小さじ2	小さじ2
A　みりん	小さじ1/2	小さじ1/2
A　砂糖	小さじ2/3	小さじ2/3
A　塩	0.3g	0.3g

つけ合わせ

絹さや	3枚	3枚

作り方

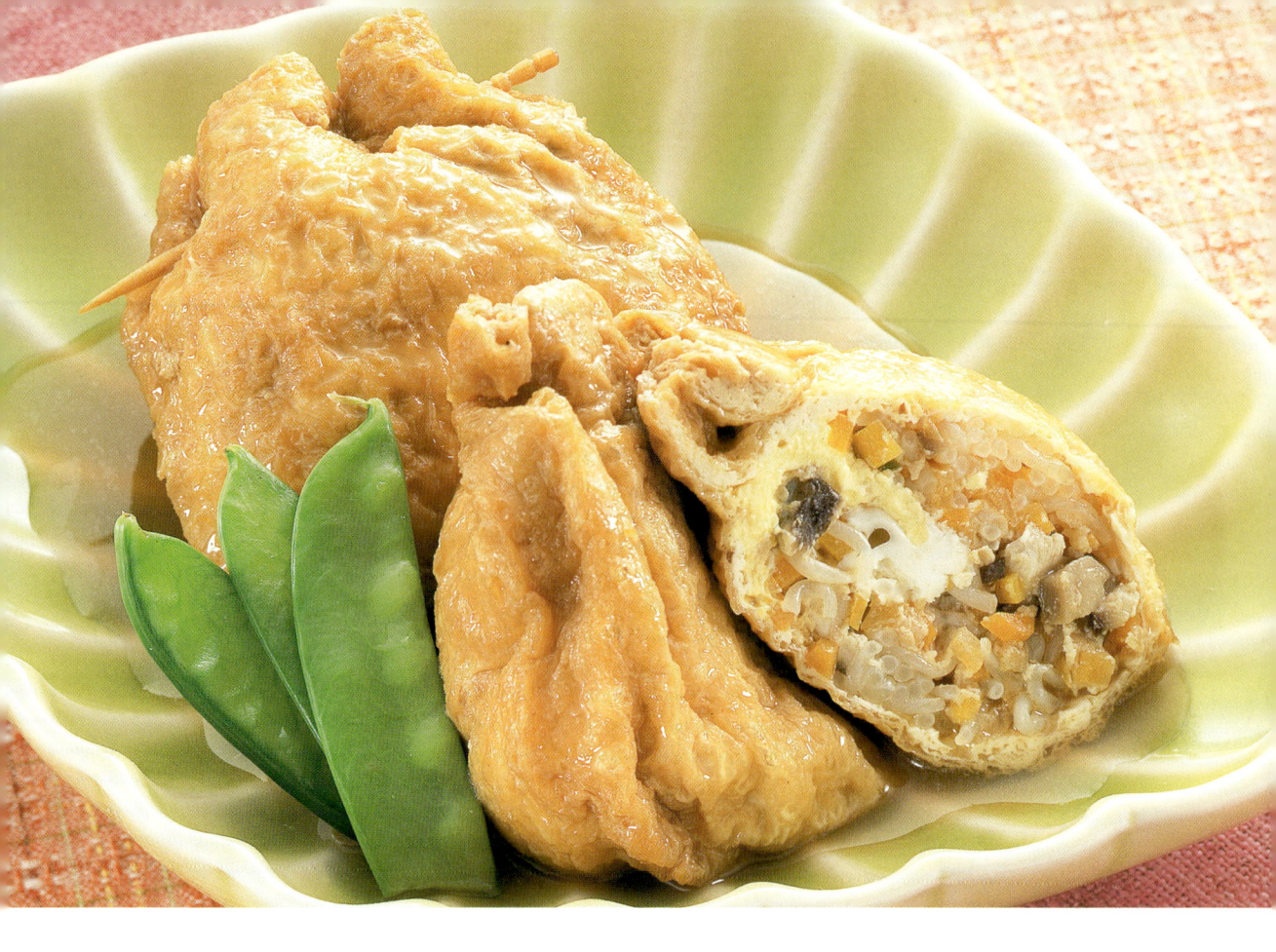

❶ 油揚げはざるにのせて熱湯を回しかけ、油抜きをする。これを半分に切って袋状に開く。

❷ 干ししいたけは水でもどし、にんじんとともにみじん切りにする。しらたきは鍋に沸かした熱湯で1分ほどゆでてアク抜きし、ざく切りにする。

❸ 油揚げに②と鶏ひき肉を等分に詰め、1600〜1800kcalを選択する場合はうずらの卵も1個ずつ割り入れて、口をようじで止める。

❹ 鍋にAを入れて煮立て、③を入れて落としぶたをし、弱火で15分ほどじっくりと煮含める。

❺ ④を器に盛って煮汁をかけ、熱湯でさっとゆでた絹さやを添える。

副菜は

焼き厚揚げ

薬味の野菜をたっぷり添えた

主菜 / 豆腐・大豆製品料理

	1200～1500kcalを選択する場合	140 kcal	塩分 0.7 g
	1600～1800kcalを選択する場合	190 kcal	

作り方

❶長ねぎ、みょうが、にんじんはごく細いせん切りにする。
❷厚揚げはざるにのせ、両面にたっぷり熱湯をかけて油抜きをする。
❸焼き網をよく熱して②をのせ、弱火で両面ともこんがり焼き、中まで熱くする。
❹③を食べやすい大きさに切って皿に盛り、よくまぜ合わせたAをかけていりごまを振りかける。おろししょうがをのせて、①をあしらう。

材　料（1人分）	1200～1500kcal	1600～1800kcal
厚揚げ	80g	100g
長ねぎ	10g	10g
みょうが	10g	10g
にんじん	5g	5g
A ┌ しょうゆ	小さじ1	小さじ1
├ 酢	小さじ1	小さじ1
├ 砂糖	小さじ$\frac{2}{3}$	小さじ$\frac{2}{3}$
└ ごま油		小さじ$\frac{1}{2}$
いりごま(白)	少々	少々
おろししょうが	少々	少々

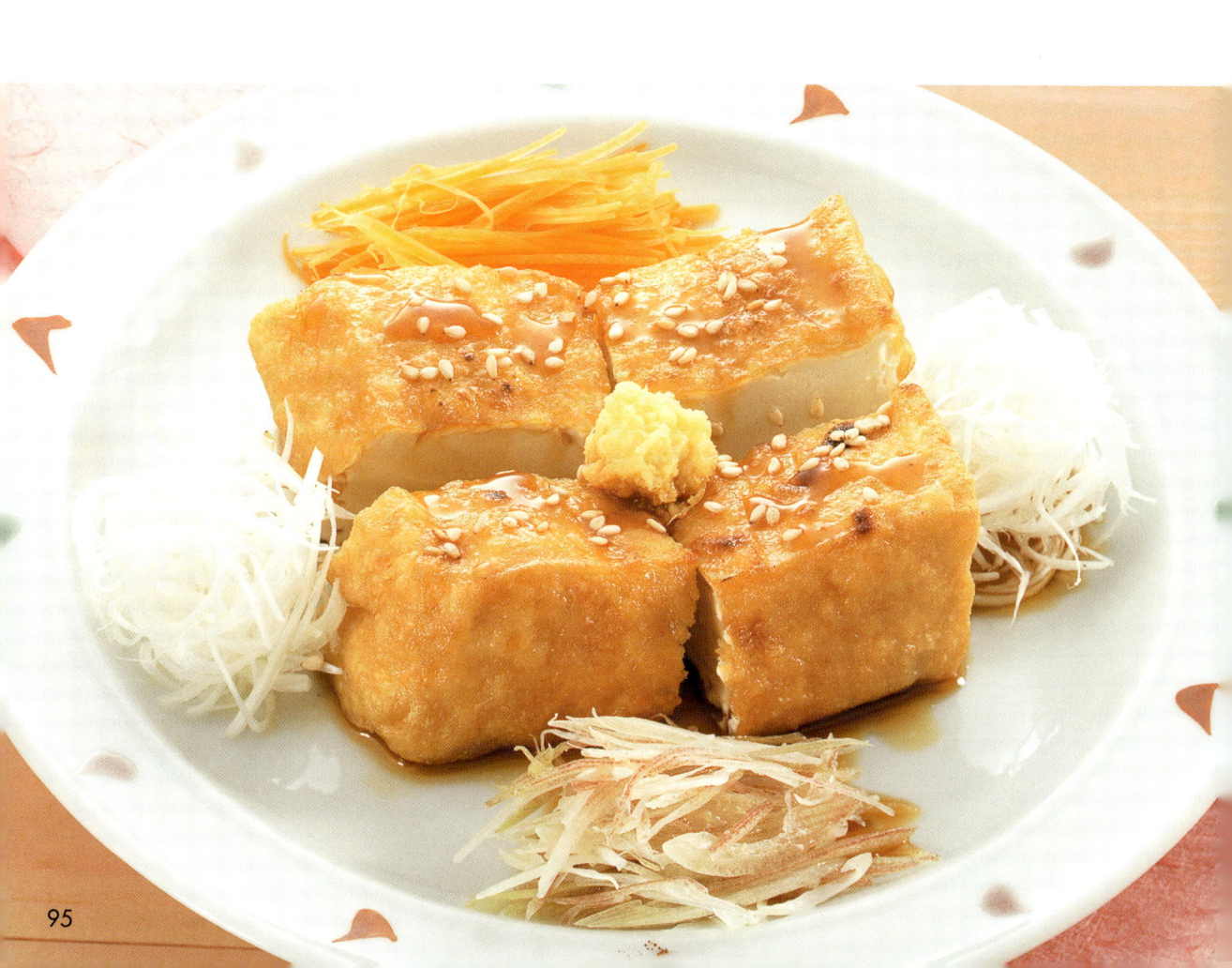

副菜は

湯豆腐

ゆらりと温まったところが食べごろ

作り方

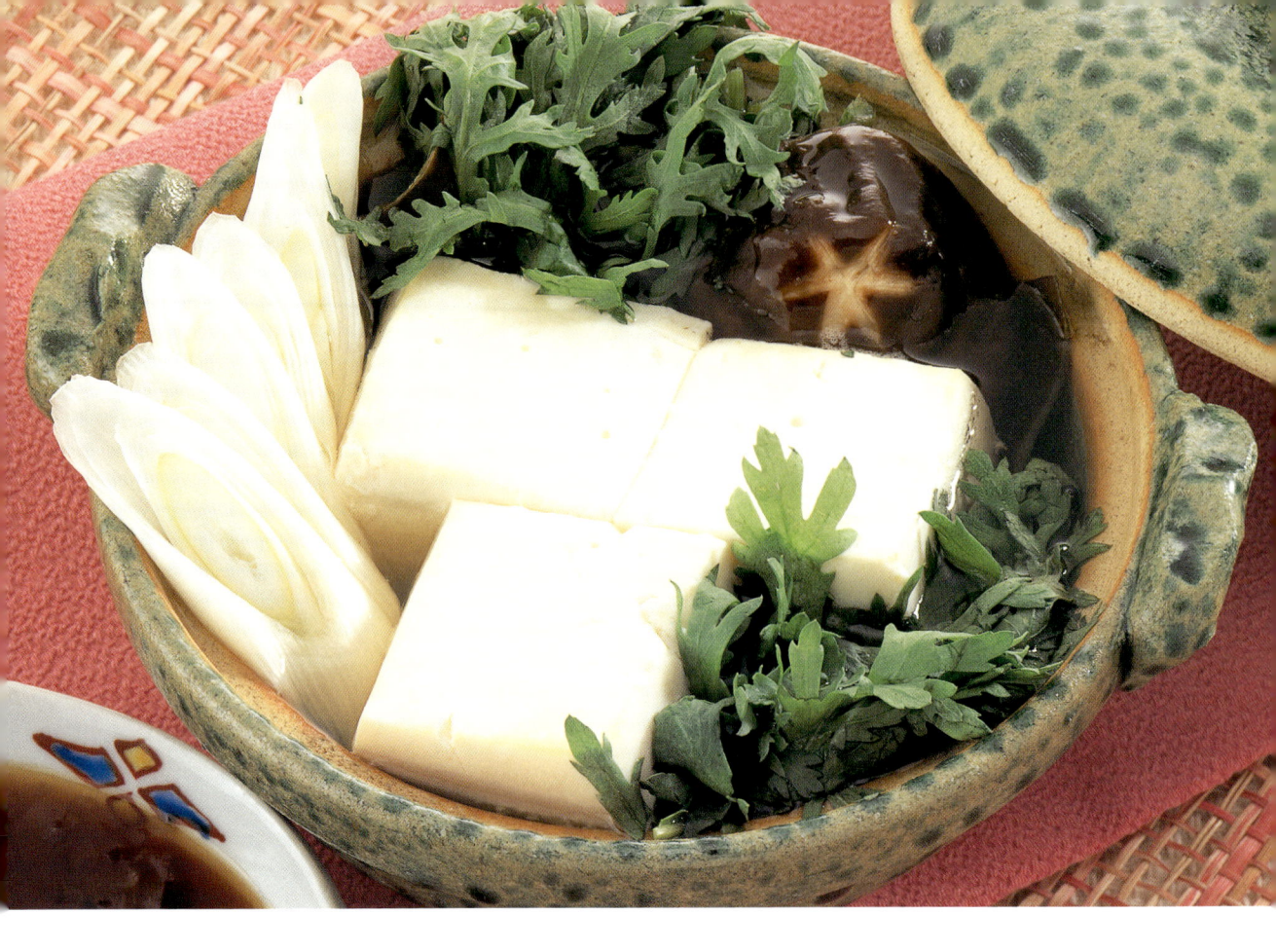

❶小鍋にAを入れて火にかけ、一煮立ちさせて、つけだれを作る。これを取り鉢に入れる。

❷春菊は長さを半分に切り、木綿豆腐は大きめの角切りにする。

❸土鍋に2カップの水と、ぬれぶきんで表面の汚れをふきとった昆布、木綿豆腐を入れて強火にかけ、煮立ったら春菊を加えて一煮する。温まった豆腐や火の通った春菊をすくって、小口切りにした万能ねぎを薬味に、①のたれにつけて食べる。

1200～1500kcalを選択する場合 **120** kcal
1600～1800kcalを選択する場合 **160** kcal
塩分 **1.9** g

材　料（1人分）	1200～1500kcal	1600～1800kcal
木綿豆腐	120g	170g
昆布	5cm	5cm
春菊	50g	50g
万能ねぎ	5g(1本)	5g(1本)
A　だし汁	大さじ1/2	大さじ1/2
しょうゆ	小さじ2強	小さじ2強
みりん	小さじ1	小さじ1

副菜は

副菜

20〜40kcalの
野菜たっぷりおかず

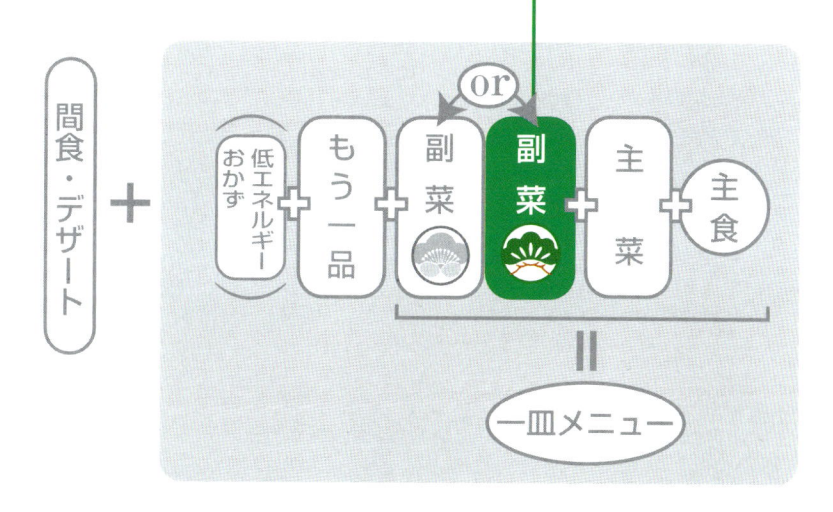

間食・デザート ＋ 低エネルギーおかず ＋ もう一品 ＋ 副菜 or 副菜 ＋ 主菜 ＋ 主食
＝ 一皿メニュー

- 料理ごとに表示してあるエネルギー量、塩分量などはすべて1人分です。
- 材料の分量は1人分です。特に指定のないものは、原則として、使用量は正味量（野菜なら、へたや皮などを除いた、純粋に食べられる量）で表示してあります。
- この副菜を選べるのは、「🌿」マークのついた主菜を選んだ場合です。

イクラをあえた定番の小鉢物
イクラおろし

40 kcal　塩分 **0.7** g

あえ物

材料（1人分）
- イクラ ……………………… 10g
- 大根 ………………………… 50g
- しょうゆ …………………… 小さじ1/2
- あさつき（小口切り）……… 少々

作り方
❶大根はすりおろし、目のこまかいざるにあけて軽く水けをきる。
❷ボウルに①とイクラを入れてさっくりとあえる。
❸②を器に盛ってしょうゆをかけ、あさつきの小口切りを散らす。

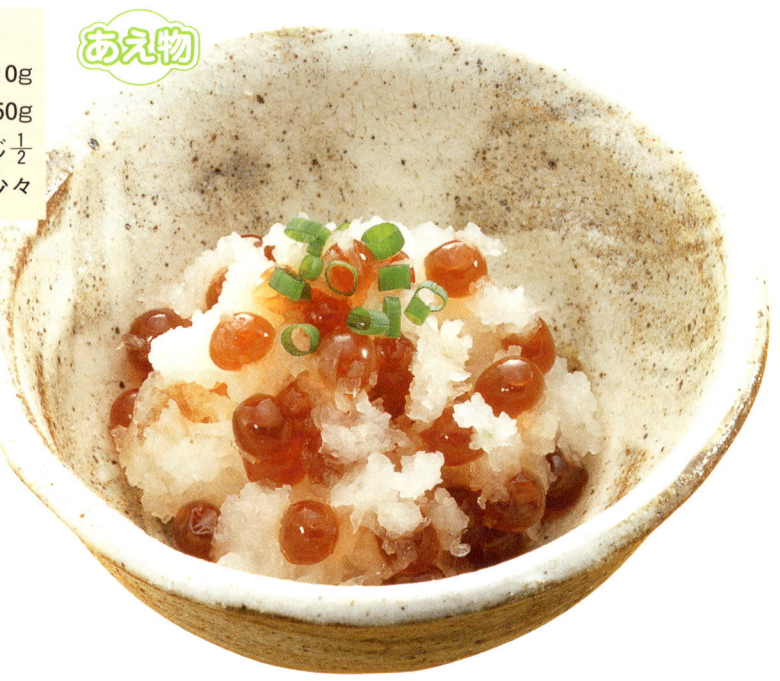

ねばねばで元気がつく強力コンビ
オクラの山いもあえ

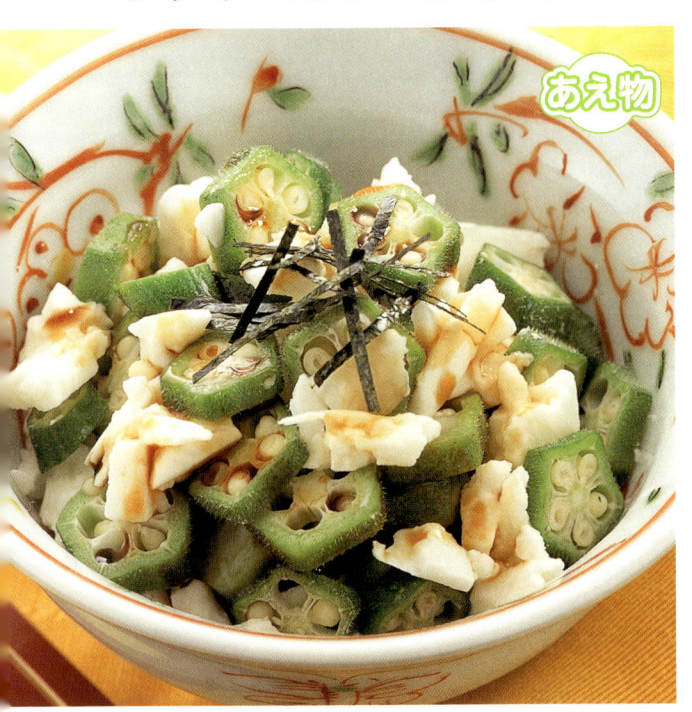

30 kcal　塩分 **0.7** g

あえ物

材料（1人分）
- オクラ ……………………… 30g
- 山いも ……………………… 20g
- 焼きのり …………………… 少々
- しょうゆ …………………… 小さじ1

作り方
❶オクラはさっと水で洗い、塩少々（分量外）を振って、手で軽くこすってうぶ毛をとる。
❷鍋に沸かした熱湯に①をそのまま入れて1～2分ゆで、水にとってからざるに上げる。へたを切り落とし、厚さ2～3mmぐらいの小口切りにする。
❸山いもはラップに包み、すりこ木で軽くたたいてあらくくずす。
❹焼きのりは細く切る。
❺ボウルに②と③を入れてよくまぜ合わせ、器に盛る。食べる直前にしょうゆをかけ、④をのせる。

カレーの風味と色をきかせた

グリーンアスパラのカレーヨーグルトあえ　30 kcal　塩分 0.5 g

副菜

あえ物

材料（1人分）

グリーンアスパラガス	60g（3本）
玉ねぎ	15g
A　プレーンヨーグルト	大さじ1
カレー粉	小さじ$\frac{1}{3}$
塩	0.5g
こしょう	少々

作り方

❶ グリーンアスパラガスは根元のかたい部分は皮をむき、鍋に沸かした熱湯でややしんなりするまでゆでる。水にとって冷まし、ざるに上げて水けをきり、長さを3～4等分に切る。
❷ 玉ねぎはみじん切りにして水にさらし、水けをしぼる。
❸ ボウルにAを入れ、②を加えてまぜる。
❹ ①を③に入れてよくあえる。

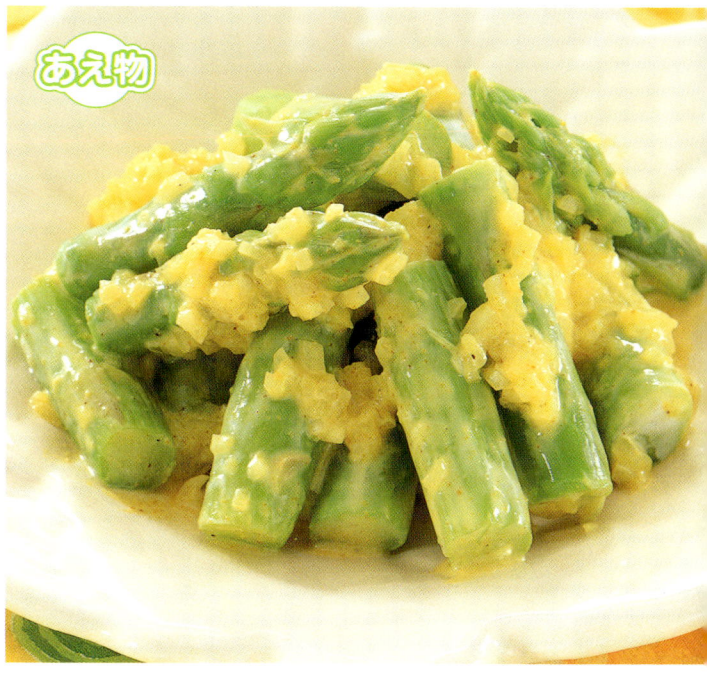

せん切り効果で野菜がたっぷりとれる

昆布と野菜のからしじょうゆあえ　30 kcal　塩分 0.9 g

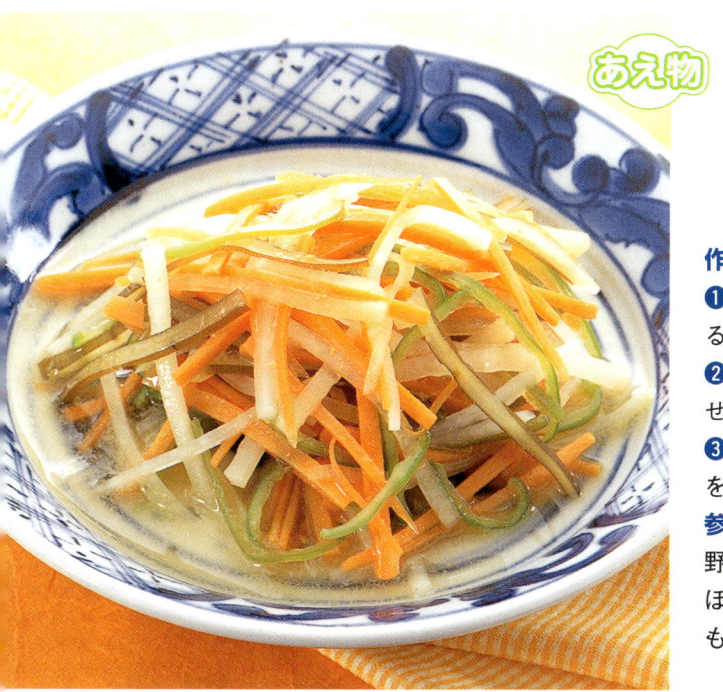

あえ物

材料（1人分）

昆布	3cm		酢	小さじ1
大根	30g	A	しょうゆ	小さじ1
にんじん	20g		砂糖	小さじ$\frac{2}{3}$
ピーマン	15g		練りがらし	少々

作り方

❶ 鍋に沸かした熱湯に昆布を入れ、やわらかくなるまでゆでて冷まし、細切りにする。
❷ 大根とにんじん、ピーマンは、大きさをそろえたせん切りにし、熱湯でさっとゆでてざるに上げる。
❸ ボウルにAを入れてよくまぜ合わせ、①と水けをしぼった②を入れて全体をあえる。

参考メモ

野菜はせん切りにすると食べやすくなり、思いのほか量をとることができます。野菜不足の解消にもおすすめの一品。

応用がきくあえ物の代表選手
こんにゃくの酢みそあえ

30 kcal　塩分 **0.6** g

あえ物

材料（1人分）
板こんにゃく	50g（1/4枚）
わけぎ	30g（1本）
A ┌ 白みそ（西京みそ）	小さじ1 2/3
├ 酢	小さじ1
└ 砂糖	小さじ1
ときがらし	少々

作り方
❶わけぎは白根と緑色の葉とに切り分け、鍋に沸かした熱湯に白根を先に入れてゆで、しんなりしたら葉を加えて1分ほどゆでる。ざるに上げ、広げて冷ます。
❷板こんにゃくは短冊切りにし、鍋に沸かした熱湯で1分ほどゆでてアクを抜く。
❸①が冷めたら、まな板に葉をそろえてのせ、包丁の背で軽くこそげて葉の内側のぬめりをとり、3～4cm長さに切る。白根も同様に切る。
❹小鍋にAを入れて弱火にかけ、まぜながらとろりとするまでねる。火を止めてから、ときがらしを加えてまぜる。
❺②と③を合わせて器に盛り、④をかける。

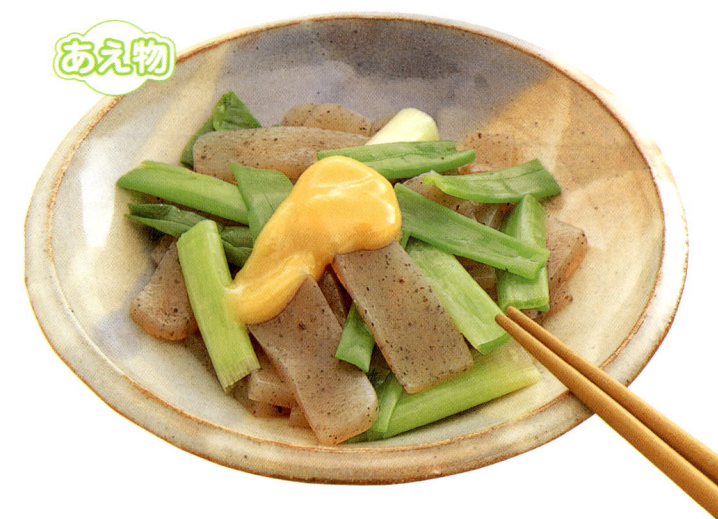

酢じょうゆであっさりとあえた
さらし玉ねぎ

30 kcal　塩分 **0.5** g

あえ物

材料（1人分）
玉ねぎ	40g
削りがつお	2g
焼きのり	少々
A ┌ しょうゆ	小さじ1/2
├ 酢	小さじ1/2
└ 砂糖	小さじ2/3

作り方
❶玉ねぎは、端からごく薄切り、ボウルに入れたたっぷりの水にさらす。
❷別のボウルにAを入れてまぜ合わせる。
❸ペーパータオルに①を包み、水けをよくしぼって②に入れ、削りがつおも加えて全体にあえる。
❹③を器に盛り、焼きのりを手でもんで散らす。

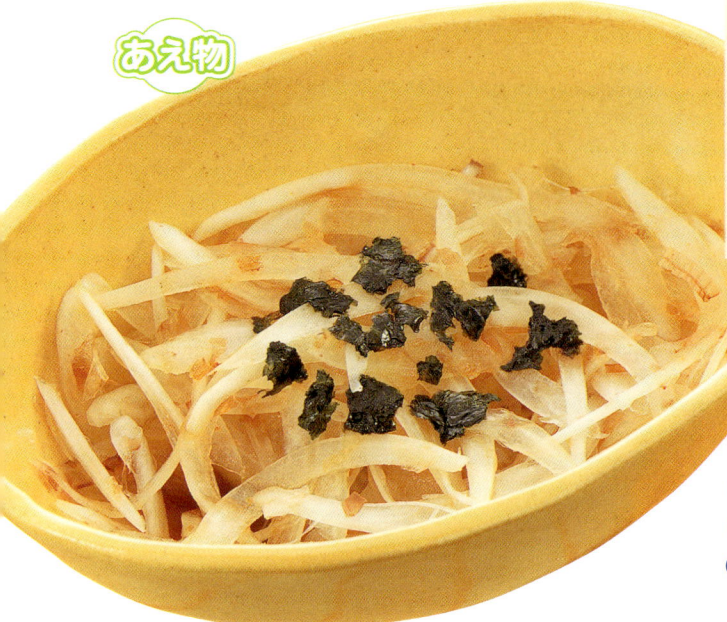

消化を助ける胃にやさしい一品
しらすおろし

30 kcal　塩分 **0.9** g

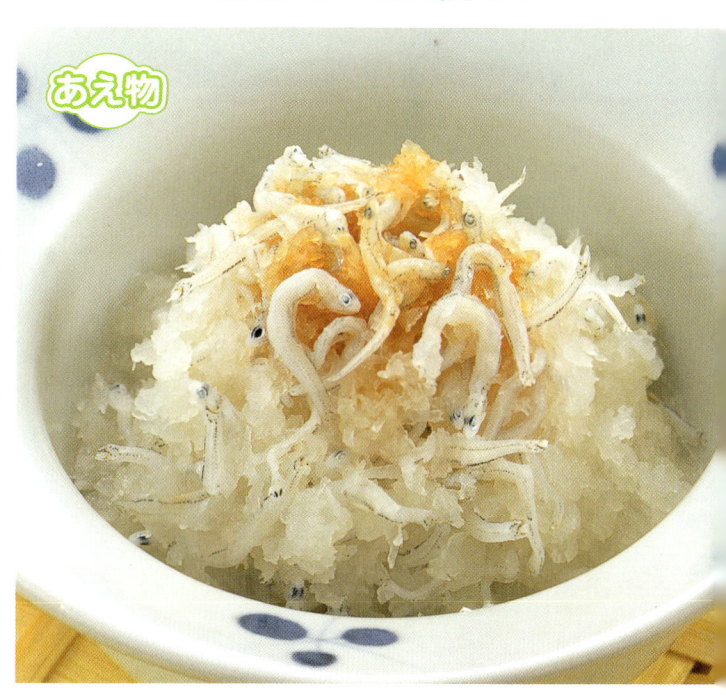

あえ物

副菜

材　料（1人分）
大根	80g
しらす干し	10g
しょうゆ	小さじ $\frac{1}{2}$

作り方
❶しらす干しはざるに入れ、熱湯をさっと回しかけて塩分を除き、湯をきっておく。
❷大根はすりおろし、目のこまかいざるにあけて軽く水けをきる。
❸②を器に盛って①をのせるか、②で①をあえて器に盛り、しょうゆをかける。

たたいて味をよくしみ込ませた
たたきごぼう

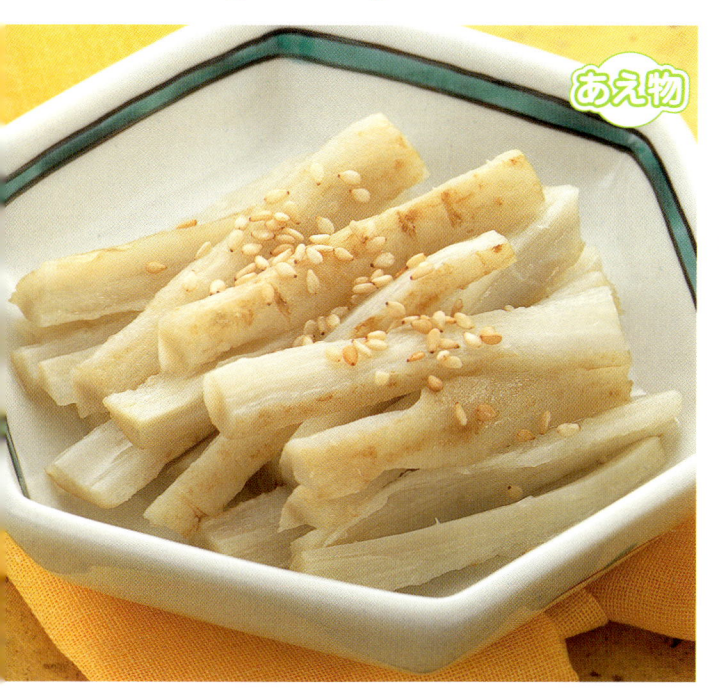

40 kcal　塩分 **0.3** g

あえ物

材　料（1人分）
ごぼう	30g
A ┌ 酢	小さじ2
├ 砂糖	小さじ $\frac{2}{3}$
└ 塩	0.3g
いりごま（白）	少々

作り方
❶ごぼうは皮をこそいで3〜4㎝長さに切り、水にさらしてアクを抜く。
❷鍋に沸かした熱湯に①を入れ、やわらかくなるまでゆでて、ざるに上げる。
❸②が冷めたらまな板にのせ、すりこ木で全体をたたいてから、包丁で四つ割りにする。
❹ボウルにAを入れてよくまぜ、ここに③を入れてあえ、味がしみ込むまでしばらくおく。
❺④を器に盛り、いりごまを振る。

なすのとろける舌ざわりが魅力
なすとみょうがのおかかあえ　**30** kcal　塩分**0.2**g

作り方
❶なすはへたつきのまま、皮のところどころにフォークなどを突き刺して穴をあけておく。
❷焼き網を火にかけてよく熱し、①をのせて強火で焼く。皮が黒く焦げてきたらなすを少し回し、これを繰り返して、全体が黒くなるまで焼く。
❸なすの両面を箸ではさんでみて、芯までやわらかくなっていたら、まな板にのせる。へたを切り落とし、皮をむいて、縦に細く裂く。
❹みょうがはせん切りにし、水に放してパリッとさせ、水けをきる。

材料（1人分）
なす‥‥‥‥‥‥‥‥‥‥‥‥70g（1個）
みょうが‥‥‥‥‥‥‥‥‥‥10g（1個）
削りがつお‥‥‥‥‥‥‥‥‥‥‥2g
しょうゆ‥‥‥‥‥‥‥1g（ひとたらし）
青じそ‥‥‥‥‥‥‥‥‥‥‥‥‥1枚
おろししょうが‥‥‥‥‥‥‥‥‥少々
いりごま（白）‥‥‥‥‥‥‥‥‥少々

❺ボウルに③と④、削りがつおを入れ、しょうゆをたらしてあえる。
❻⑤を器に盛り、せん切りにした青じそとおろししょうがをのせ、いりごまを振りかける。

食欲を増進してくれる一品
長いもの梅あえ　**40** kcal　塩分**0.6**g

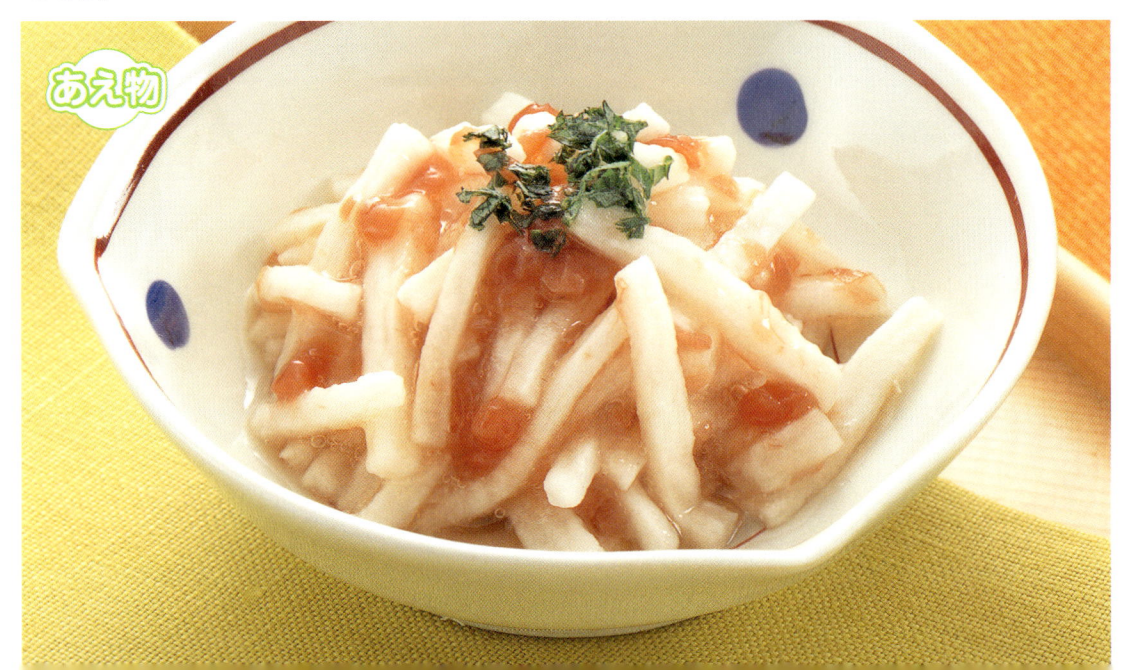

作り方
❶長いもは酢少々（分量外）をたらした水につけ、水けをきって、3mm角の棒状に切る。
❷梅干しの果肉は包丁でたたいてボウルに入れ、Aを加えてまぜる。
❸②で①をあえ、器に盛って、青じそのみじん切りをのせる。

材料（1人分）
長いも‥‥‥‥‥‥‥‥‥‥‥‥‥40g
梅干しの果肉‥‥‥‥‥5g（中$\frac{1}{3}$個分）
A ┌ しょうゆ‥‥‥‥‥‥小さじ$\frac{1}{2}$弱
　 └ みりん‥‥‥‥‥‥‥‥小さじ$\frac{1}{3}$
青じそ（みじん切り）‥‥‥‥‥‥少々

あえ物

副菜

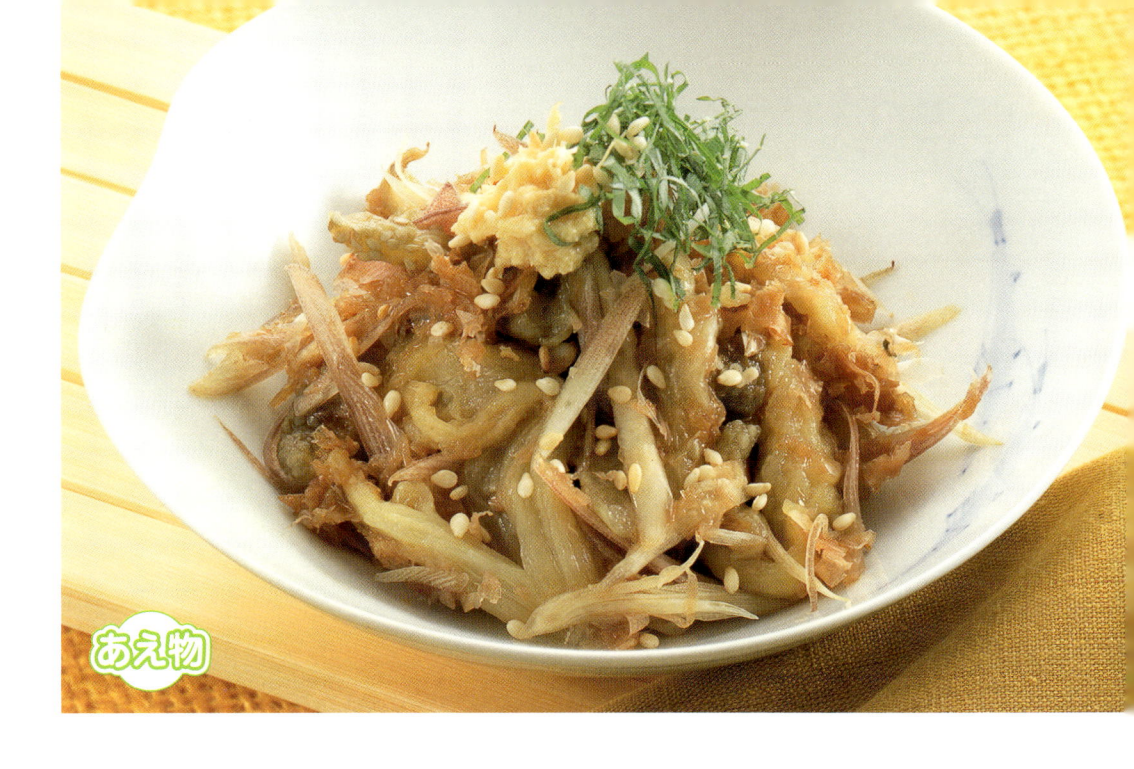

あえ物

春らしい色合いと香りを楽しむ
菜の花のからしあえ

40 kcal　塩分 **0.8** g

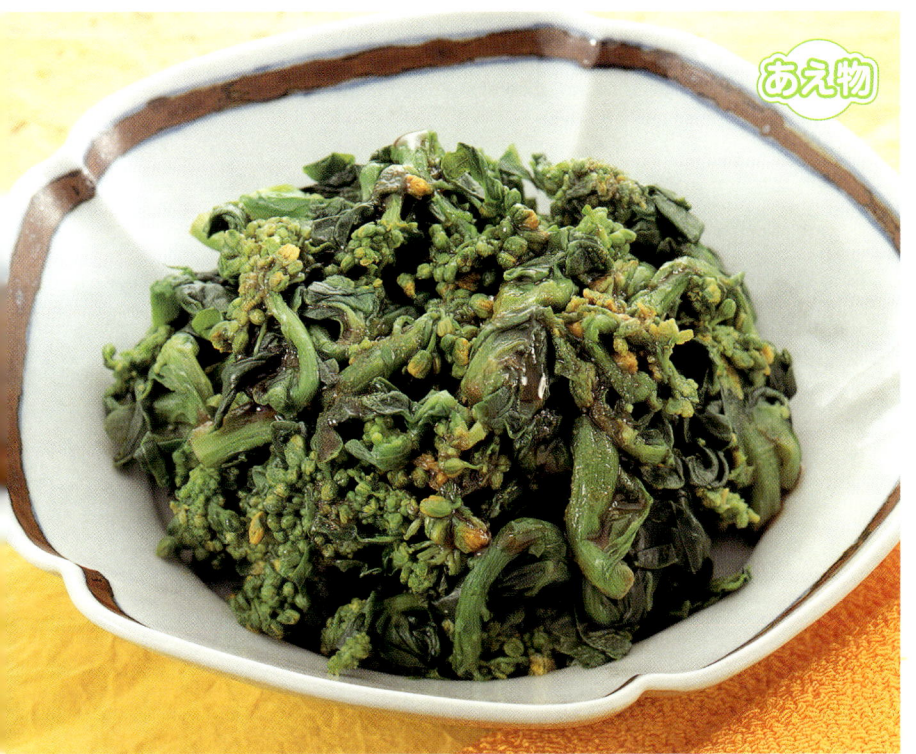

あえ物

材料（1人分）
菜の花 ・・・・・・・・・100g
練りがらし ・・・・・・少々
しょうゆ・・・・・・小さじ1

作り方
❶菜の花は根元を切り落とし、鍋に沸かしたたっぷりの熱湯に、茎のかたい部分から入れてゆでる。再沸騰して10秒ほどしたらざるに上げ、広げて冷ます。水けをしぼり、3cmくらいの食べやすい長さに切る。
❷ボウルに練りがらしを入れ、しょうゆを加えてのばす。
❸②に①を入れてよくあえ、汁ごと器に盛る。

ほろ苦さと酸味が夏の味わい
にがうりの梅あえ

30 kcal　塩分 **0.8** g

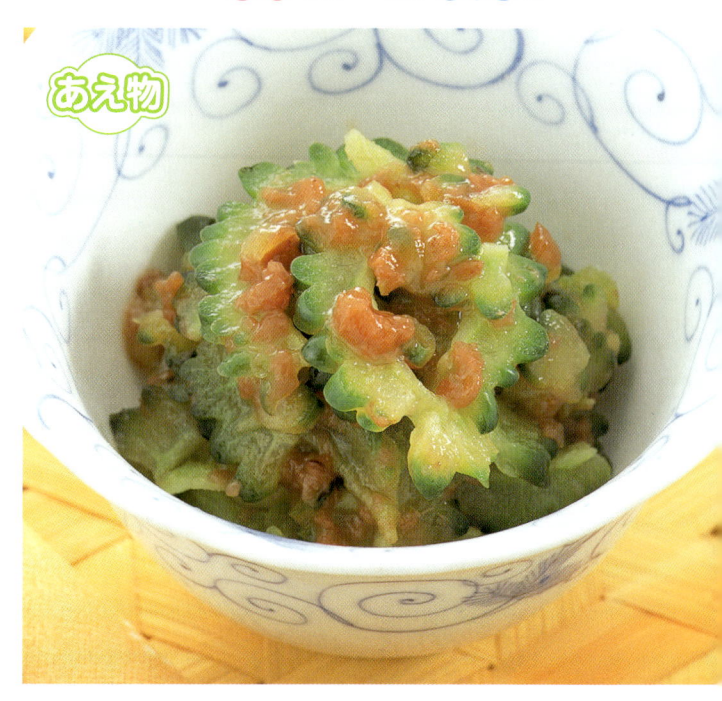

あえ物

材 料（1人分）
にがうり・・・・・・・・・・・・・・・・・・・・・60g
梅干しの果肉 ・・・・・・・・・ 5g（中 $\frac{1}{3}$ 個分）
A ┌ しょうゆ ・・・・・・・・・・・・・・・・・小さじ $\frac{1}{2}$
　├ みりん ・・・・・・・・・・・・・・・・・・・小さじ $\frac{1}{2}$
　└ 日本酒 ・・・・・・・・・・・・・・・・・・・小さじ $\frac{1}{2}$

作 り 方
❶にがうりは縦半分にして、わたと種をスプーンでかきとったものを60g用意する。端から薄切りにして、熱湯でさっとゆで、ざるに上げて冷ましておく。
❷梅干しの果肉は、包丁でこまかくたたいてペースト状にする。
❸ボウルにAと②を入れてよくまぜ、①を加えてあえる。

ごま油の風味を添えた
にらともやしの中華あえ

30 kcal　塩分 **1.2** g

あえ物

材 料（1人分）
にら ・・・・・・・・30g　　しょうが ・・・・・・5g
もやし ・・・・・・・50g　　A ┌ スープ・・大さじ 1
ザーサイ ・・・・・20g　　　├ しょうゆ・・小さじ $\frac{1}{3}$
長ねぎ ・・・・・・・10g　　　└ ごま油・・・小さじ $\frac{1}{4}$

※スープは、鶏ガラスープの素少々を湯大さじ1にといたもの。

作 り 方
❶にらは根元を輪ゴムで束ね、鍋に沸かした熱湯でしんなりするまでゆで、水につけて冷まし、水けをしぼって輪ゴムをはずし、2〜3cm長さに切る。
❷もやしはひげ根をとり、鍋に沸かした熱湯でさっとゆで、ざるに上げて冷ます。
❸ザーサイは薄切りにし、水に15分ほどつけて塩分を抜き、みじん切りにする。
❹長ねぎとしょうがもみじん切りにする。
❺ボウルにAと③、④を入れてよくまぜ、これで①と②をあえる。

副菜

ごまの香りを生かした手軽なあえ物
にんじんのごまあえ

40 kcal　塩分 **0.5** g

材　料（1人分）
にんじん・・・・・・・・・・・・・・・・・・・・・40g
A ┌ すりごま・・・・・・・・・・・・・・・小さじ $\frac{1}{3}$
　├ しょうゆ・・・・・・・・・・・・・・・小さじ $\frac{1}{2}$
　└ 砂糖・・・・・・・・・・・・・・・・・・・小さじ $\frac{2}{3}$

作 り 方
❶にんじんはせん切りにし、鍋に沸かした熱湯でややしんなりするまでゆで、ざるに上げて湯をきっておく。
❷ボウルにAを入れ、よくまぜ合わせる。
❸②に①を入れてよくあえ、器に盛る。

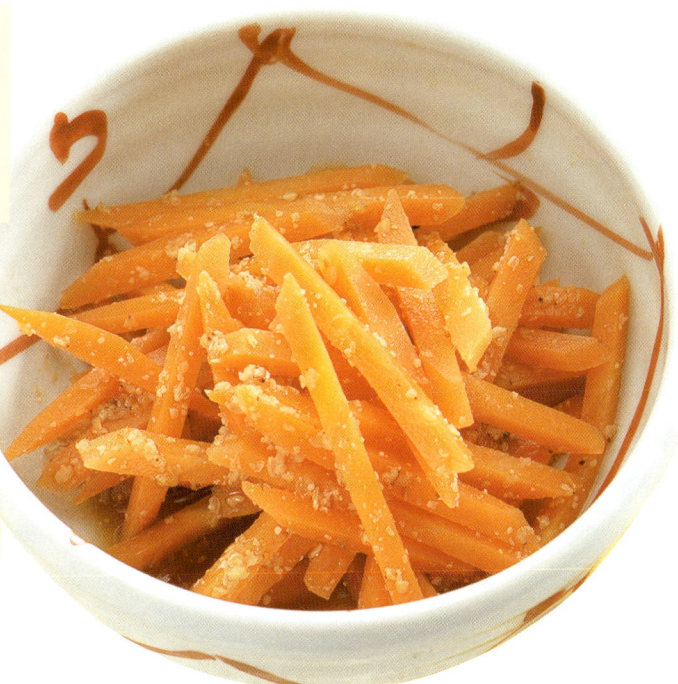

あえ物

栄養価の高い緑黄色野菜で作る
ブロッコリーの酢じょうゆあえ

30 kcal　塩分 **0.8** g

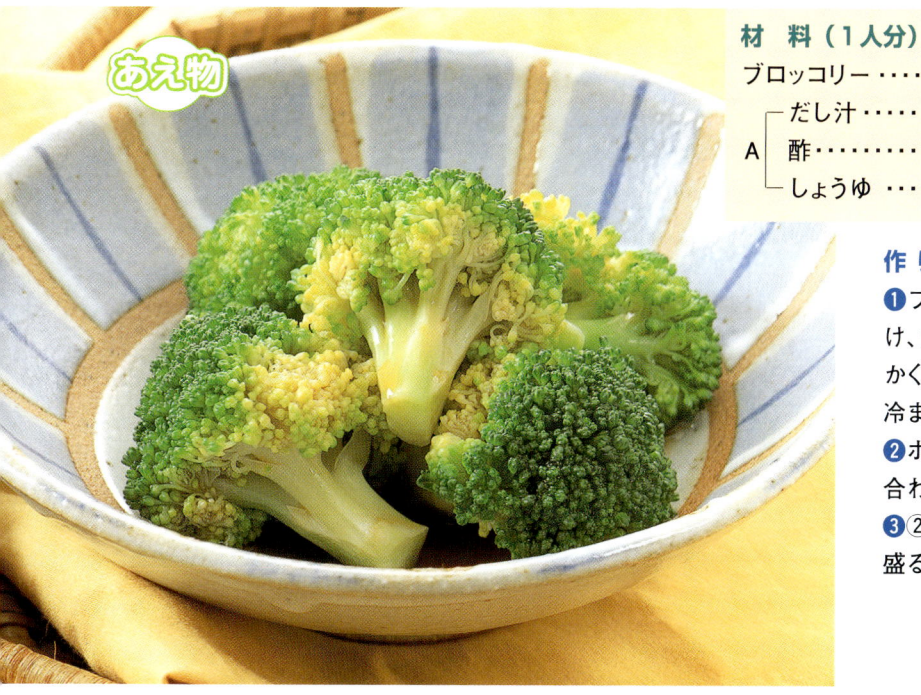

あえ物

材　料（1人分）
ブロッコリー・・・・・・・・・・・・・・・・・・・・・・・60g
A ┌ だし汁・・・・・・・・・・・・・・・・・・・・・小さじ2
　├ 酢・・・・・・・・・・・・・・・・・・・・・・・・・・小さじ1
　└ しょうゆ・・・・・・・・・・・・・・・・・・・小さじ1

作 り 方
❶ブロッコリーは小房に切り分け、鍋に沸かした熱湯でやわらかくゆでてざるに上げ、広げて冷ます。
❷ボウルにAを入れ、よくまぜ合わせる。
❸②に①を入れてあえ、器に盛る。

シャキッシャキッとした歯ごたえを楽しんで
もやしのカレー風味

30 kcal　塩分 **0.2** g

あえ物

材 料（1人分）
もやし	50g
ラディシュ	1個
A スープ	小さじ2
酢	小さじ1
砂糖	小さじ1
塩	0.2g
カレー粉	小さじ1/2

※スープは、コンソメスープの素少々を湯小さじ2にといたもの。

作り方
❶もやしはひげ根をとり、水をはったボウルに入れて洗いながらくずを除く。これを鍋に沸かした熱湯でさっとゆで、ざるに上げて冷ます。
❷ラディシュは2mm厚さくらいの半月切りにする。
❸ボウルにAを入れてよくまぜ、❶と❷を入れてあえ、器に盛る。

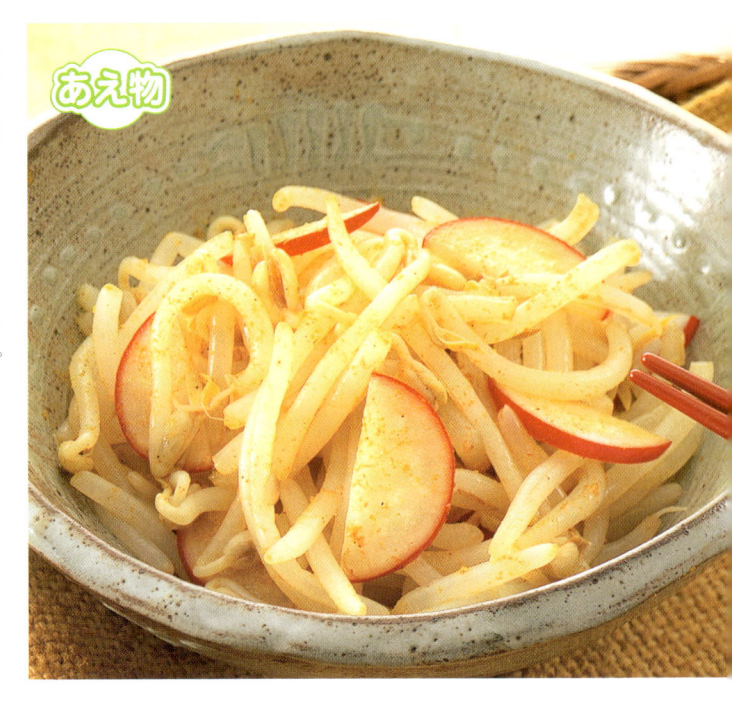

緑黄色野菜がたっぷりとれる
モロヘイヤとオクラのあえ物

30 kcal　塩分 **0.7** g

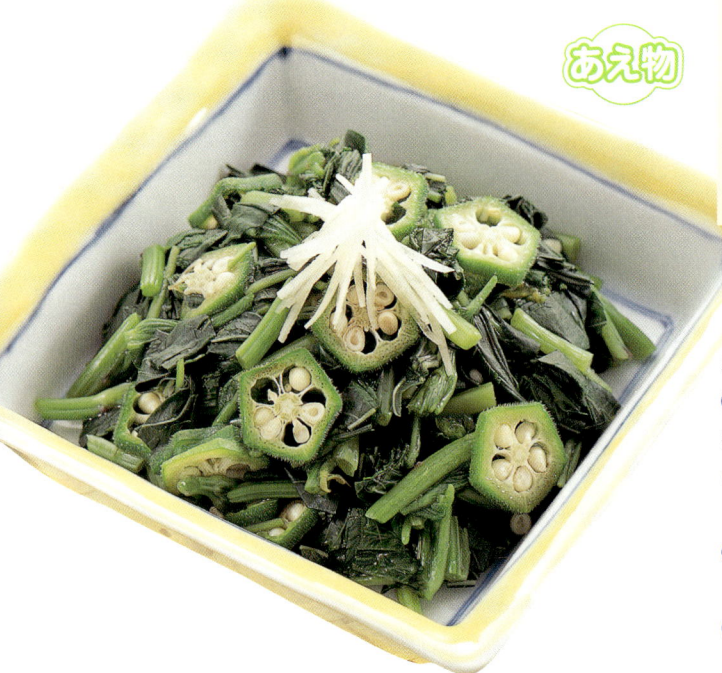

あえ物

材 料（1人分）
モロヘイヤ	60g
オクラ	1本
A だし汁	小さじ1
しょうゆ	小さじ1
しょうが	少々

作り方
❶モロヘイヤは鍋に沸かした熱湯でしんなりするまでゆで、水にとって冷ます。水けをしぼって1cm幅くらいに刻む。
❷オクラはさっと水で洗って塩少々(分量外)を振り、手で軽くこすってうぶ毛をとる。これを鍋に沸かした熱湯でしんなりするまでゆで、水にとって冷まし、水けをきって小口切りにする。
❸ボウルにAを入れてまぜ、❶と❷を入れてあえる。
❹❸を器に盛り、上に細くせん切りにしたしょうがをのせる。

副菜

干し桜えびを加えてカルシウム補給もできる
ゆでキャベツと干し桜えびのからしじょうゆあえ

30 kcal　塩分 **0.8** g

あえ物

材 料（1人分）
キャベツ ・・・・・・・・・・・・・・・・・・・・・・80g
干し桜えび ・・・・・・・・・・・・・3g(大さじ1)
A ┌ だし汁 ・・・・・・・・・・・・・・・・・・・小さじ1
　├ しょうゆ ・・・・・・・・・・・・・・・・・小さじ1
　└ ときがらし ・・・・・・・・・・・・・・・・・少々

作り方
❶キャベツは2〜3cm角に切り、鍋に沸かした熱湯でしんなりするまでゆで、水にとって冷ます。
❷ボウルにAを入れてよくまぜ、ここに干し桜えびと水けをしぼった①を入れてあえる。

参考メモ
からしじょうゆは、レモンじょうゆにかえてもかまいません。

まつたけに似た歯ごたえを楽しみたい
エリンギのバターソテー

40 kcal　塩分 **0.3** g

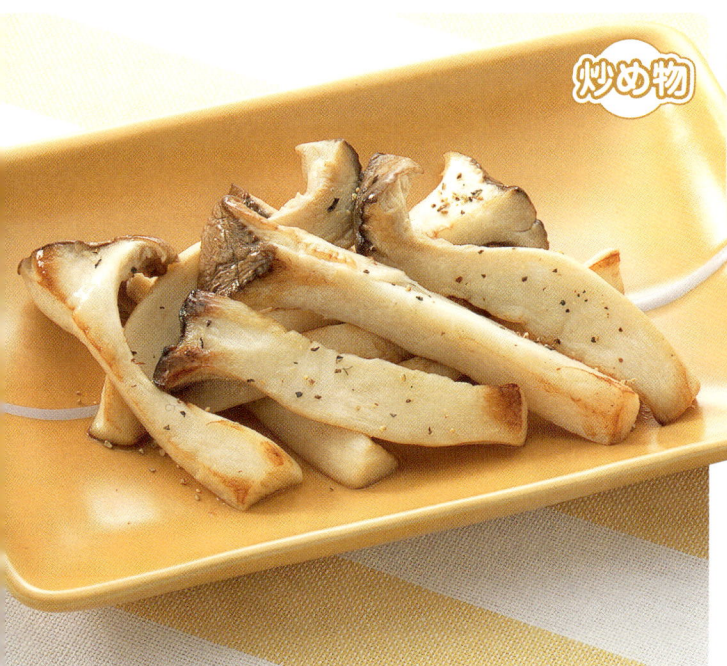

炒め物

材 料（1人分）
エリンギ ・・・・・・・・・・・・・・・・・・・・・50g
バター ・・・・・・・・・・・・・・・・・・・・・・・・3g
塩 ・・・・・・・・・・・・・・・・・・・・・・・・・・0.2g
こしょう ・・・・・・・・・・・・・・・・・・・・・少々

作り方
❶エリンギは縦に四〜六つに切る。
❷フライパンにバターを入れて弱火にかけ、バターがとけたら①を入れて中火で炒める。
❸エリンギがしんなりしてきたら、塩とこしょうを振って火を止める。

ザーサイで味に深みを持たせた
こんにゃくのザーサイ炒め

40 kcal　塩分 **1.2** g

炒め物

材料（1人分）
- 糸こんにゃく……………………60g
- ザーサイ…………………………10g
- 長ねぎ……………………………10g
- A ┌ しょうゆ……………………小さじ1
　　├ 日本酒………………………小さじ1
　　└ みりん………………………小さじ1/3
- ごま油……………………………小さじ1/2
- あさつき…………………………少々

作り方
❶糸こんにゃくは鍋に沸かした熱湯に入れ、1分ほどゆでてざるに上げ、ざく切りにする。
❷ザーサイは薄切りにして10分ほど水につけ、水けをしぼって、せん切りにする。
❸長ねぎは縦に切り込みを入れて芯をとり除き、白い部分だけをせん切りにする。
❹鍋にごま油を熱して①を強火で炒め、②も加えて炒め合わせる。
❺④に③とAを加え、煮汁がなくなるまで中火で炒め煮にする。
❻⑤を器に盛り、斜め切りにしたあさつきを散らす。

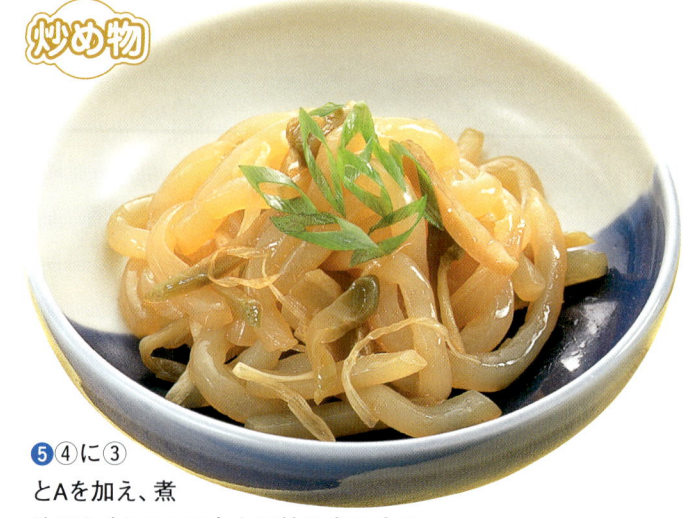

手早くゆでて歯ざわりよく仕上げたい
ほうれんそうのおひたし

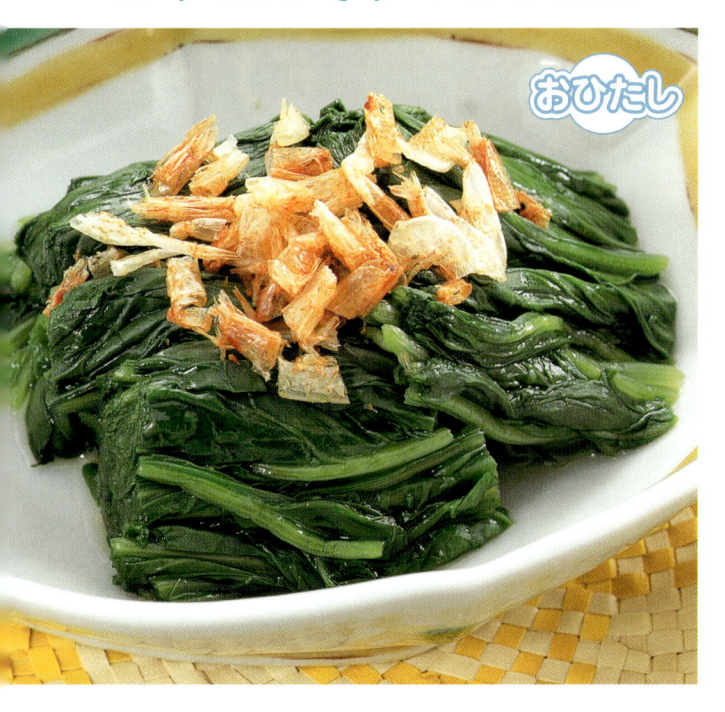

30 kcal　塩分 **0.8** g

おひたし

材料（1人分）
- ほうれんそう……………………80g
- A ┌ だし汁………………………大さじ1
　　├ しょうゆ……………………小さじ1
　　└ みりん………………………小さじ1/2
- 干し桜えび……………2g（大さじ1弱）

作り方
❶ほうれんそうは鍋に沸かした熱湯でしんなりするまでゆで、水にとって冷まし、水けをしぼって、3〜4cm長さに切る。
❷鍋にAを入れて煮立て、1〜2分ほど沸騰させてみりんのアルコール分を飛ばし、火を止めて冷ましておく。
❸干し桜えびはあらく刻む。
❹器に①を盛り、③をのせて、②をかける。

中華風の合わせ調味料で味わう
レタスとうどのおひたし

40 kcal　塩分 **0.9** g

材料（1人分）
- レタス・・・・・・・・・・・・・80g
- うど・・・・・・・・・・・・・・10g
- わかめ（もどしたもの）・・・・・20g
- A
  - しょうゆ・・・・・・・・小さじ1
  - 酢・・・・・・・・・・・・小さじ1
  - ごま油・・・・・・・・・小さじ$\frac{1}{2}$

作り方
❶レタスは、食べやすい大きさに手でちぎる。
❷うどは4cm長さに切って皮を厚めにむき、薄切りにして、水にさらす。
❸鍋に沸かした熱湯で①と②をさっとゆでてざるに上げ、水けをきっておく。
❹ボウルにAを合わせてまぜ、③とざく切りにしたわかめを入れてあえる。

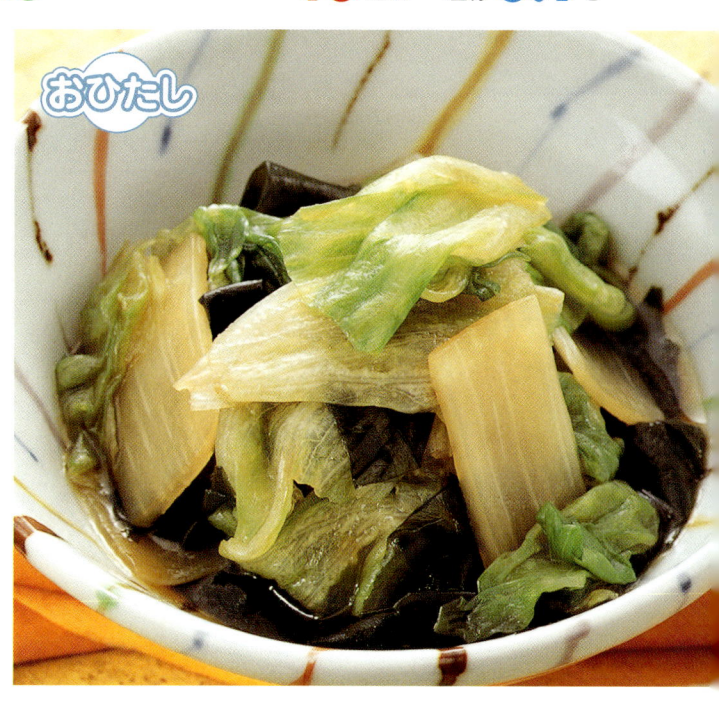

フルーツの酸味がさわやか
うどとグレープフルーツのサラダ

30 kcal　塩分 **0.5** g

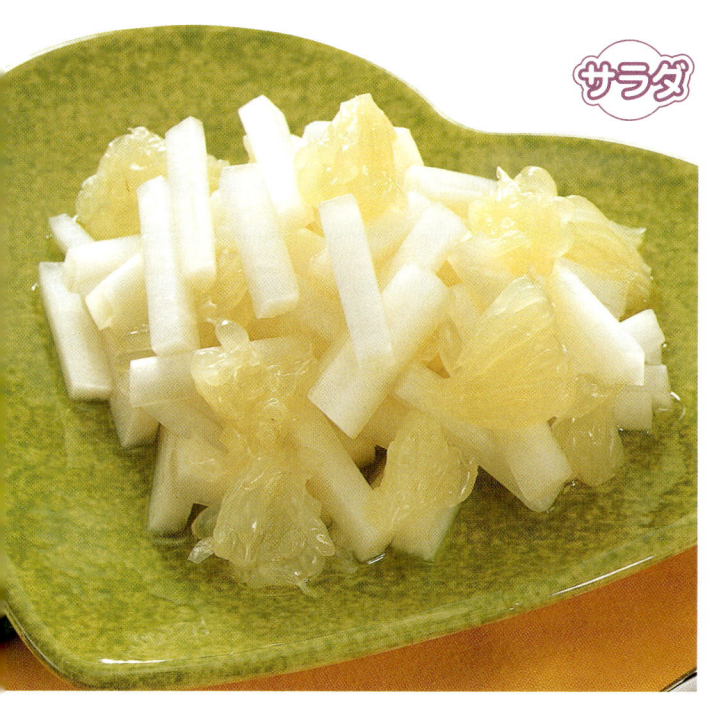

材料（1人分）
- うど・・・・・・・・・・・・・・・60g
- グレープフルーツ・・・・・・・40g（3房）
- A
  - スープ・・・・・・・・・・大さじ2
  - 酢・・・・・・・・・・・大さじ$\frac{1}{2}$弱
  - 塩・・・・・・・・・・・・・・0.5g
  - こしょう・・・・・・・・・・・少々

※スープは、コンソメスープの素少々を湯大さじ2にといたもの。

作り方
❶うどは皮を厚めにむいた状態で60gを用意し、2～3cm長さの拍子木に切り、水にさらす。
❷グレープフルーツは薄皮をむいて、果肉を小さくほぐす。
❸小さなボウルにAを入れてよくまぜ、ドレッシングを作る。
❹水けをきった①と②をさっくりまぜて器に盛り、③を回しかける。

ボリュームたっぷりでも低エネルギーがうれしい
海藻サラダ

40 kcal　塩分 **1.4** g

材料（1人分）
海藻ミックス（乾燥）	3g
トマト	20g
A ┌ しょうゆ	小さじ1
├ 酢	大さじ$\frac{1}{2}$弱
└ ごま油	小さじ$\frac{1}{2}$
いりごま（白）	少々

作り方
❶ 海藻ミックスは水につけてもどす。
❷ トマトは小さめの角切りにする。
❸ ボウルにAを合わせてまぜ、ドレッシングを作る。
❹ ③に水けをしぼった①と②を入れてあえ、器に盛って、いりごまを振りかける。

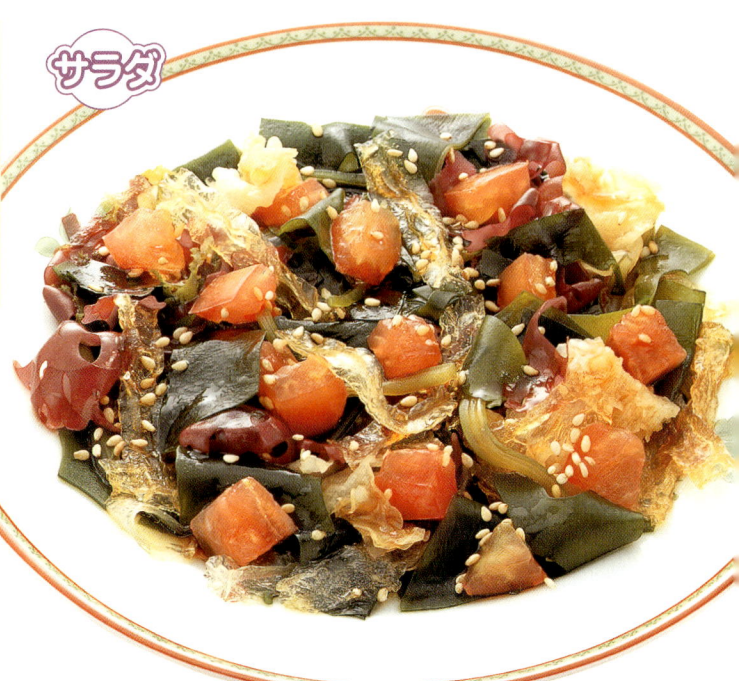

鮮度のよい素材をノンオイルドレッシングで食べる
かぶのサラダ

30 kcal　塩分 **0.5** g

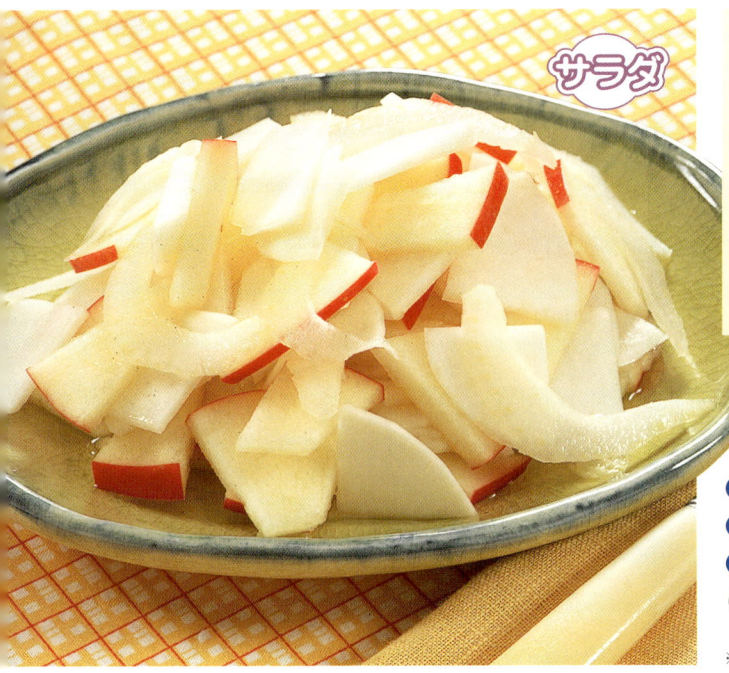

材料（1人分）
かぶ	50g
セロリ	30g
りんご	30g
A ┌ スープ	大さじ1
├ 酢	大さじ$\frac{1}{2}$弱
├ 塩	0.5g
└ こしょう	少々

作り方
❶ りんごは皮つきのまま、かぶとともに薄いいちょう切りにする。
❷ セロリは筋をとって薄切りにする。
❸ 小さなボウルにAを入れ、よくまぜ合わせる。
❹ ①と②をさっくり合わせて器に盛り、③をかける。

※スープは、コンソメスープの素少々を湯大さじ1にといたもの。

アンチョビーが味のアクセントに
トマトのアンチョビーサラダ

30 kcal　塩分 **0.2** g

材料（1人分）
- トマト･････････････････････60g
- アンチョビー（フィレ）･･･････5g
- きゅうり･････････････････････20g
- 青じそ･･･････････････････少々
- 塩････････････････････････0.2g
- こしょう･････････････････････少々

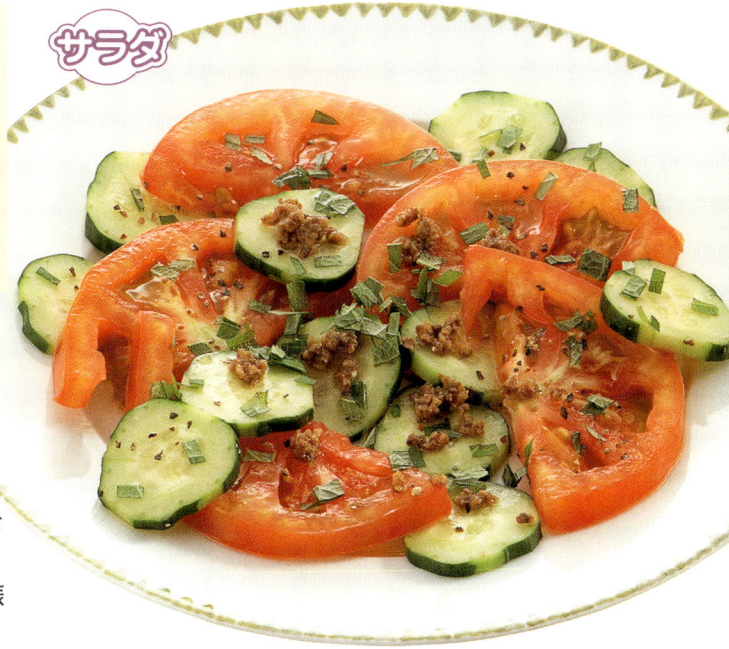

作り方
❶トマトは5mm厚さの半月切りにする。きゅうりは皮を縦にまだらにむいて、2～3mm厚さの輪切りにする。
❷アンチョビーはみじん切りにする。
❸青じそもみじん切りにし、水にさらしてアクを抜き、ペーパータオルに包んで水けをしぼる。
❹ボウルに①、②、③を入れ、塩とこしょうを振って全体をあえる。

新鮮な白菜を生で味わう
白菜とオレンジのサラダ

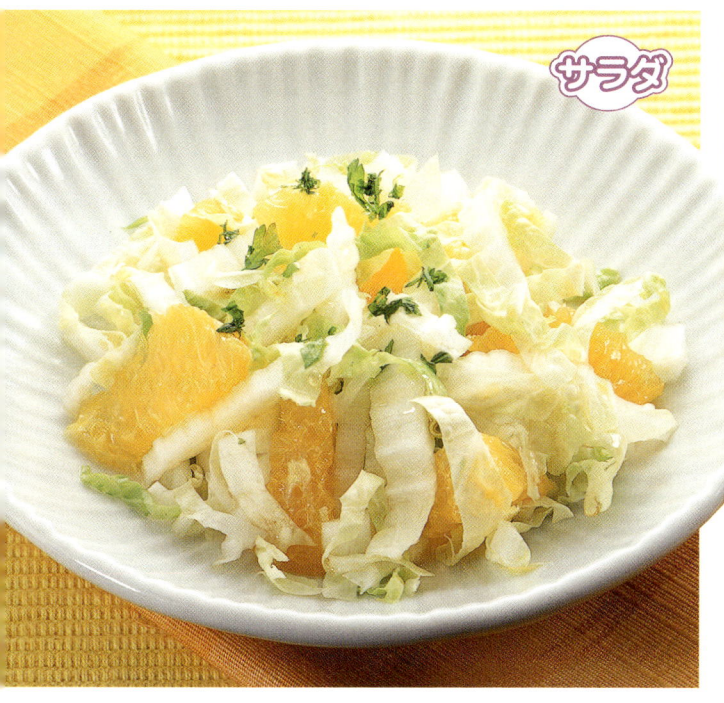

30 kcal　塩分 **0.5** g

材料（1人分）
- 白菜････････････････････････80g
- オレンジ･････････････････････30g
- A
  - 薄口しょうゆ･･････････小さじ$\frac{1}{2}$弱
  - レモン汁･･････････････小さじ1
  - 砂糖･･････････････････小さじ$\frac{2}{3}$
  - 塩･････････････････････0.2g
  - こしょう･････････････････少々
- パセリ（みじん切り）･････････少々

作り方
❶白菜は茎と葉の部分に切り分け、茎は5mm幅に、葉はざく切りにする。
❷オレンジは薄皮をむいて果肉をとり出し、これを半分に切る。
❸ボウルにAを入れてよくまぜ合わせ、ノンオイルドレッシングを作る。
❹③に①と②を入れてあえ、器に盛って、パセリのみじん切りを散らす。

果汁を使ったさっぱり味の
オクラと長ねぎのポン酢かけ   20 kcal   塩分 0.7 g

酢の物

材 料（1人分）
オクラ ・・・・・・・・・・・・・・・・・・・50g（3本）
長ねぎ ・・・・・・・・・・・・・・・・・・・・・・・・10g
A ┌ しょうゆ ・・・・・・・・・・・・・・・・小さじ1
  └ レモンまたはゆずのしぼり汁
     ・・・・・・・・・・・・・・・・・・小さじ$\frac{1}{2}$強

作り方
❶オクラは水でさっとぬらしてから塩少々（分量外）を振り、手で軽くこすってうぶ毛をとる。これを鍋に沸かした熱湯に入れ、しんなりするまでゆでる。ざるに上げ、湯をきりながら冷まし、斜め切りにする。
❷長ねぎは縦に切り目を入れて芯を抜き、白い部分だけをせん切りにして水に放し、パリッとさせて水けをきっておく。
❸Aを小さなボウルに入れてまぜ、ポン酢じょうゆを作る。
❹①と②をまぜ合わせて器に盛り、③を回しかける。

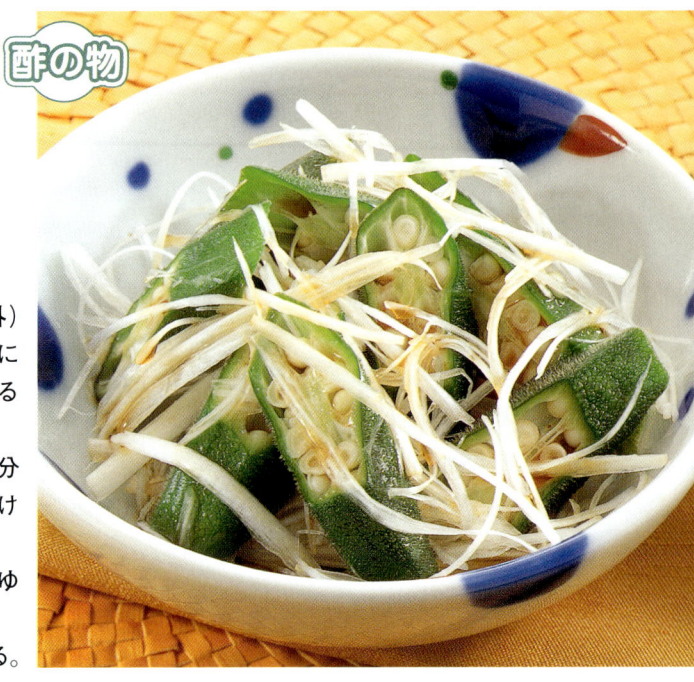

昆布でうまみをつけた
かぶと昆布の三杯酢   30 kcal   塩分 0.8 g

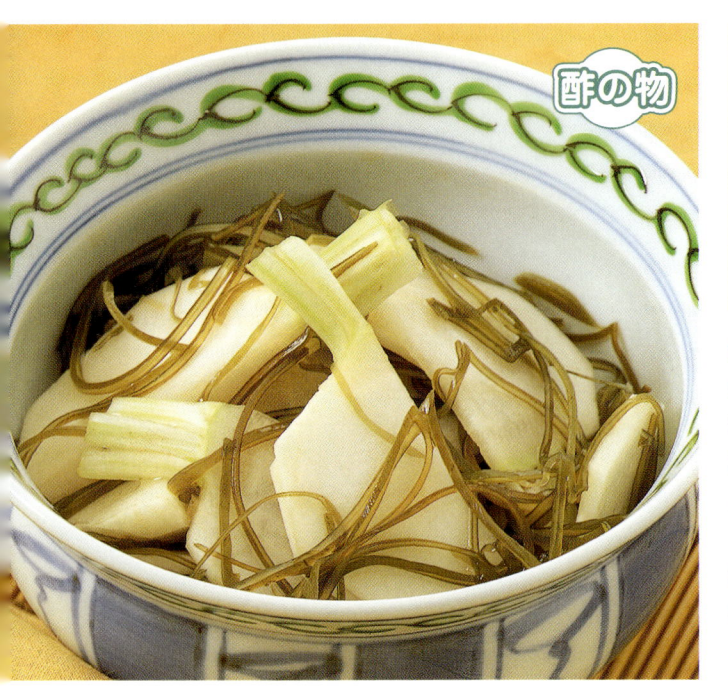

酢の物

材 料（1人分）
かぶ ・・・・・・・・・・・・・・・・・・・・・50g（1個）
昆布 ・・・・・・・・・・・・・・・・・・・・・・・・3cm
A ┌ だし汁 ・・・・・・・・・・・・・・・・・小さじ1
  │ 酢 ・・・・・・・・・・・・・・・・・・・・・小さじ1
  │ しょうゆ ・・・・・・・・・・・・・・・・小さじ1
  └ 砂糖 ・・・・・・・・・・・・・・・・・・・小さじ1

作り方
❶かぶは茎を1.5cmほど残して葉を切り落とし、縦半分に切ったあと端から薄切りにする。
❷昆布はかたくしぼったふきんで表面の汚れをふきとり、水につける。しんなりしたら引き上げてごく細く切る。
❸①と②をボウルに入れてまぜ合わせる。
❹Aをよくまぜて③にかけ、全体によくからませてしばらくおく。かぶがややしんなりしたところで器に盛る。

時間をかけて甘酢を含ませた
菊花かぶ

30 kcal　塩分 **0.3** g

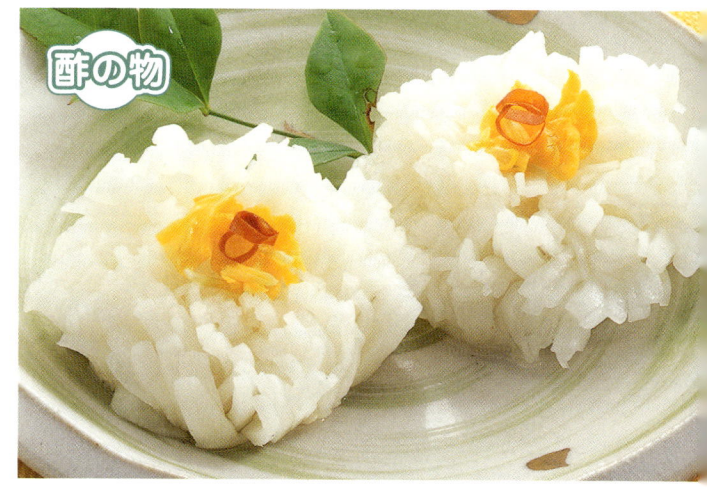

材料（1人分）

かぶ …50g（1個）
塩 … 0.3g
A ┌ 酢 … 大さじ 1/2 弱
　├ 砂糖 … 小さじ 2/3
　└ みりん … 小さじ 1/3
赤とうがらし（小口切り） … 少々
黄菊 … 少々

作り方

❶かぶは上下を少し切り落として皮をむき、横半分に切る。まな板の上に少し間隔をあけて割り箸2本を横に平行に並べ、その上にかぶを切り口を上にしてのせる。この状態で、かぶに縦横にこまかい切り目を深く入れていく。
❷①に塩を振って、そのまま20分ほどおく。
❸鍋にAと赤とうがらしを入れて一煮立ちさせ、ボウルにあけて冷ます。
❹②をさっと水洗いして水けをしぼり、③に1時間ほど漬ける。ときどきかぶの上下を返す。
❺黄菊は花びらをむしって鍋に沸かした熱湯でさっとゆで、水にとって水けをしぼる。
❻④の切り目を菊花風に形よく開かせて器に盛り、⑤と赤とうがらしを花芯に見立ててのせる。

コリコリとした歯ざわりを楽しむ中華のおかず
きゅうりとくらげの酢の物

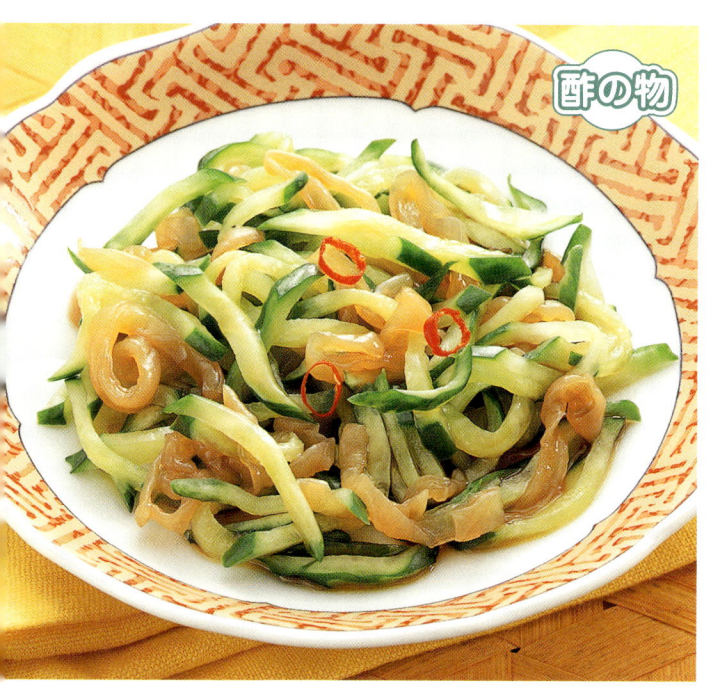

40 kcal　塩分 **0.8** g

材料（1人分）

きゅうり … 40g
塩くらげ … 10g
A ┌ しょうゆ … 小さじ1
　├ 酢 … 小さじ1
　├ 砂糖 … 小さじ 2/3
　├ 赤とうがらし（小口切り） … 少々
　└ ごま油 … 小さじ 1/2

作り方

❶塩くらげは塩を洗い落とし、水に一晩つけて塩抜きしながらもどす。これをざるに入れて熱湯にさっと通し、くるっと縮んだら水にとって冷まし、水けをきって、食べやすい長さに切る。
❷きゅうりは斜め薄切りにし、これをせん切りにする。
❸ボウルにAを入れてよくまぜ合わせ、ここに①と②を入れてあえ、そのまましばらくおいて味をなじませる。

さっぱりとして胃にやさしい
大根とにんじんのなます

30 kcal　　塩分 **0.3** g

材料（1人分）
大根	60g
にんじん	30g
塩	0.3g
A　だし汁	大さじ1
酢	大さじ1
砂糖	小さじ$\frac{2}{3}$

作り方
❶大根とにんじんは2mm角ぐらいの棒状に切る。
❷①をボウルに入れ、塩を振って全体にからめ、10分ほどおく。しんなりしたら水でさっと洗って水けをきつくしぼる。
❸ボウルにAを入れて合わせ、②を入れてまぜ、20〜30分おいて味をなじませる。

参考メモ
ゆずの皮のせん切りを加えると香りよい仕上がりに。

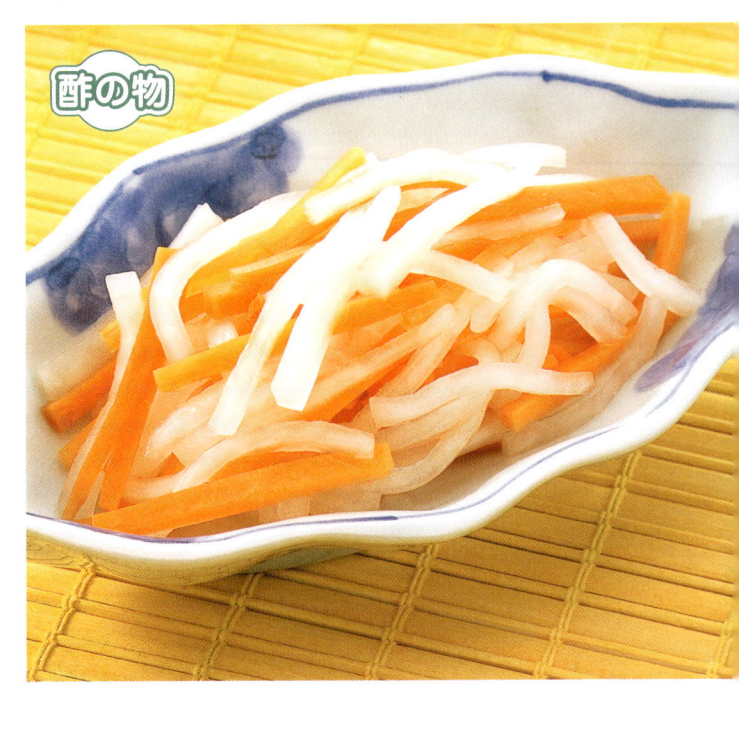

ごまの香りが香ばしい
白菜のごま酢

30 kcal　　塩分 **0.3** g

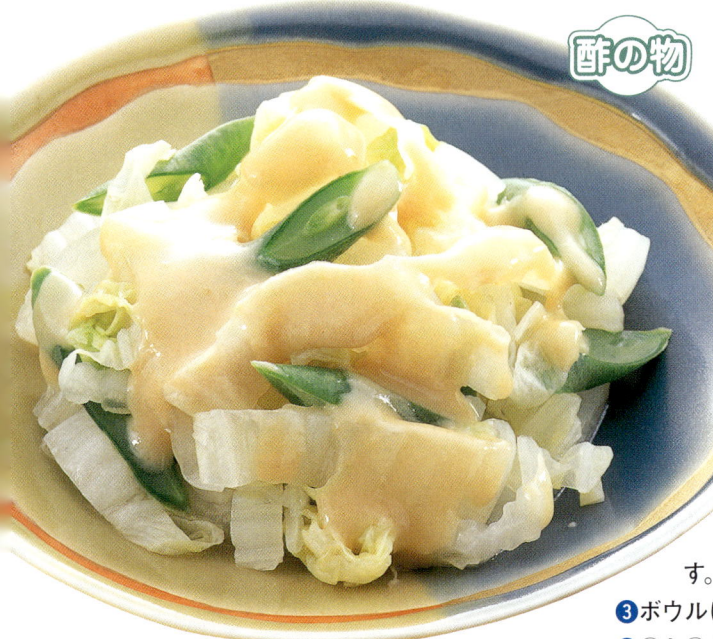

材料（1人分）
白菜	80g
さやいんげん	10g
A　練りごま（白）	小さじ$\frac{1}{3}$
だし汁	小さじ$\frac{1}{2}$
酢	小さじ1
砂糖	小さじ$\frac{2}{3}$
塩	0.3g

作り方
❶白菜は1cm幅ぐらいのざく切りにし、鍋に沸かした熱湯でしんなりするまでゆで、ざるにとって広げて冷ます。
❷さやいんげんは筋をとって、鍋に沸かした熱湯でしんなりするまでゆで、水にとって冷ます。水けをきって斜め薄切りにする。
❸ボウルにAを入れてよくまぜ合わせ、ごま酢を作る。
❹①と②をさっくりと合わせて器に盛り、③をかける。

副菜

鮮やかな色合いが食欲をそそる
ピーマンと赤ピーマンのマリネ 30 kcal　塩分 0.3 g

材　料（1人分）

ピーマン ……30g	A ┌ スープ … 1/4カップ
赤ピーマン …30g	├ 酢 ……小さじ 2
玉ねぎ ………20g	├ 塩 ………0.3g
セロリ ………10g	└ こしょう …少々

※スープは、コンソメスープの素少々を湯1/4カップにといたもの。

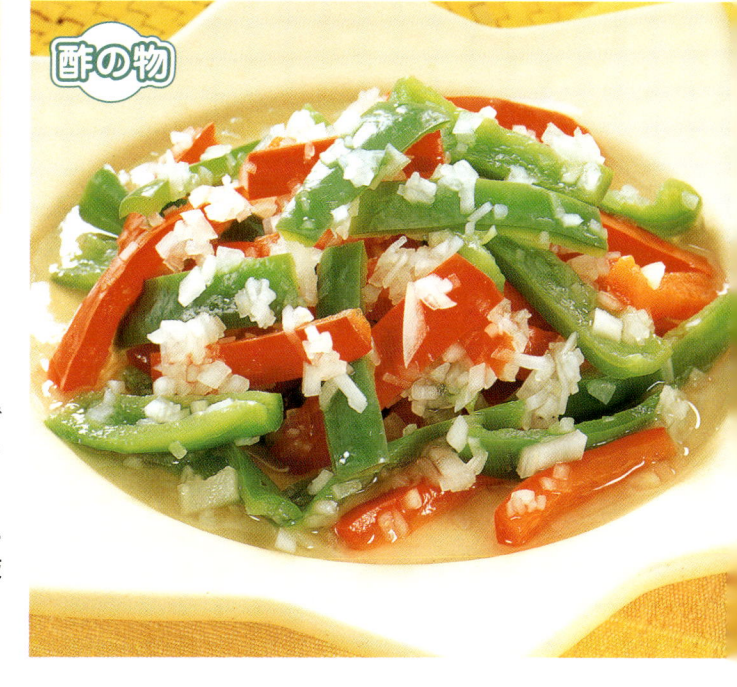

作り方

❶ピーマンと赤ピーマンは鍋に沸かした熱湯でしんなりするまでゆで、ざるに上げて水けをきり、冷めたら細切りにする。
❷玉ねぎとセロリはそれぞれみじん切りにする。
❸ボウルにAと②を入れてよくまぜ、マリネ液を作る。
❹③に①を入れて1時間以上漬け込む。

鉄分の補給にも最適な
ひじきときゅうりの酢の物 30 kcal　塩分 1.3 g

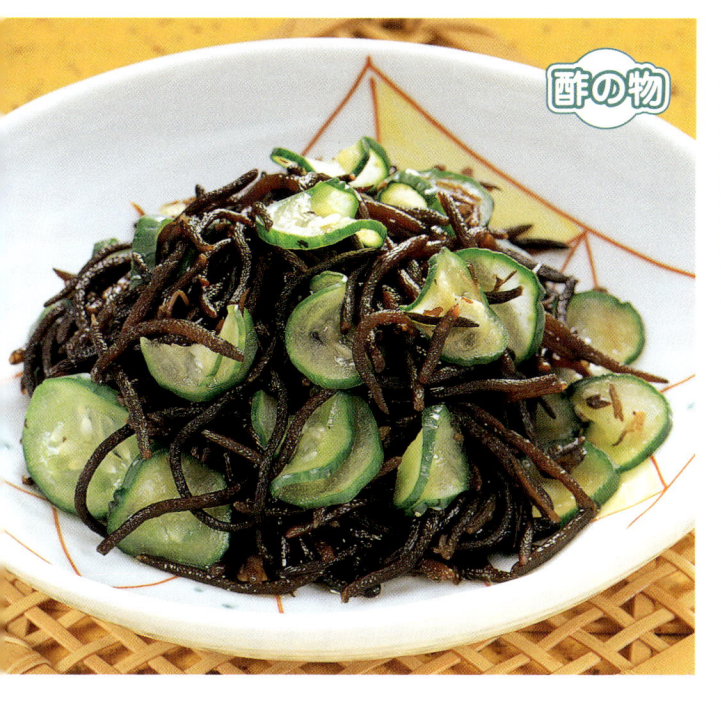

材　料（1人分）

ひじき（乾燥）………………… 8g
きゅうり ……………………… 20g
塩 ……………………………… 0.3g
A ┌ だし汁 ………………… 大さじ 1
├ 酢 …………………… 小さじ 2
├ しょうゆ …………… 小さじ 1
└ 砂糖 ………………… 小さじ 2/3

作り方

❶ひじきは洗って、かぶるくらいの水に浸し、20分ほどおいてもどす。これを鍋に沸かした熱湯にさっと通し、ざるに上げて水けをきり、食べやすい長さに切る。
❷きゅうりは薄い小口切りにし、ボウルに入れて塩を全体にからめ、しんなりしたら水けを軽くしぼる。
❸別のボウルにAを入れてよくまぜ、合わせ酢を作る。ここに①と②を入れてあえる。

シャキッとした歯ざわりを残してゆでるのがコツ
れんこんの甘酢カレー風味

40 kcal　塩分 **0.2** g

酢の物

材料（1人分）
れんこん	40g
A　だし汁	小さじ1
酢	小さじ1
砂糖	小さじ $\frac{2}{3}$
塩	0.2g
カレー粉	小さじ $\frac{1}{2}$
青のり	少々

作り方
❶ れんこんは薄い半月切りにして水にさらし、酢少々（分量外）を加えた熱湯でさっとゆで、ざるに上げる。
❷ Aをボウルに入れてよくまぜ合わせ、①を熱いうちにつけ込む。ときどき上下を返しながら、30分ほど冷蔵庫で冷やす。
❸ ②を器に盛り、青のりを振る。

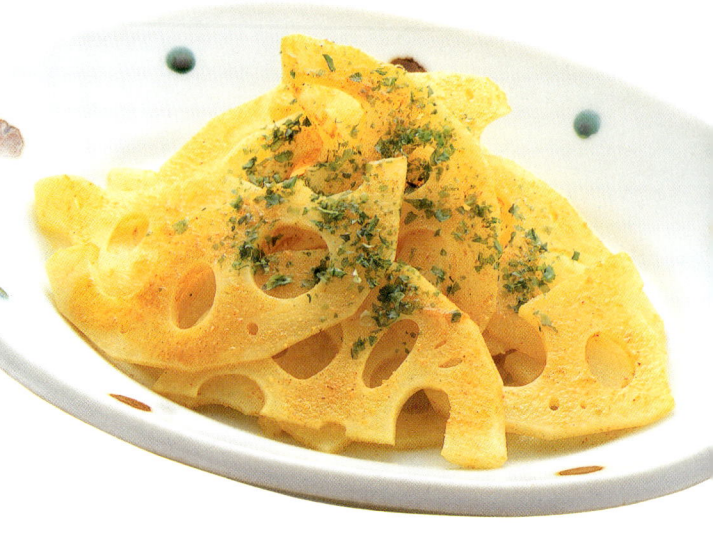

カットわかめを使ってスピード調理
わかめとツナの酢の物

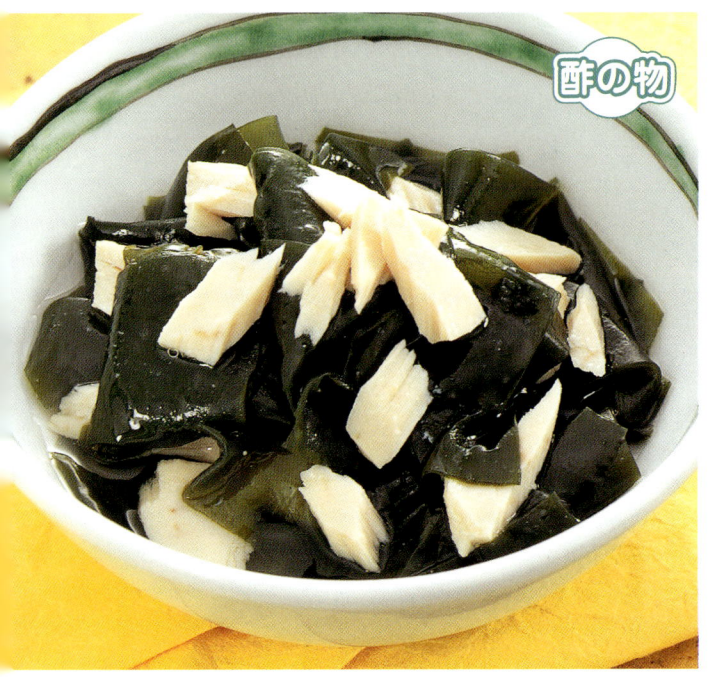

40 kcal　塩分 **0.6** g

酢の物

材料（1人分）
カットわかめ（乾燥）	2g
ツナ（油漬け缶詰め）	10g
A　酢	大さじ $\frac{1}{2}$ 弱
砂糖	小さじ $\frac{2}{3}$
塩	0.2g

作り方
❶ カットわかめは水につけてもどし、水けをしぼる。
❷ ツナは缶から出して油をきり、身をあらくほぐす。
❸ ボウルにAを入れてよくまぜ、①と②をあえて、器に盛る。

とうがらしを加えた野菜の甘酢漬け
かぶときゅうりのあちゃら漬け 30 kcal 塩分 0.9 g

漬け物

材料（1人分）
- かぶ・・・・・・・・・・・・・・・20g
- きゅうり・・・・・・・・・・・・・30g
- レモン（薄輪切り）・・・・・・2枚
- 赤とうがらし（小口切り）・・少々
- A
  - しょうゆ・・・・・・・・・小さじ1
  - 酢・・・・・・・・・・・・・大さじ$1\frac{1}{2}$
  - だし汁・・・・・・・・・・大さじ1
  - 砂糖・・・・・・・・・・・・小さじ$\frac{2}{3}$
  - 塩・・・・・・・・・・・・・・0.2g

副菜

作り方
❶かぶは薄めのいちょう切りにし、きゅうりは薄い輪切りにする。
❷レモンの薄輪切りは、1枚を4等分に切る。
❸容器に①と②、赤とうがらしの小口切りを入れてAを加え、よくまぜて重しをし、そのまま3時間ほどおく。

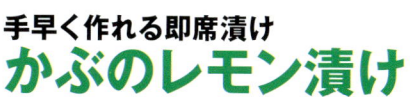

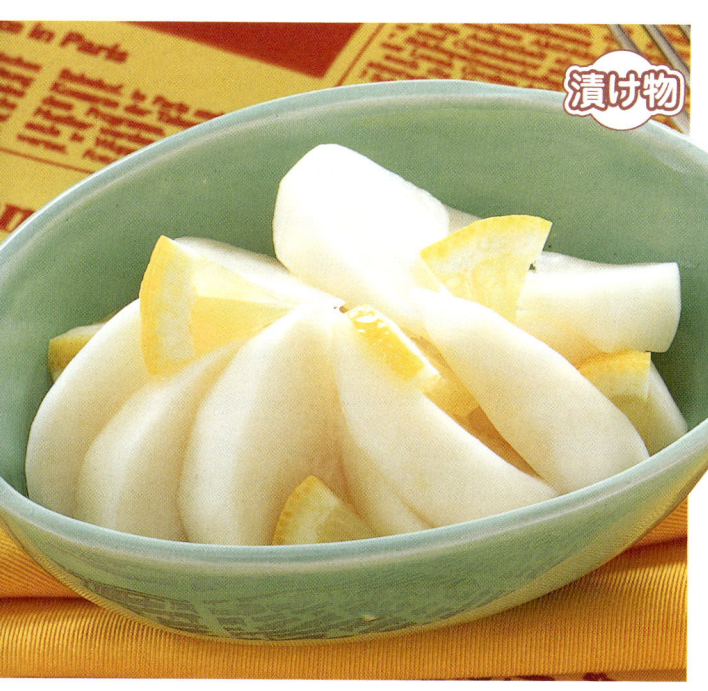

手早く作れる即席漬け
かぶのレモン漬け 30 kcal 塩分 0.5 g

漬け物

材料（1人分）
- かぶ・・・・・・・・・・・・・・・80g
- 塩・・・・・・・・・・・・・・・・0.5g
- レモン汁・・・・・・・・・・・小さじ2
- 砂糖・・・・・・・・・・・・・・小さじ$\frac{2}{3}$
- レモン（薄輪切り）・・・・・・1枚

作り方
❶かぶは7〜8mm厚さのくし形に切る。これをボウルに入れて塩を振り、全体にからめる。
❷①がしんなりしたら、レモン汁と砂糖を加えてまぜ、1時間以上漬け込む。
❸②を器に盛り、レモンの薄輪切りをいちょう切りにして散らす。

野菜補給の常備菜にしたい
カリフラワーとにんじんのピクルス 40 kcal　塩分 0.5 g

漬け物

材料（1人分）

- カリフラワー‥‥50g
- セロリ‥‥‥‥20g
- にんじん‥‥‥15g
- ローリエ‥‥‥$\frac{1}{2}$枚

A
- 水‥‥大さじ2
- 酢‥‥大さじ1$\frac{2}{3}$
- 砂糖‥小さじ$\frac{2}{3}$
- 塩‥‥‥0.5g
- こしょう‥少々

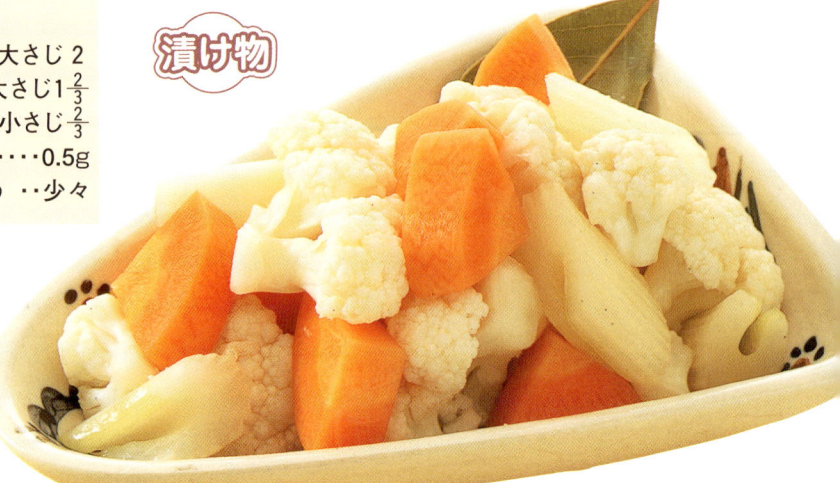

作り方

❶カリフラワーは小房に分けて水に10分ほどさらし、水けをきる。
❷セロリは筋をとって1.5cm幅くらいの斜め切りにする。
❸にんじんは1cm厚さくらいのいちょう切りにする。
❹鍋にAとローリエを入れて煮立て、砂糖がとけたら火を止める。
❺①、②、③をボウルに入れて合わせ、熱々の④を回しかけ、全体になじませてしばらくおく。

ポリ袋を利用して手軽に作れる
キャベツときゅうりの即席漬け 30 kcal　塩分 1.7 g

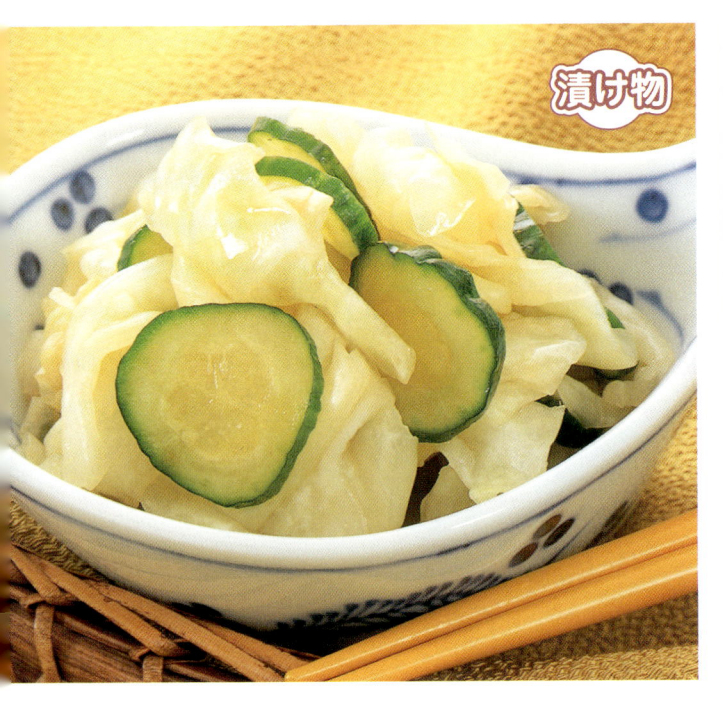

漬け物

材料（1人分）

- キャベツ‥‥‥‥‥‥‥‥‥‥40g
- きゅうり‥‥‥‥‥‥‥‥‥‥20g
- しょうが‥‥‥‥‥‥‥‥‥‥少々

A
- 薄口しょうゆ‥‥‥‥‥小さじ2
- 酢‥‥‥‥‥‥‥‥‥小さじ$\frac{1}{2}$強
- みりん‥‥‥‥‥‥‥‥小さじ$\frac{1}{2}$
- 水‥‥‥‥‥‥‥‥‥‥大さじ2

作り方

❶キャベツは1.5～2cm角に切り、きゅうりは薄い輪切りにする。
❷しょうがはすりおろす。
❸小さなボウルにAと②を入れ、よくまぜ合わせる。
❹ポリ袋に①と③を入れて手で少しもみ込み、そのまましばらくおく。
❺野菜がしんなりしたら、漬け汁を軽くしぼって器に盛る。

副菜

サラダ感覚のさっぱりとした一品
キャベツの甘酢漬け

30 kcal　塩分 **0.5** g

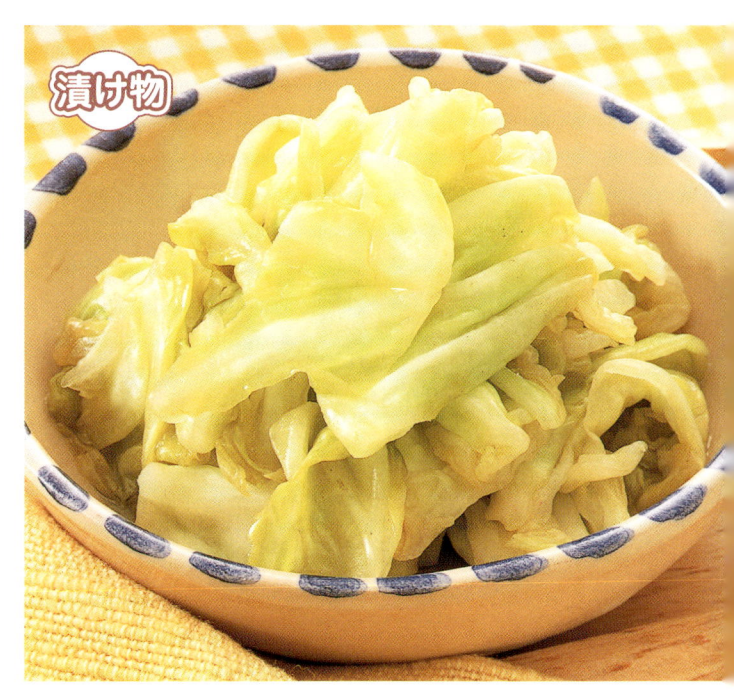

漬け物

材料（1人分）
- キャベツ ……………………… 80g
- A
  - だし汁 …………………… 大さじ1
  - 酢 ………………………… 小さじ2
  - 砂糖 ……………………… 小さじ$\frac{2}{3}$
  - 塩 ………………………… 0.5g

作り方
❶キャベツは食べやすい大きさに切る。
❷鍋にAを合わせて火にかけ、一煮立ちして砂糖がとけたら火を止める。
❸①をボウルに入れ、熱々の②をかけてしばらくおく。
❹キャベツがややしんなりしたら、漬け汁を軽くしぼって器に盛る。

豆板醤（トウバンジャン）でピリッと辛みをきかせた
たたききゅうりの中華風

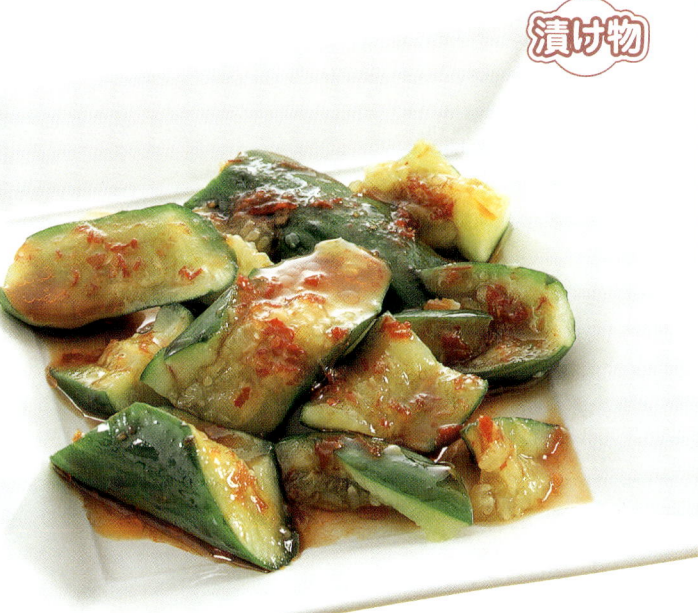

30 kcal　塩分 **1.7** g

漬け物

材料（1人分）
- きゅうり ……………………… 50g
- 塩 ……………………………… 0.3g
- A
  - しょうゆ ………………… 小さじ$\frac{1}{3}$
  - 酢 ………………………… 小さじ$\frac{1}{2}$強
  - 豆板醤 …………………… 少々
  - ごま油 …………………… 小さじ$\frac{1}{2}$

作り方
❶きゅうりは洗ってまな板にのせ、すりこ木などでたたいて、ひびを入れる。これを乱切りにし、器に入れて塩を振っておく。
❷ボウルにAの調味料を入れ、よくまぜ合わせておく。
❸①の水けをふき、②に入れてまぜ、味がなじむまでしばらくおく。

うどの白い色を生かして煮る
うどの白煮

30 kcal　塩分 **0.8** g

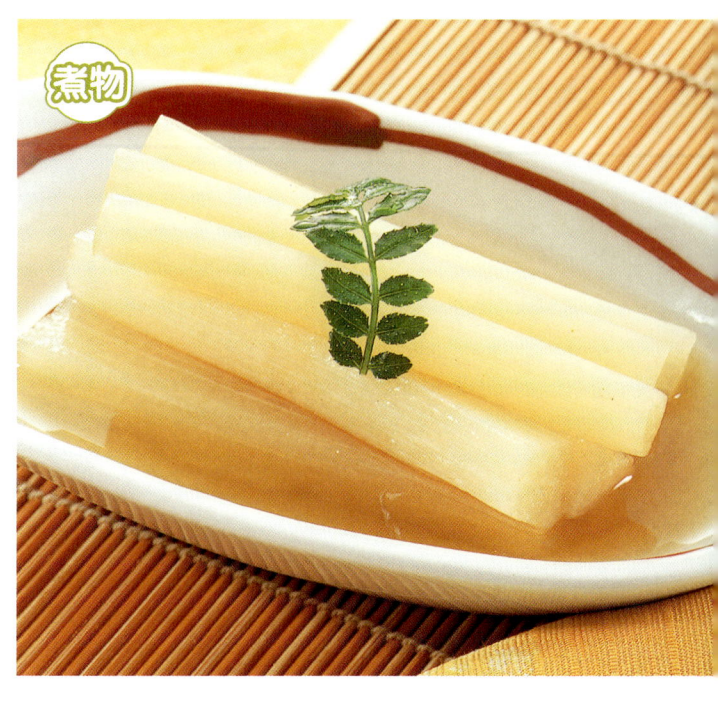

材　料（1人分）
うど	75g
A　だし汁	$\frac{1}{4}$ カップ
日本酒	小さじ1
みりん	小さじ $\frac{1}{3}$
塩	0.2g
薄口しょうゆ	小さじ $\frac{2}{3}$

作 り 方
❶うどは皮を厚めにむいた状態で75gを用意し、縦に6～8等分に切る。すぐ酢少々（分量外）を落とした水につけ、10分ほどおいてざるにあけ、水けをきる。
❷鍋にAと①を入れて火にかけ、うどがやわらかくなるまで中火で煮る。
❸②に薄口しょうゆを加えて一煮し、火を止めてそのまましばらくおいて味を含ませる。
❹③を器に盛り、あれば木の芽を1枚のせる。

4種類のきのこで作る
きのこしぐれ

30 kcal　塩分 **0.7** g

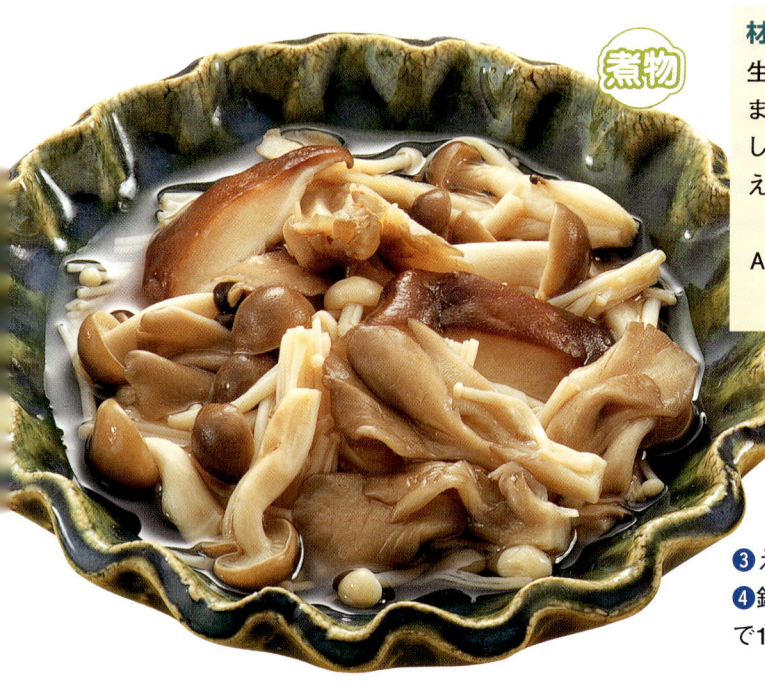

材　料（1人分）
生しいたけ	1個
まいたけ	20g
しめじ	30g
えのきだけ	30g
A　だし汁	$\frac{1}{3}$ カップ
しょうゆ	小さじ1
みりん	小さじ1

作 り 方
❶生しいたけは三～四つにそぎ切りにする。
❷まいたけは手で食べやすい大きさにほぐし、しめじは小分けにする。
❸えのきだけは長さを半分に切る。
❹鍋にAと①、②、③を入れて火にかけ、弱火で10分ほど煮る。

具だくさんのスープ感覚で食べたい
キャベツのスープ煮

30 kcal　塩分 **1.1** g

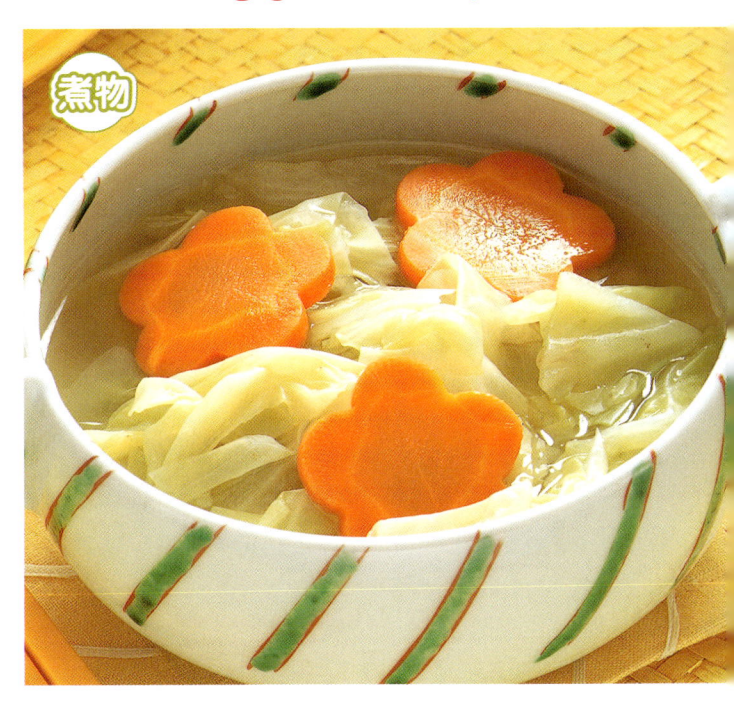

煮物

材料（1人分）
キャベツ	100g（2枚）
にんじん	10g
A　水	1カップ
コンソメスープの素（固形）	$\frac{1}{2}$個
塩	0.2g
こしょう	少々

作り方
❶ キャベツはかたい芯の部分を切りとり、3～4cm角に切る。
❷ にんじんは薄切りにしたあと、梅形に切るか、好みの型で抜く。
❸ 鍋にAを入れて煮立て、①と②を入れてやわらかくなるまで煮る。

食物繊維がたっぷりとれる
切り昆布の煮物

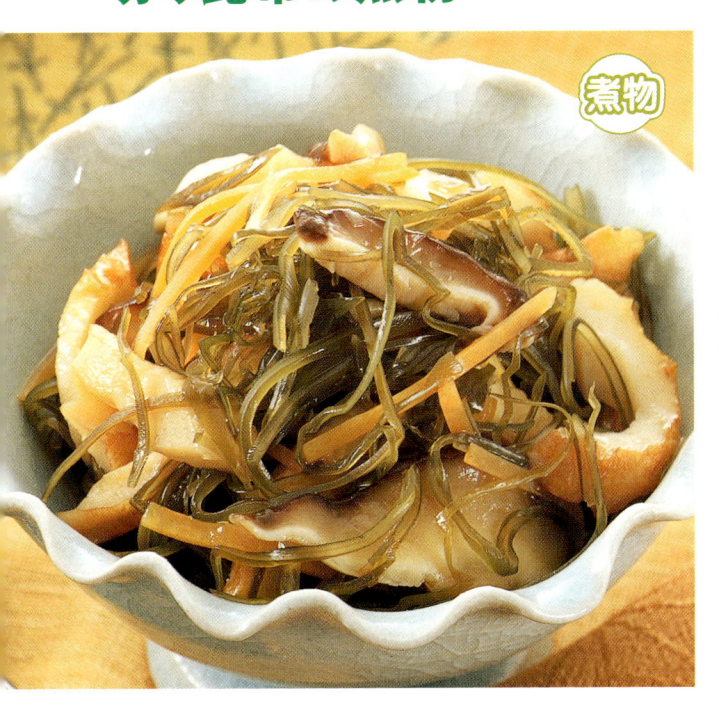

40 kcal　塩分 **1.6** g

煮物

材料（1人分）
切り昆布（乾燥）	2g
にんじん	10g
生しいたけ	1個
ちくわ	15g
A　だし汁	$\frac{1}{4}$カップ
しょうゆ	大さじ$\frac{1}{2}$弱
みりん	小さじ$\frac{1}{2}$

作り方
❶ 切り昆布は水に15分ほどつけてもどし、ざるに上げて水けをよくきる。
❷ にんじんはせん切りにし、生しいたけは薄切りにする。
❸ ちくわは縦半分に切り、1cm厚さくらいの斜め切りにする。
❹ 鍋にAを入れて煮立て、①、②、③を入れて昆布がやわらかくなるまで煮る。

薄味に仕上げた新和風味
しめじとたけのこのうま煮

40 kcal　塩分 **1.3** g

煮物

材料（1人分）
- しめじ……………………50g
- ゆでたけのこ……………30g
- 貝割れ菜…………………20g
- A
  - だし汁……………………1/3カップ
  - しょうゆ…………………大さじ1/2弱
  - 日本酒……………………小さじ1/2
  - 砂糖………………………小さじ2/3
  - 塩…………………………0.2g

作り方
❶しめじは小分けにする。
❷ゆでたけのこは鍋に沸かした熱湯で軽くゆで、薄切りにする。
❸貝割れ菜は長さを半分に切る。
❹鍋にAを入れて火にかけ、煮立ったら①と②を入れて中火で煮る。煮汁が少し残る程度になったら、③を加えて一煮する。

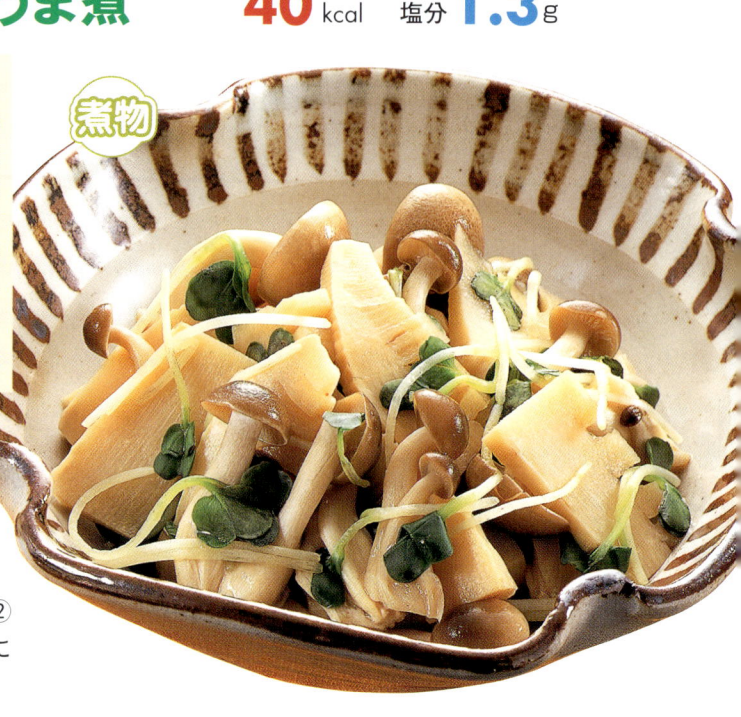

秋の食材のとり合わせ
春菊ときのこの煮びたし

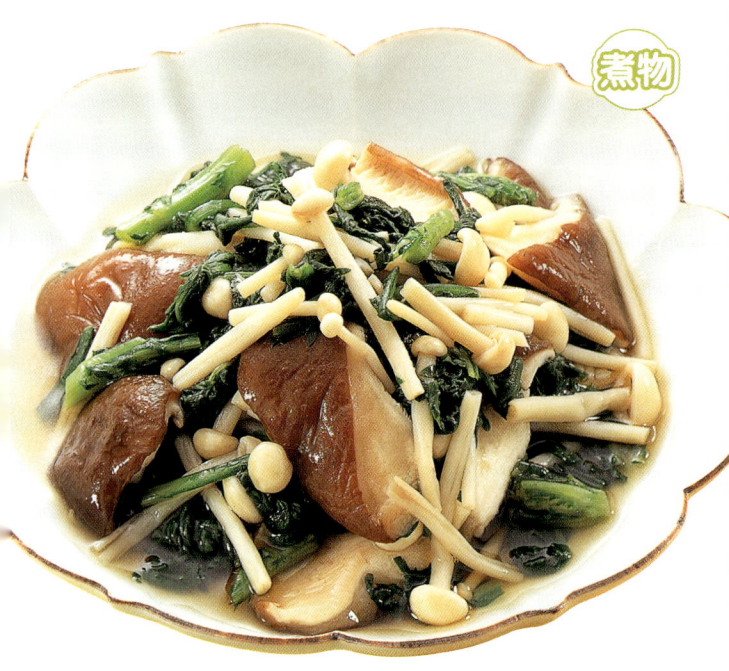

40 kcal　塩分 **0.8** g

煮物

材料（1人分）
- 春菊…………………………50g
- 生しいたけ…………………2個
- えのきだけ…………………25g
- A
  - だし汁……………………1/4カップ
  - しょうゆ…………………小さじ1
  - みりん……………………小さじ1

作り方
❶春菊は鍋に沸かした熱湯でしんなりするまでゆで、水にとって冷まし、水けをしぼって食べやすい長さに切る。
❷生しいたけは薄切りに、えのきだけは3cmくらいの長さに切ってほぐしておく。
❸鍋にAを入れて煮立て、①と②を入れて、きのこに火が通るまで中火で煮る。

副菜

低エネルギーのしらたきをじょうずに利用
しらたきと干しえびのいり煮　40 kcal　塩分 0.6 g

煮物

材 料（1人分）
- しらたき……50g
- 干しえび……5g
- 青梗菜（チンゲンサイ）……10g
- 赤とうがらし（小口切り）……少々
- A
  - だし汁……1/4カップ
  - しょうゆ……小さじ1/2
  - みりん……小さじ1/2
- ごま油……小さじ1/3

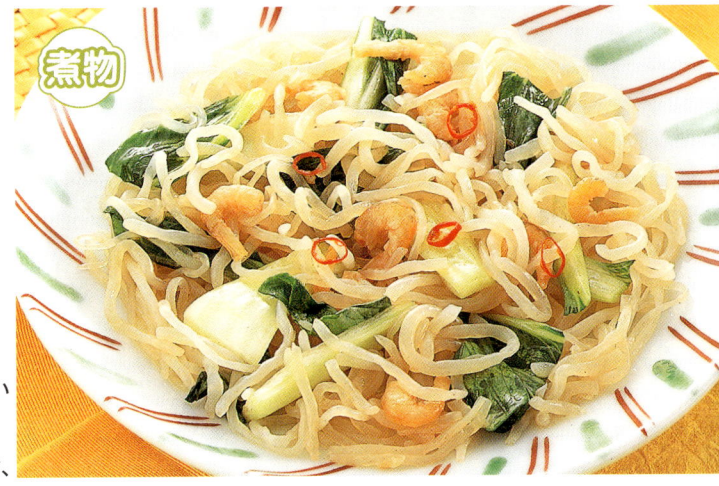

作り方
❶干しえびはぬるま湯につけてもどし、殻は除いておく。
❷しらたきは鍋に沸かした熱湯で1分ほどゆで、ざるに上げて水けをきり、食べやすい長さに切る。
❸青梗菜は茎と葉に切り分け、食べやすい大きさに切る。
❹鍋にごま油と赤とうがらしを入れて弱火にかける。香りが出てきたら強火にして❸の茎を先に炒め、ややしんなりしたところで葉も加えて炒め合わせ、いったんとり出しておく。
❺❹の鍋に❶と❷を入れて強火で炒め合わせ、全体に油が回ったらAを加えてほぼ汁けがなくなるまで煮、青梗菜をもどし入れてまぜる。

かつおのうまみをゆっくり含ませた
たけのこのおかか煮　40 kcal　塩分 0.8 g

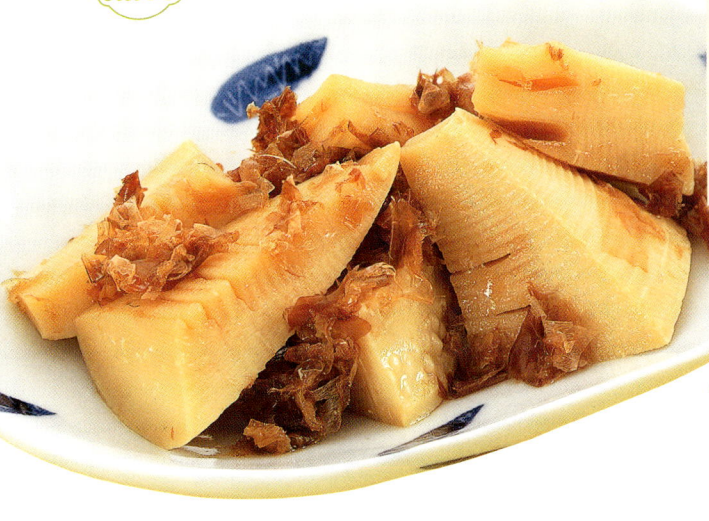

煮物

材 料（1人分）
- ゆでたけのこ……50g
- 削りがつお……3g
- A
  - だし汁……1/4カップ
  - しょうゆ……小さじ1
  - 日本酒……小さじ1/2
  - みりん……小さじ1/3

作り方
❶ゆでたけのこは根元は半月切りに、穂先はくし形切りにし、鍋に沸かした熱湯で軽くゆで、ざるに上げる。
❷鍋にAと削りがつお、❶を入れて強火にかけ、煮立ったら火を弱め、汁けがほぼなくなるまで煮る。

中国野菜を和風の味つけで楽しむ
青梗菜と干し桜えびの煮物

30 kcal　塩分 **0.8** g

煮物

材　料（1人分）

青梗菜‥‥‥‥‥‥‥‥‥‥‥‥80g
干し桜えび‥‥‥‥‥‥‥3g（大さじ1）
A ┌ だし汁‥‥‥‥‥‥‥‥‥‥小さじ2
　├ しょうゆ‥‥‥‥‥‥‥‥‥小さじ1
　├ 日本酒‥‥‥‥‥‥‥‥‥‥小さじ1
　└ みりん‥‥‥‥‥‥‥‥‥小さじ$\frac{1}{2}$

作り方

❶青梗菜は、葉の部分はざく切りにし、茎元のかたい部分は、火の通りをよくするために縦に薄く切る。
❷鍋にAを入れて煮立て、①と干し桜えびを加え、ふたをして弱めの中火で煮る。
❸②の青梗菜がしんなりして味がしみたら、火を止めて器に盛る。

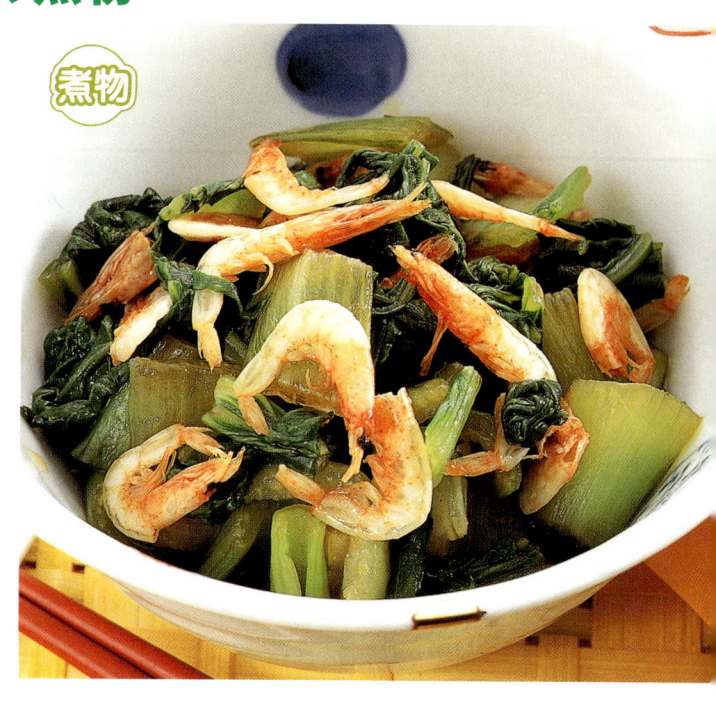

冷やしても美味な夏の味わい
とうがんとかに缶のスープ煮

30 kcal　塩分 **1.4** g

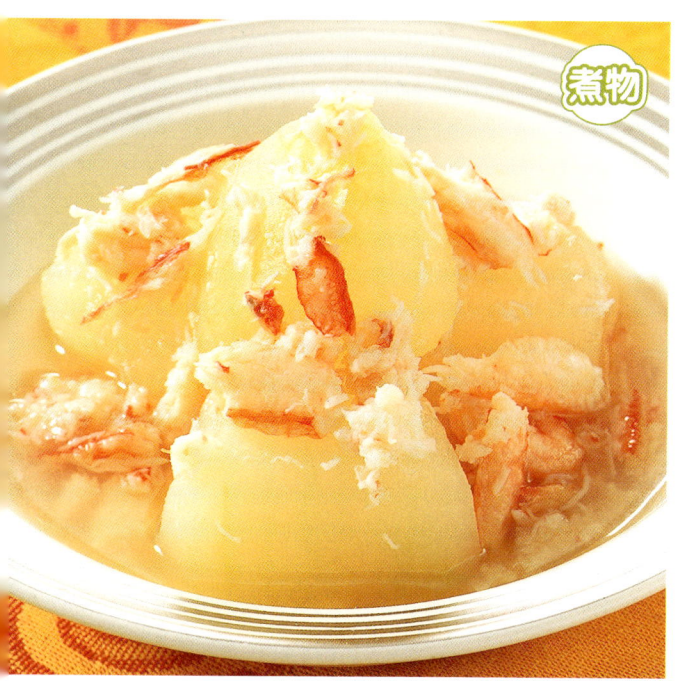

煮物

材　料（1人分）

とうがん‥‥‥‥‥‥‥‥‥‥‥80g
ずわいがに（缶詰め）‥‥‥‥‥‥20g
A ┌ 水‥‥‥‥‥‥‥‥‥‥‥‥1カップ
　└ コンソメスープの素（固形）‥‥$\frac{1}{2}$個
塩‥‥‥‥‥‥‥‥‥‥‥‥‥‥0.2g
こしょう‥‥‥‥‥‥‥‥‥‥‥‥少々

作り方

❶とうがんは種とわたを除いて一口大に切り、皮をむいて面取り（切り口の角を細くむきとる）する（この状態のものを80g使う）。
❷ずわいがには軟骨をとり除き、身をあらくほぐす。
❸鍋にAを入れて煮立て、①を加えて弱火で10分ほどコトコト煮る。八分どおり火が通ったら（竹串を刺してみて、ややかたいものの、とうがんに竹串が通る状態）②を加え、さらにとうがんがやわらかくなるまで煮る。
❹塩とこしょうで味をととのえる。

副菜

冷めてもおいしい
にんじんのピリ煮

40 kcal　塩分 **0.8** g

煮物

材料（1人分）
にんじん・・・・・・・・・・・・・・・・・・・・・50g
赤とうがらし（小口切り）・・・・・・・・・少々
A ┌ だし汁・・・・・・・・・・・・・・・・・$\frac{1}{4}$カップ
　├ しょうゆ・・・・・・・・・・・・・・・・小さじ1
　└ みりん・・・・・・・・・・・・・・・・・小さじ1

作り方
❶にんじんは皮をむいて一口大の乱切りにする。
❷鍋にAを入れて煮立て、①と赤とうがらしの小口切りを入れてにんじんがやわらかくなるまで煮る。

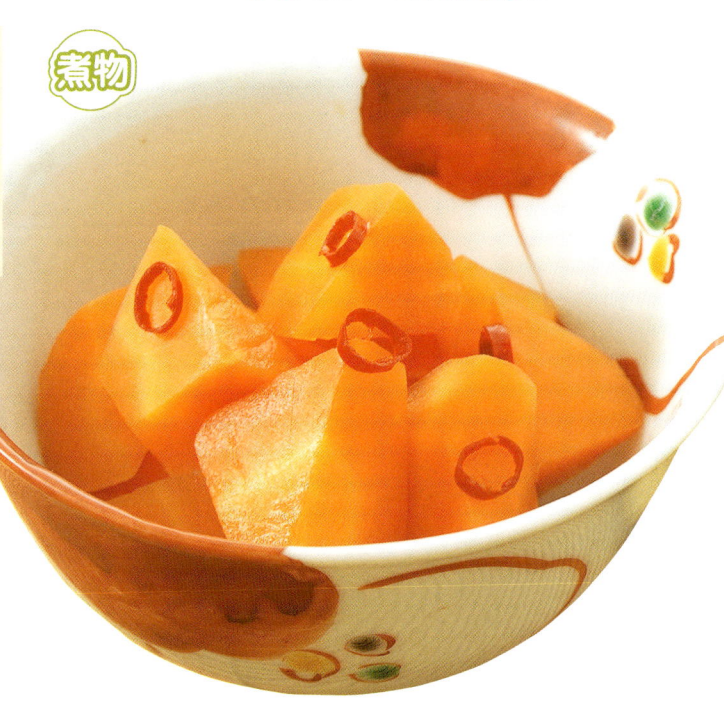

甘みが増す旬の冬ねぎで作りたい
ねぎのスープ煮

30 kcal　塩分 **1.2** g

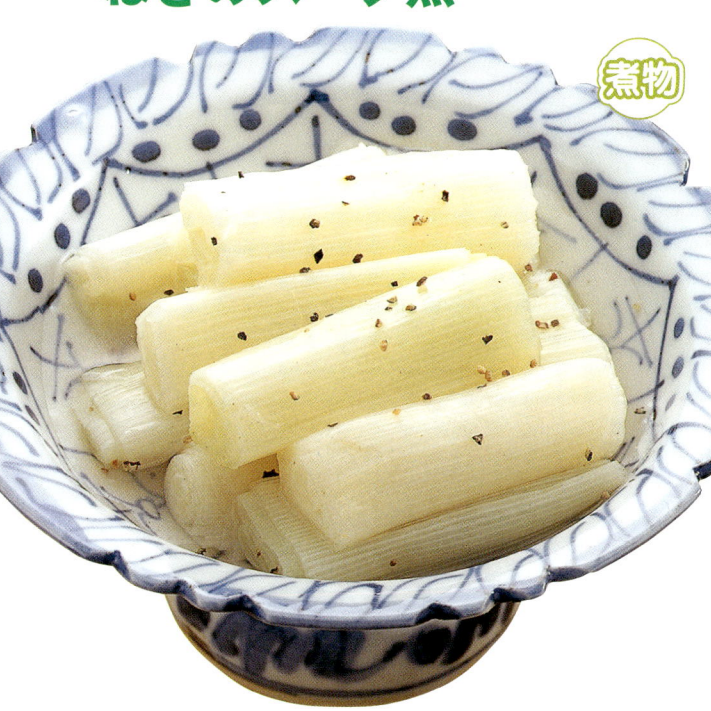

煮物

材料（1人分）
長ねぎ・・・・・・・・・・・・・・・・・・100g（約1本）
コンソメスープの素（固形）・・・・・・・$\frac{1}{2}$個
塩・・・・・・・・・・・・・・・・・・・・・・・・・・・0.3g
こしょう・・・・・・・・・・・・・・・・・・・・・・少々

作り方
❶長ねぎは5cmほどの長さに切りそろえる。
❷鍋に①を入れ、かぶるくらいの水を注いで強火にかける。煮立ったら火を弱め、コンソメスープの素を加えてねぎがやわらかくなるまで煮て、塩とこしょうで味をととのえる。

ベーコンでコクとうまみをつけた
白菜のスープ煮

30 kcal　塩分 **1.2** g

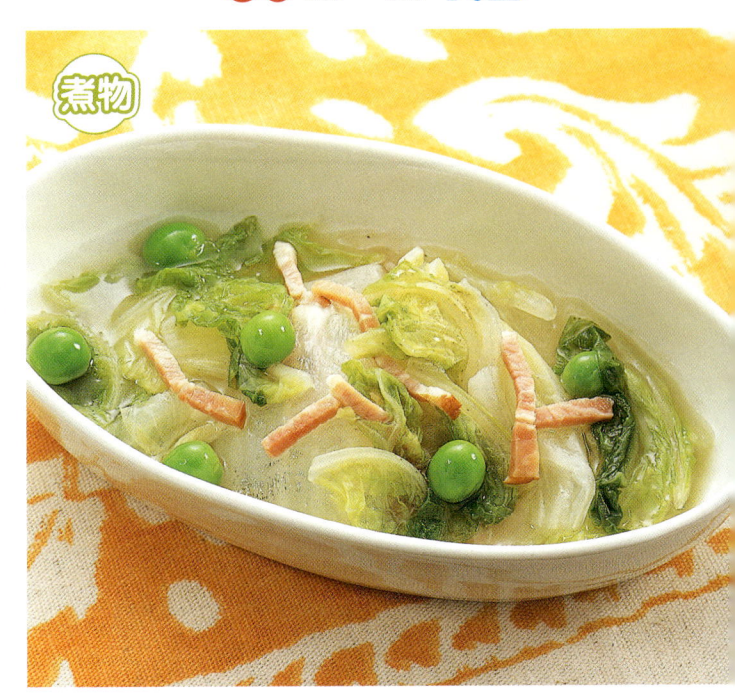

煮物

材料（1人分）
白菜	50g（約1/2枚）
ベーコン	5g
グリンピース	3g
コンソメスープの素（固形）	1/2個
塩	0.2g
こしょう	少々

作り方
❶白菜は縦半分に切ったのち、2〜3cm幅のざく切りにし、茎と葉に分けておく。
❷ベーコンは細く切る。
❸鍋に①の茎と②を入れ、かぶるくらいの水を注いで強火にかける。煮立ったら火を弱めて、コンソメスープの素をくずし入れる。茎がしんなりするまで煮、葉とグリンピースを加えて一煮し、塩とこしょうで味をととのえる。

コンソメの塩味だけであっさりと煮る
ブロッコリーのスープ煮

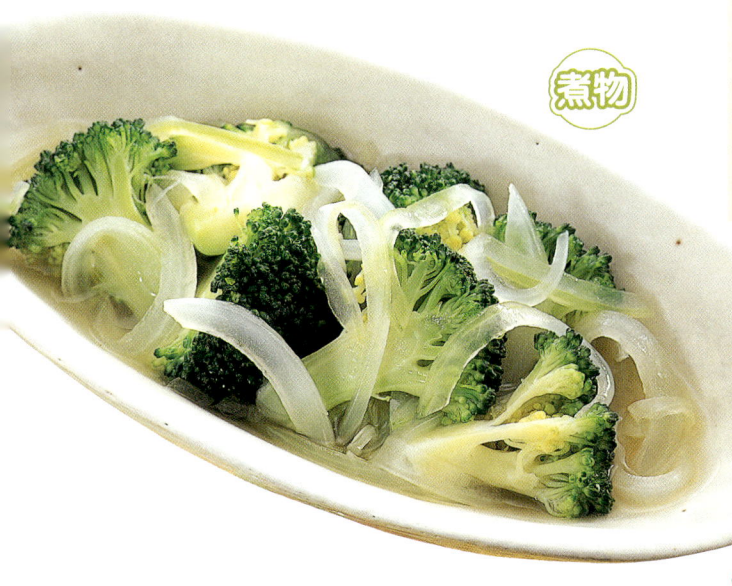

30 kcal　塩分 **0.7** g

煮物

材料（1人分）
ブロッコリー	50g
玉ねぎ	20g
A　水	1/2カップ
コンソメスープの素（固形）	1/2個弱
こしょう	少々

作り方
❶ブロッコリーはかたい茎を切り離し、小房に切り分ける。これを塩少々（分量外）を加えた水に浸してから水で洗い、ざるに上げて水けをきっておく。
❷玉ねぎは薄切りにする。
❸鍋にAを入れて煮立て、①と②を加えて弱めの中火で煮る。
❹③の野菜がしんなりしたら、こしょうを加えて味をととのえる。

副菜

春の新物同士を組み合わせた
若竹煮

30 kcal　塩分 **1.0** g

煮物

材料（1人分）
ゆでたけのこ ……………………40g
わかめ（塩蔵） ……………………15g
A ┌ だし汁 ……………………… 1/4カップ
　├ しょうゆ …………………… 小さじ1
　└ みりん ……………………… 小さじ1

作り方
❶わかめは塩を洗い流して水けをきり、食べやすい長さに切る。
❷ゆでたけのこは鍋に沸かした熱湯でさっとゆでて、薄切りにする。
❸鍋にAを入れて煮立て、②を入れて10分ほど煮、①を鍋端に加えて一煮する。

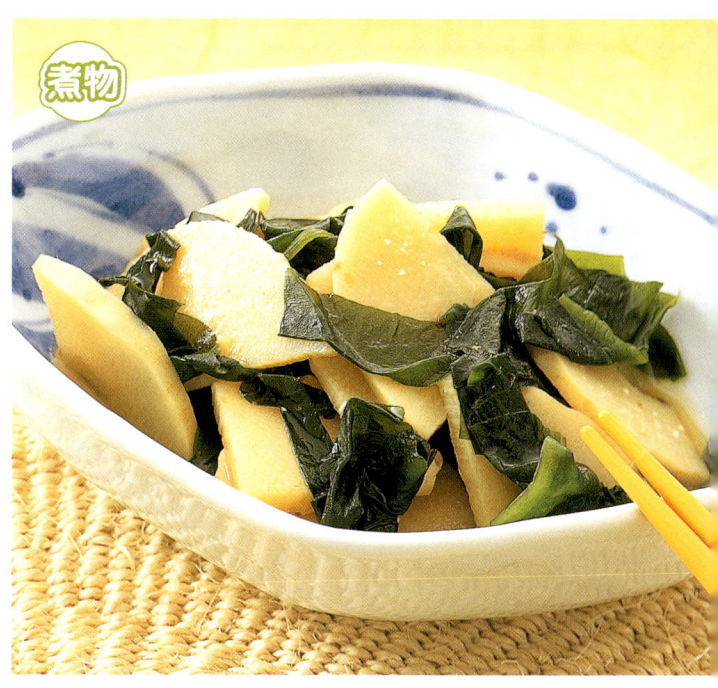

相性のよい油揚げと煮合わせた
わらびの煮びたし

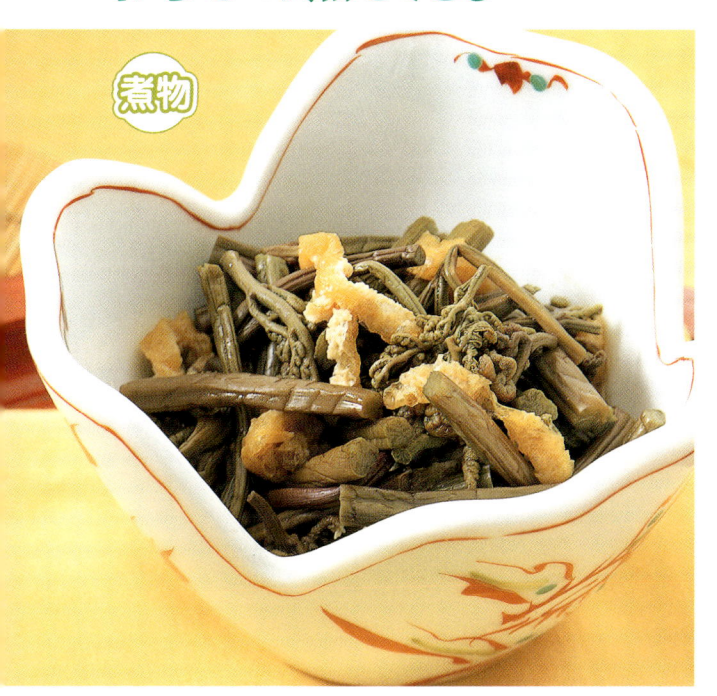

40 kcal　塩分 **0.7** g

煮物

材料（1人分）
わらび（水煮） ……………………70g
油揚げ ……………………………… 3g
A ┌ だし汁 ……………………… 1/4カップ
　├ しょうゆ …………………… 小さじ1
　└ みりん ……………………… 小さじ1

作り方
❶わらびは水で洗い、3～4cm長さに切る。
❷油揚げは熱湯を回しかけて油抜きし、細切りにする。
❸鍋にAを入れて煮立て、①と②を入れて一煮する。火を止めて鍋に入れたまま冷まし、味を含ませる。

白ワインの風味でおいしさアップ
きのこのワイン蒸し

40 kcal　塩分 **0.3** g

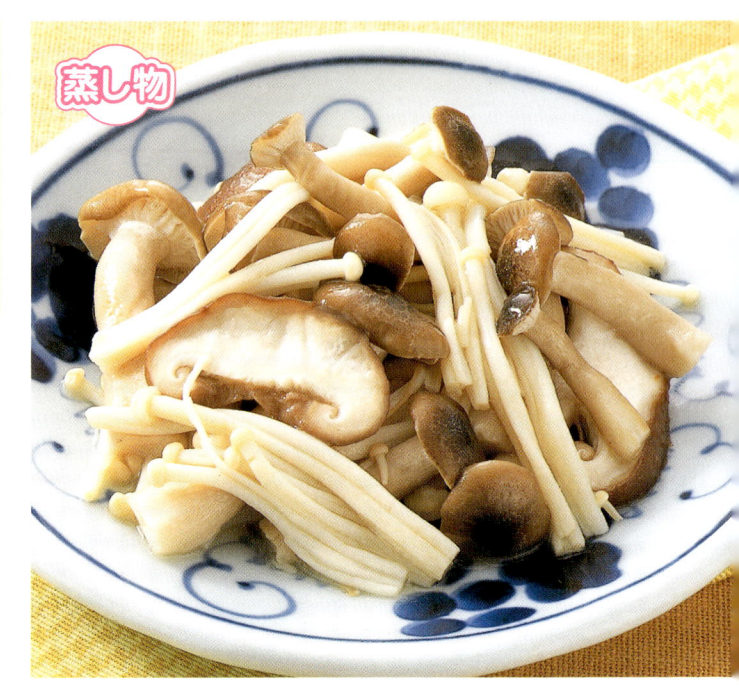

蒸し物

材料（1人分）
しめじ	30g
えのきだけ	20g
生しいたけ	1個
白ワイン	小さじ2
塩	0.2g
バター	小さじ$\frac{1}{2}$強

作り方
❶しめじは小分けにし、えのきだけは長さを半分に切ってほぐす。生しいたけは薄切りにする。
❷フライパンにバターを入れて弱火にかけ、バターがとけたら①を入れて中火で炒める。
❸きのこがしんなりしてきたら白ワインを加えてまぜ、塩を振って、汁けがなくなるまで蒸し煮にする。

こんにゃくにみそをつけて香ばしく焼いた
田楽（でんがく）

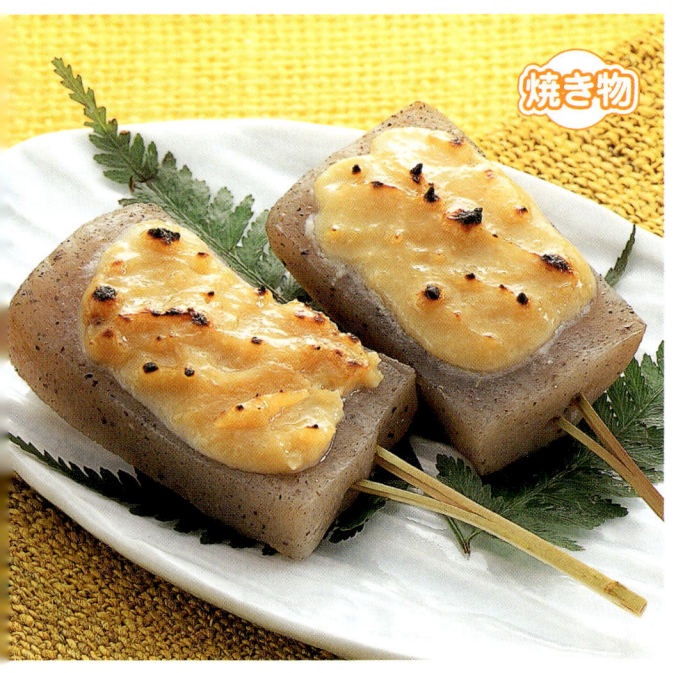

30 kcal　塩分 **0.4** g

焼き物

材料（1人分）
板こんにゃく	50g
昆布	3cm
A ┌ 白みそ	小さじ1
├ 砂糖	小さじ$\frac{2}{3}$
└ だし汁	小さじ2
ゆずの皮	少々

作り方
❶板こんにゃくは鍋に沸かした熱湯に入れ、1分ほどゆでてざるに上げ、水けをきって1cm厚さに切る。
❷鍋に水$\frac{1}{3}$カップと昆布を入れて火にかけ、一煮立ちしたら①を加えて弱火で5分ほど煮、水けをきって1切れずつ串に刺す。
❸耐熱容器にAを入れてよくまぜ、電子レンジで1分ほど加熱し、すりおろしたゆずの皮をまぜ込む。
❹②に③を等分に塗り、オーブントースターで焦げ目がつくまで焼く。

副菜

たらこを調味液に漬け込んだ市販品で
辛子明太子

40 kcal　塩分 **1.4** g

その他

材　料（1人分）
辛子明太子･････････････････25g
大根･････････････････････20g
青じそ････････････････････1枚

作り方
❶辛子明太子は1.5cm厚さくらいに切る。
❷大根はすりおろし、目のこまかいざるに入れて自然に水けをきる。
❸青じそを敷いた器に①を盛り、②を添える。

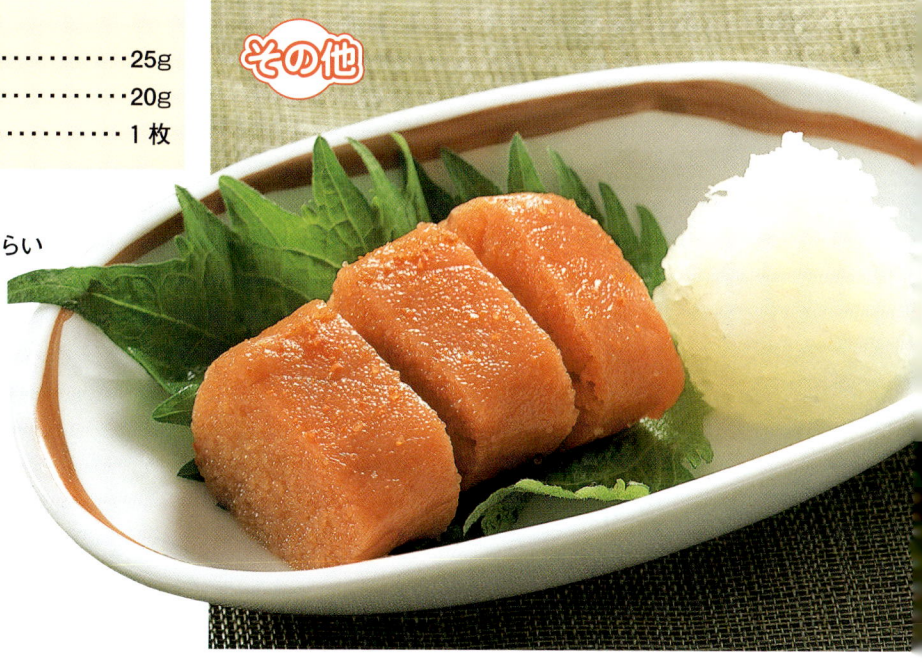

フライパンでいりつけて作る
しらたきのたらこまぶし

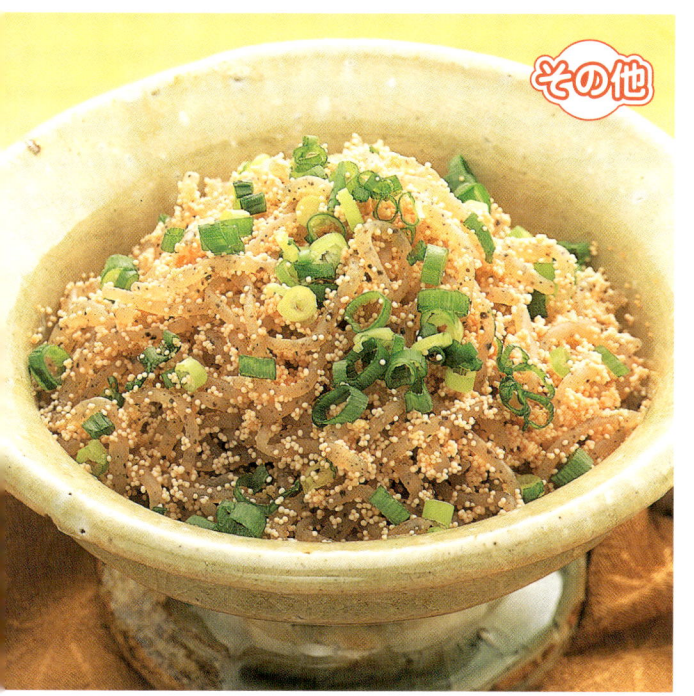

40 kcal　塩分 **0.7** g

その他

材　料（1人分）
しらたき･････････････････50g
たらこ･･･････････････････15g
万能ねぎ（小口切り）････････1本分
日本酒･･･････････････････小さじ2

作り方
❶しらたきは鍋に沸かした熱湯で1分ほどゆで、ざるに上げて水けをきり、食べやすい長さに切る。
❷たらこは薄皮に切り目を入れ、中身を包丁の背でこそぎ出す。小さめの容器に入れ、日本酒をまぜ合わせておく。
❸フライパンに①と②を入れて、油を使わずにパラリとするまで中火でいりつける。
❹③を器に盛り、万能ねぎの小口切りを散らす。

参考メモ
たらこの塩分を利用して味つけするので、特に調味料は使いません。

メリハリのついた味が新鮮
ピリ辛ホットレタス

30 kcal　塩分 **0.6** g

その他

材料（1人分）
レタス……………………40g
しょうゆ……………小さじ1弱
ラー油………………小さじ$\frac{1}{2}$

作り方
❶レタスは食べやすい大きさにちぎり、鍋に沸かした熱湯にくぐらす程度にさっとゆで、ざるに上げて手早く水けをきる。
❷①が熱いうちに器に盛り、しょうゆとラー油をかける。

参考メモ
ラー油の使用量は好みで減らしてもかまいません。

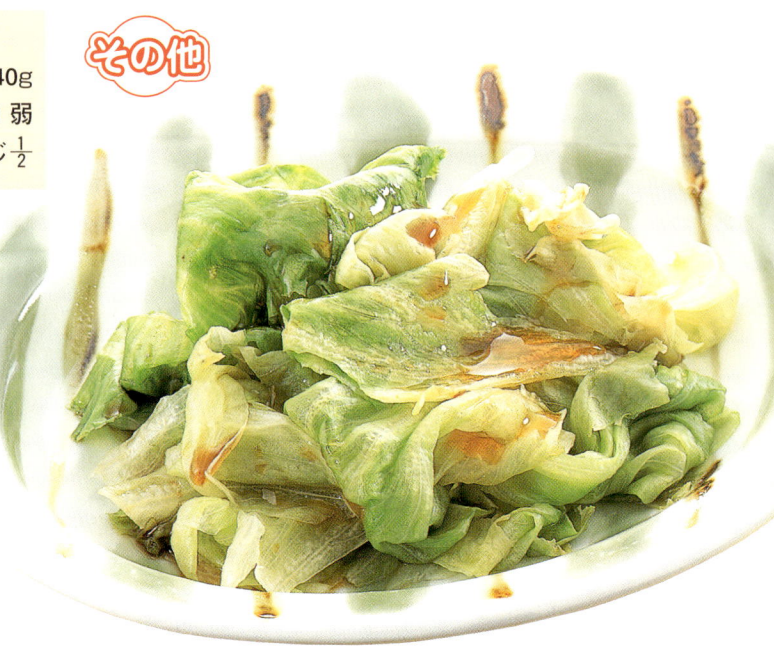

だしじょうゆをかけてさっぱりと
山いものせん切り

40 kcal　塩分 **0.4** g

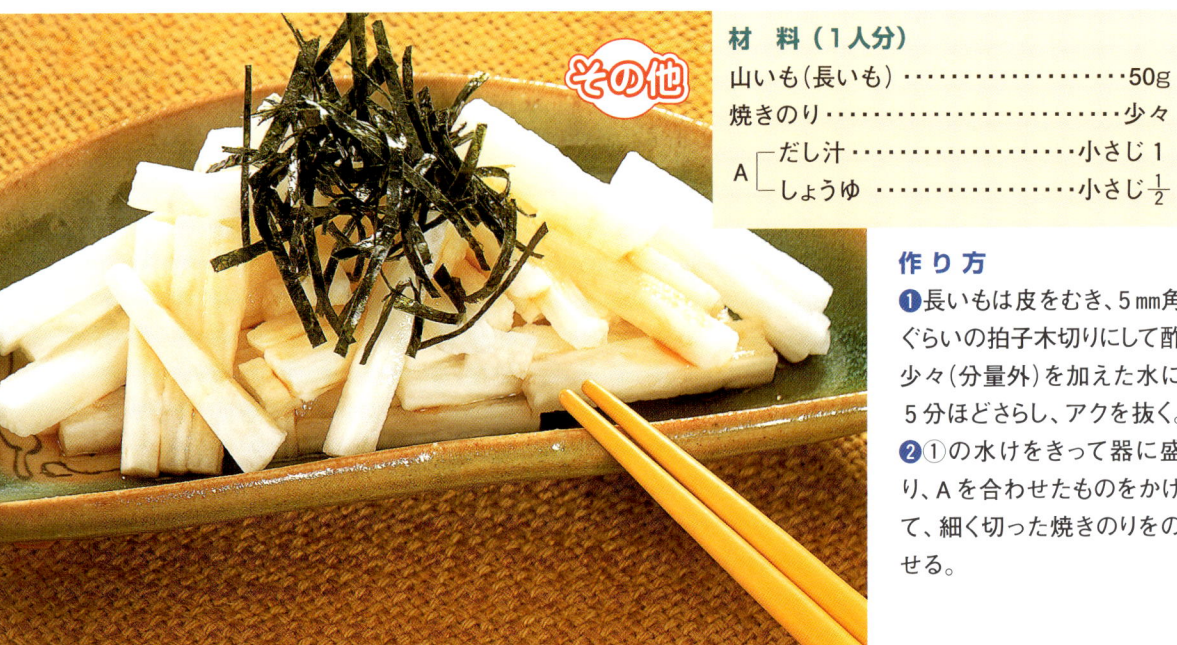

その他

材料（1人分）
山いも（長いも）……………50g
焼きのり……………………少々
A ┌ だし汁……………小さじ1
　└ しょうゆ…………小さじ$\frac{1}{2}$

作り方
❶長いもは皮をむき、5mm角ぐらいの拍子木切りにして酢少々（分量外）を加えた水に5分ほどさらし、アクを抜く。
❷①の水けをきって器に盛り、Aを合わせたものをかけて、細く切った焼きのりをのせる。

50～70kcalの
タンパク質＋野菜が中心の
健康おかず

副菜

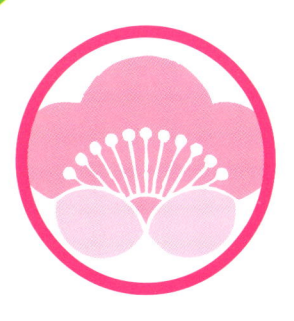

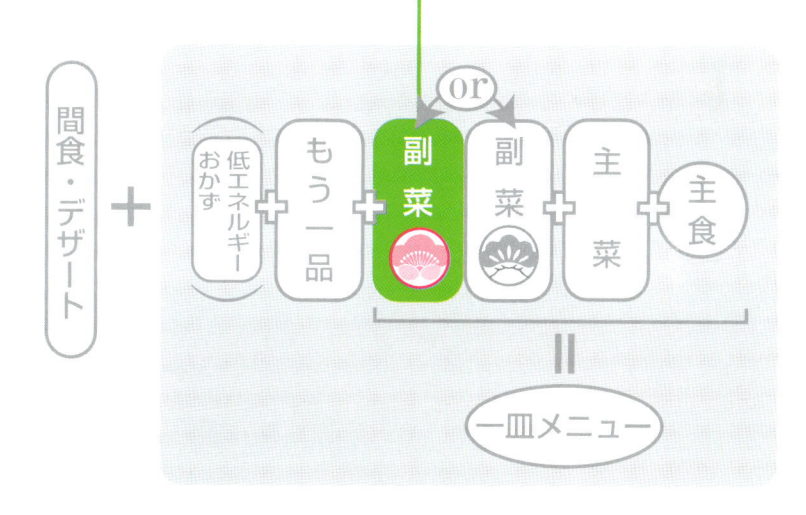

間食・デザート ＋ 低エネルギーおかず ＋ もう一品 ＋ 副菜 or 副菜 ＋ 主菜 ＋ 主食

＝ 一皿メニュー

- ●料理ごとに表示してあるエネルギー量、塩分量などはすべて1人分です。
- ●材料の分量は1人分です。特に指定のないものは、原則として、使用量は正味量（野菜なら、へたや皮などを除いた、純粋に食べられる量）で表示してあります。
- ●この副菜を選べるのは、「○」マークのついた主菜を選んだ場合です。

さっぱりとした夏向きのあえ物
寒天ときゅうりのごまあえ

60 kcal　塩分 **0.7** g

あえ物

材料（1人分）
糸寒天（乾燥）‥8g
きゅうり‥‥‥20g
生しいたけ‥‥1個
枝豆（ゆでてさやから出したもの）‥10g
油揚げ‥‥‥‥5g

A
- すりごま（白）‥‥小さじ 1/2
- 酢‥‥‥小さじ1
- みりん‥小さじ 1/2 強
- しょうゆ‥小さじ1
- 砂糖‥‥小さじ 2/3
- 練りがらし‥少々

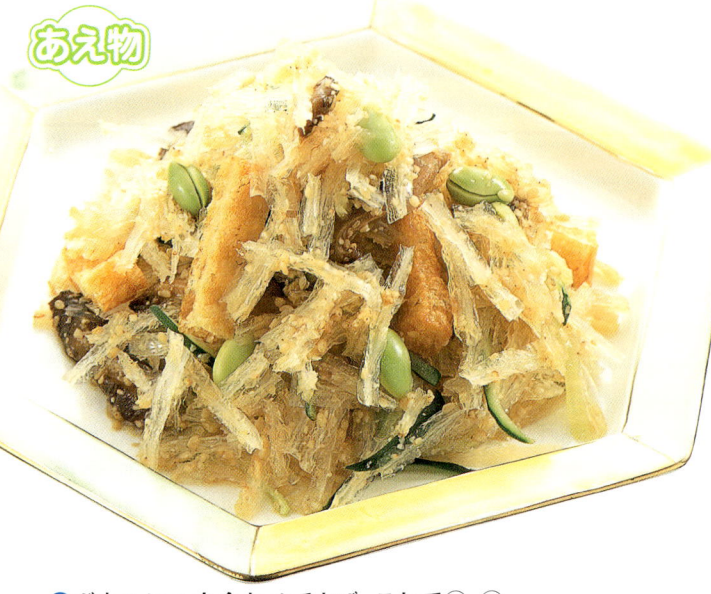

作り方
❶糸寒天は水に10分くらいつけてもどし、ざるに上げて水けをきっておく。
❷生しいたけは鍋に沸かした熱湯でしんなりするまでゆで、細切りにする。
❸きゅうりはせん切りにする。
❹油揚げは、焼き網かオーブントースターで両面をカリッと焼き、細切りにする。
❺ボウルにAを合わせてまぜ、これで①、②、③、④と枝豆をあえる。

卵黄を加えた合わせ酢がおいしさの決め手
きゅうりとかにの黄身酢あえ

50 kcal　塩分 **1.0** g

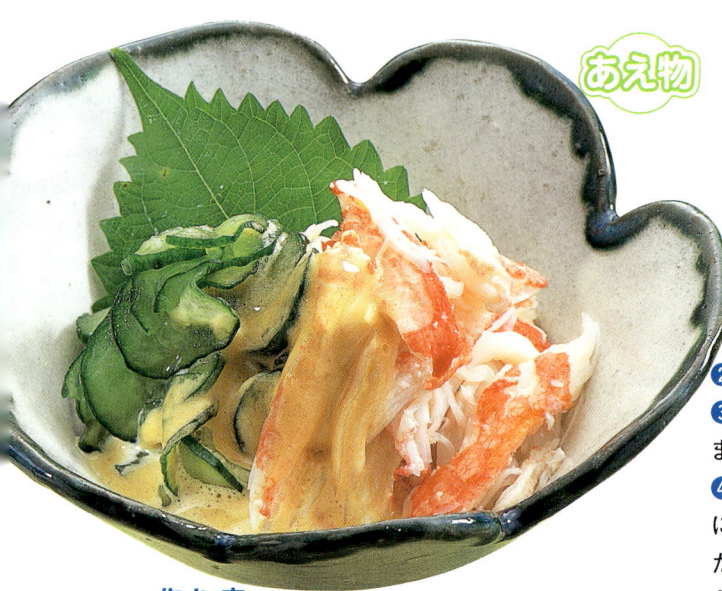

あえ物

材料（1人分）
きゅうり‥‥‥40g
ずわいがに（缶詰め）‥‥‥‥‥20g
卵黄‥5g（1/4個分）
塩‥‥‥‥‥0.2g

A
- 酢‥‥‥小さじ1
- 砂糖‥‥小さじ 2/3
- しょうゆ‥小さじ 1/3
- 塩‥‥‥‥‥0.2g

青じそ‥‥‥‥1枚

作り方
❶きゅうりは薄い輪切りにしてボウルに入れ、塩を振って5分ほどおき、水けをしぼる。
❷ずわいがには軟骨をとり除き、身をあらくほぐす。
❸小鍋にAを入れて一煮立ちさせ、火を止めて冷ましておく。
❹卵黄を耐熱性のボウルに入れてとき、湯せん（鍋に沸かした熱湯にボウルごと浮かせ、弱火にかけた状態）にかけて、③を少量ずつ加えてまぜ、とろりとしてきたら鍋からはずし、冷ましておく。
❺器に青じそを敷き、きゅうりとかにを盛って④をかける。または、きゅうりとかにを④であえて器に盛る。

脂肪が少なく低エネルギーのささ身を使った

きゅうりと鶏肉のごま酢あえ

70 kcal　塩分 **0.2** g

あえ物

材料（1人分）
きゅうり	40g
鶏ささ身	30g
A　すりごま（白）	小さじ $\frac{1}{2}$
酢	小さじ2
だし汁	大さじ1
砂糖	小さじ $\frac{2}{3}$
塩	0.2g

作り方
❶きゅうりは薄い小口切りにしてボウルに入れ、塩少々（分量外）を振ってしばらくおく。しんなりしたら水洗いして、軽く水けをしぼる。
❷鶏ささ身は、切り目を入れて白い筋を包丁でとり除く。これを鍋に沸かした熱湯でゆで、冷めたら手で縦に細く裂く。
❸ボウルにAを入れてまぜ、あえ衣を作る。
❹❸に❶と❷を入れてあえ、器に盛る。

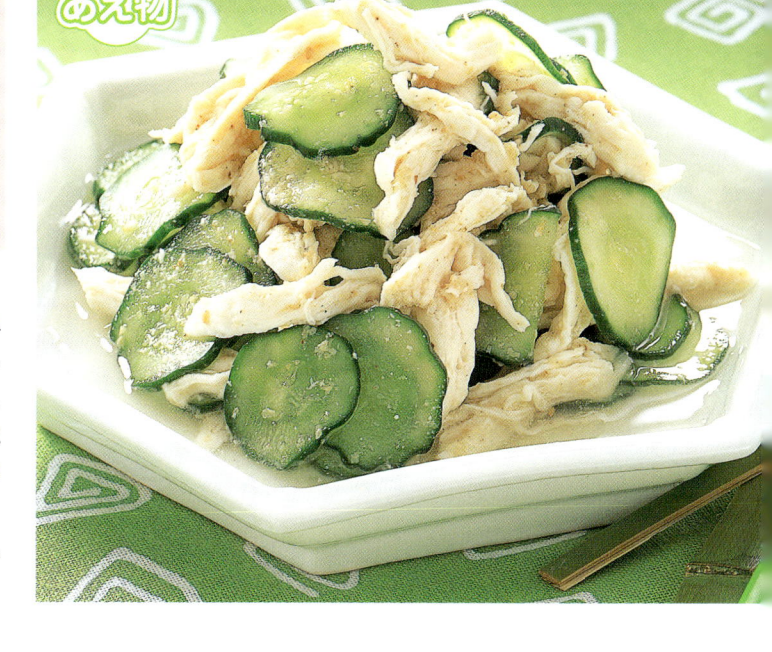

副菜

ごま衣で野菜をあえる定番小鉢

春菊のごまあえ

60 kcal　塩分 **1.0** g

あえ物

材料（1人分）
春菊	60g
A　すりごま（白）	小さじ1弱
しょうゆ	小さじ1強
砂糖	小さじ1

作り方
❶春菊は、塩少々（分量外）を加えた沸騰した湯でしんなりするまでゆで、水にとって冷ます。水けをよくしぼり、3～4cm長さに切る。
❷ボウルにAを入れてよくまぜ、あえ衣を作る。
❸❷に❶を入れてあえ、器に盛る。

豆腐とごまを衣にしたなめらかな食感の
白あえ　60 kcal　塩分 0.8 g

材料（1人分）
木綿豆腐 ‥‥‥40g	絹さや ‥‥‥‥5g
にんじん‥‥‥15g	板こんにゃく‥20g

A
- いりごま（白）‥‥‥‥‥‥‥小さじ1
- 砂糖‥‥‥‥‥‥‥‥‥‥‥小さじ 2/3
- 塩‥‥‥‥‥‥‥‥‥‥‥‥‥‥0.2g
- だし汁‥‥‥‥‥‥‥‥‥‥‥小さじ1

B
- だし汁‥‥‥‥‥‥‥‥‥‥‥大さじ2
- しょうゆ‥‥‥‥‥‥‥‥‥‥小さじ 1/5
- みりん‥‥‥‥‥‥‥‥‥‥‥小さじ 1/3
- 塩‥‥‥‥‥‥‥‥‥‥‥‥‥‥0.4g

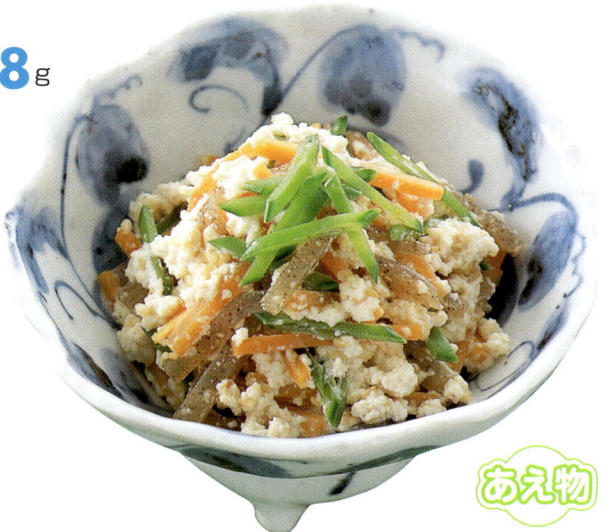

作り方
❶にんじんは細切りにする。
❷絹さやは筋をとって沸騰湯でしんなりするまでゆで、水にとって冷まし、細切りにする。
❸板こんにゃくは細切りにし、鍋に沸かした熱湯で1～2分ゆでてアクを抜き、ざるに上げて水けをきっておく。
❹小鍋にBを入れて火にかけ、煮立ったら①と③を入れて、汁けがなくなるまで煮る。
❺木綿豆腐は耐熱皿に入れ、ラップをかけて電子レンジで2分加熱し、水分を抜く。
❻すり鉢に⑤とAを入れ、よくすりまぜてあえ衣を作る。
❼⑥に、④と②（飾り用に少し残しておく）を入れてあえる。
❽⑦を器に盛り、残しておいた②をのせる。

大根ときゅうりの二色のおろしがさわやか
焼きかますのおろしあえ　60 kcal　塩分 1.5 g

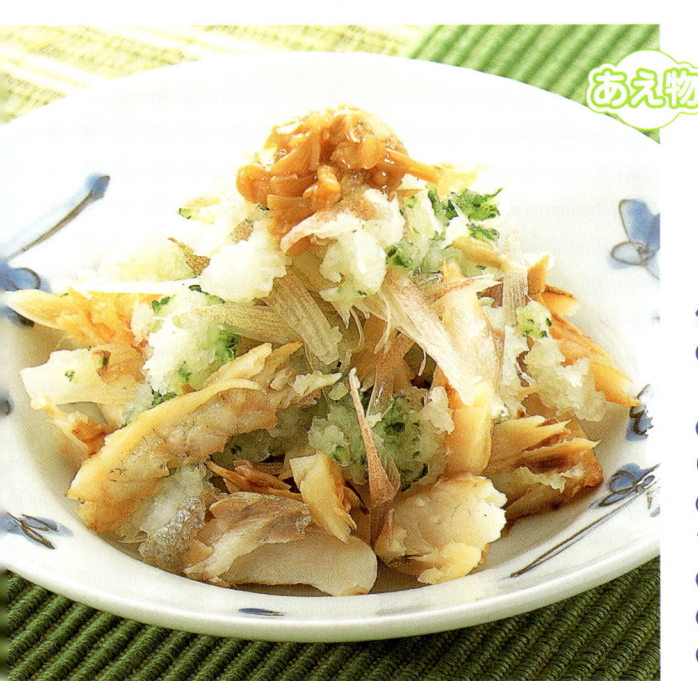

材料（1人分）
かますの開き干し‥30g	A 薄口しょうゆ‥‥小さじ1
大根 ‥‥‥‥‥30g	ゆずのしぼり汁‥‥小さじ1
きゅうり‥‥‥‥30g	なめたけ（びん詰めの市販品）‥‥‥‥3g
みょうが‥‥‥‥1個	

作り方
❶かますの開き干しは焼き網で両面をこんがりと焼き、骨と皮をとり除いて、身を手でこまかくほぐす。
❷大根ときゅうりはそれぞれすりおろし、目のこまかいざるに入れて、自然に水けをきっておく。
❸みょうがはせん切りにして水に放し、シャキッとさせて水けをきる。
❹小さなボウルにAを入れ、よくまぜ合わせる。
❺ボウルに①、②、③を入れてあえ、④を加えてまぜる。
❻⑤を器に盛り、包丁でこまかくたたいたなめたけをのせる。

いかはゆですぎないのがコツ
野菜といかのしょうゆあえ   60 kcal　塩分 0.6 g

あえ物

材料（1人分）
- 青梗菜（チンゲンサイ）……30g
- セロリ……20g
- にんじん……10g
- するめいか（胴）……20g
- A
  - しょうゆ……小さじ 1/2
  - サラダ油……小さじ1弱

作り方
① 青梗菜は1枚ずつ葉をはがし、2cm幅くらいに切る。セロリは切り口から薄切りにする。にんじんは2～3mm厚さのいちょう切りにする。
② いかは皮をむき、片面に包丁で斜めに切り目を入れ、幅1cm、長さ3cm程度の短冊切りにする。
③ 青梗菜とにんじん、いかはそれぞれ別に、鍋に沸かした熱湯でゆで、ざるに上げて水けをきっておく。
④ ボウルにAを入れてまぜ、ここに③とセロリを入れてあえる。

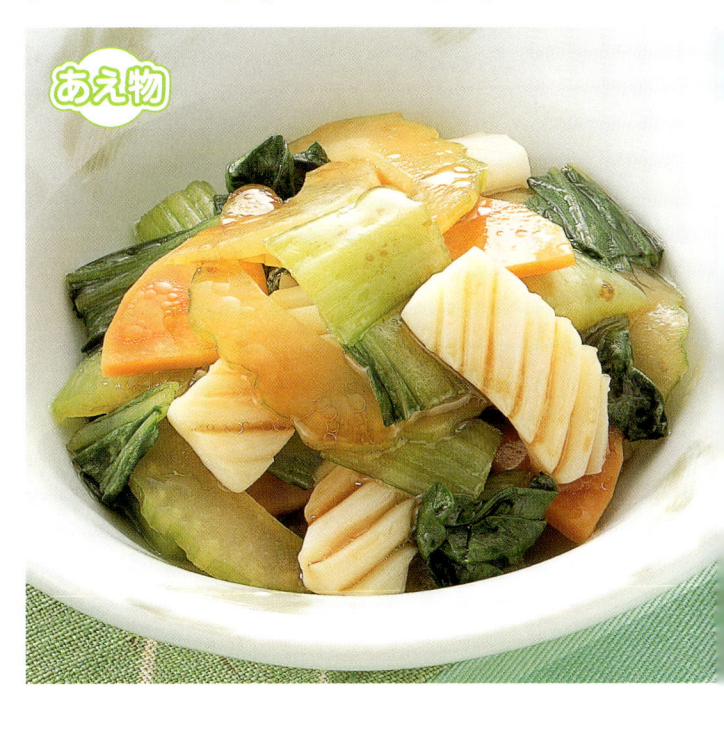

副菜

酢が苦手な人にもおすすめ
炒めなます   70 kcal　塩分 1.0 g

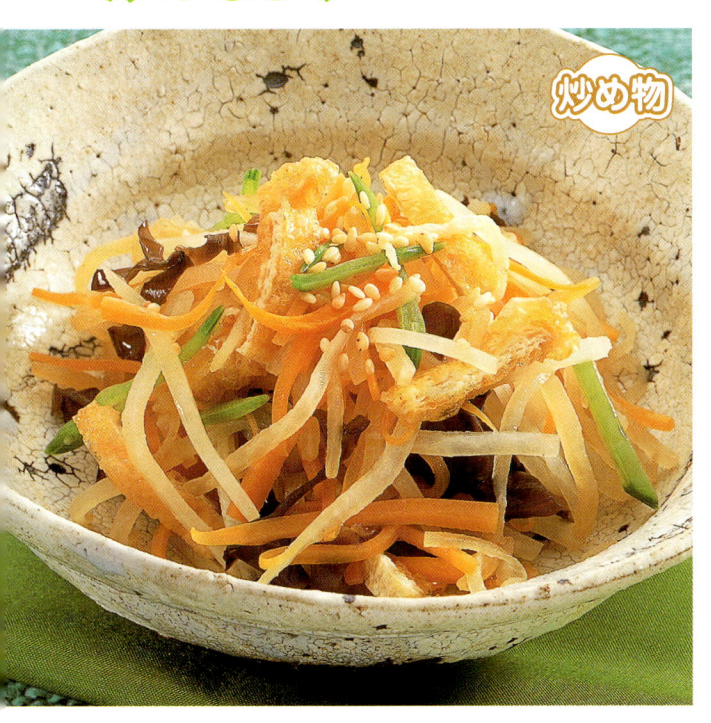

炒め物

材料（1人分）
- 大根……60g
- にんじん……20g
- 絹さや……10g
- きくらげ……2枚
- 油揚げ……3g
- A
  - 酢……大さじ1
  - 砂糖……小さじ 2/3
  - しょうゆ……小さじ1
  - 塩……0.2g
  - ごま油……小さじ 1/4
  - いりごま（白）……少々

作り方
① 大根とにんじん、絹さやは、せん切りにする。
② きくらげは水につけてもどし、せん切りにする。
③ 油揚げは細切りにする。
④ フライパンにごま油を入れて熱し、大根、にんじん、きくらげ、絹さや、油揚げの順に入れてよく炒め合わせる。
⑤ 野菜に火が通ったら、まぜ合わせたAを加え、弱火で汁けがなくなるまでいりつける。
⑥ ⑤を器に盛り、いりごまを振りかける。

カレー粉の風味で薄味でもおいしい
キャベツのカレー風味

60 kcal　塩分 **0.8** g

炒め物

材料（1人分）
キャベツ……60g	塩………0.5g
にんじん……10g	しょうゆ…小さじ $\frac{1}{3}$
鶏ひき肉……10g	サラダ油…小さじ $\frac{1}{2}$
カレー粉…小さじ $\frac{1}{2}$	

作り方
❶ キャベツはざく切りにし、にんじんは薄い半月切りにする。
❷ フライパンにサラダ油を熱し、鶏ひき肉を入れてほぐしながら強火で炒める。ひき肉の色が変わってポロポロしてきたら、①を加えて手早く炒め合わせる。
❸ ②にカレー粉と塩を振り入れてフライパンを揺すりながら全体にからめ、最後にしょうゆを回し入れて火を止める。

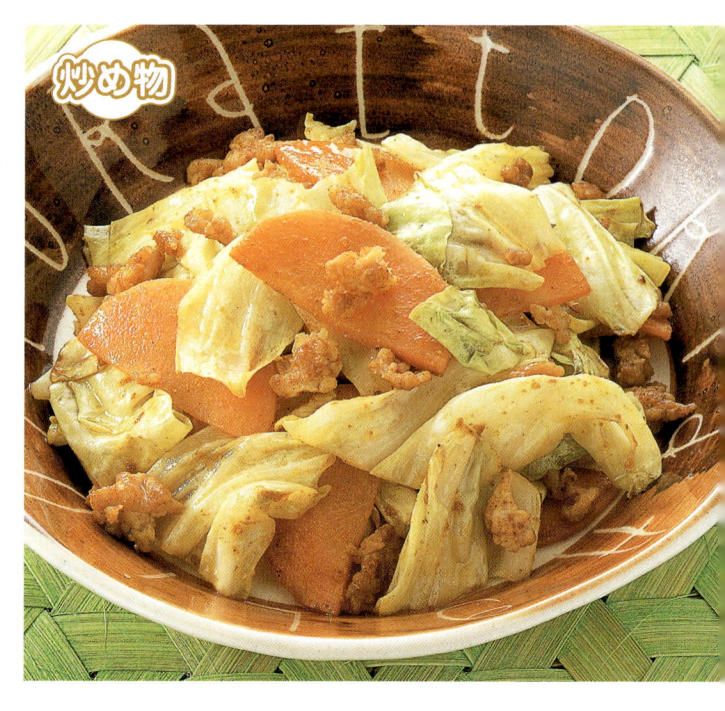

バターとウインナの塩分だけで薄味に仕上げた
グリーンアスパラのバター炒め

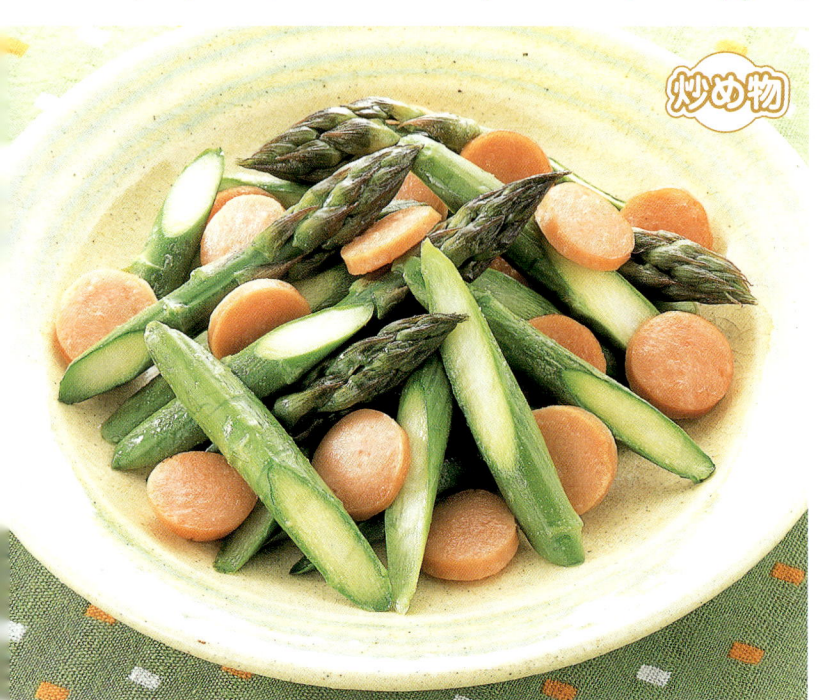

70 kcal　塩分 **0.2** g

炒め物

材料（1人分）
グリーンアスパラガス……50g
ウインナソーセージ……10g
バター…………小さじ $\frac{1}{2}$ 強

作り方
❶ グリーンアスパラガスは、根元のかたい部分は切り落とすか皮を薄くそぐようにむき、鍋に沸かした熱湯でしんなりするまでゆで、水にとって冷ます。水けをきり、斜め切りにする。
❷ ウインナソーセージは2～3mm厚さの輪切りにする。
❸ フライパンにバターを入れて弱火にかけ、バターがとけたら①と②を入れてよく炒め合わせる。

コーンの持つ自然の甘みを味わう
スイートコーンのバターソテー

60 kcal　　塩分 **0.2** g

炒め物

材料（1人分）
- スイートコーン（冷凍品）……40g
- ショルダーベーコン………5g
- バター…………小さじ$\frac{1}{2}$弱

作り方
❶ スイートコーンはざるに入れ、熱湯をかけて解凍し、水けをきっておく。
❷ ショルダーベーコンは小角切りにする。
❸ フライパンにバターを入れて弱火にかけ、バターがとけたら①と②を入れて炒め合わせ、ベーコンに火が通ったら器に盛る。

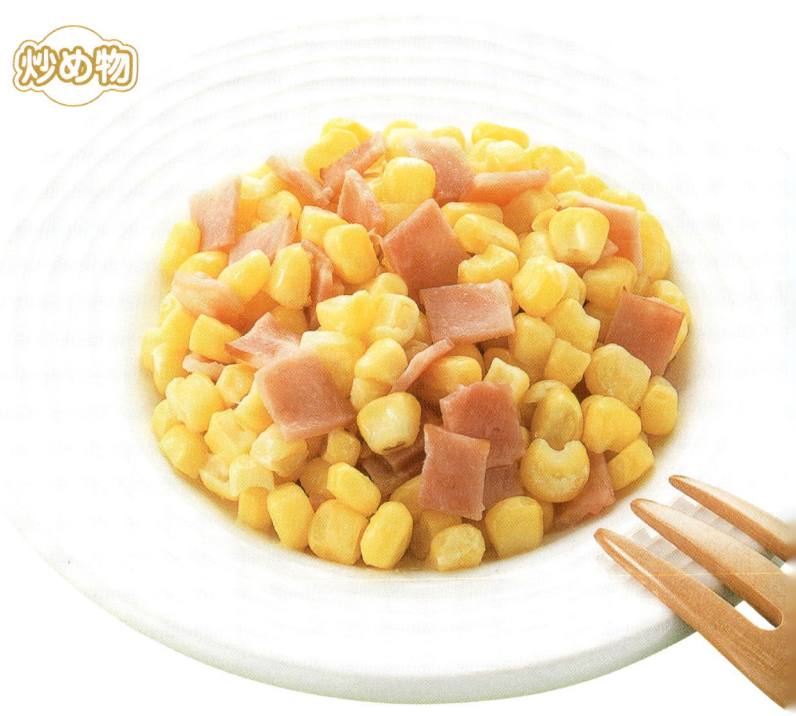

副菜

なすにしみ込んだ甘辛味がおいしい
なすとピーマンのみそ炒め風

70 kcal　　塩分 **1.1** g

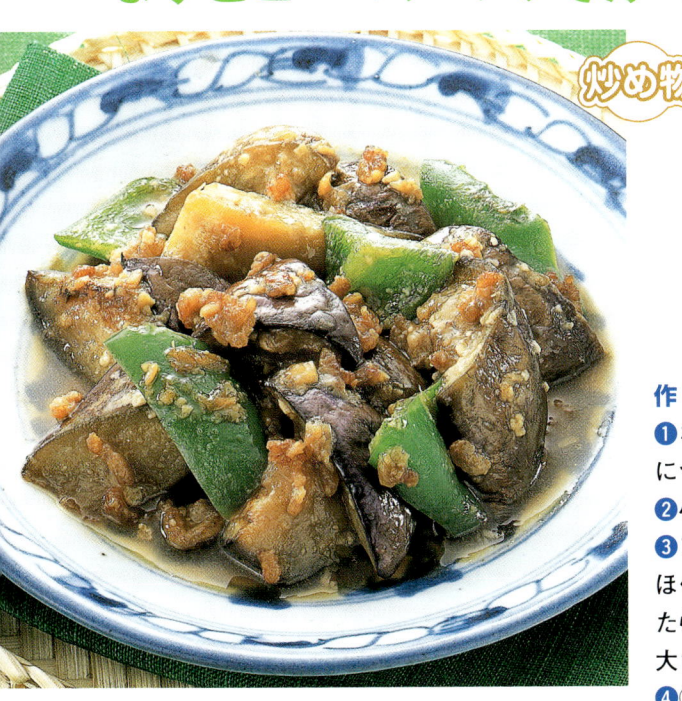

炒め物

材料（1人分）
- なす………60g　　豚ひき肉……10g
- ピーマン……15g

A
- みそ………………小さじ1
- しょうゆ……………小さじ$\frac{1}{3}$
- 砂糖………………小さじ1
- 日本酒……………小さじ1
- だし汁……………小さじ1

作り方
❶ なすとピーマンは一口大の乱切りにする。なすは水につけてアク抜きし、ざるに上げて水けをきる。
❷ 小さなボウルにAを入れ、よくまぜ合わせておく。
❸ フライパンを熱し、豚ひき肉を入れて油を使わずにほぐしながら強火で炒める。ひき肉の色が変わってきたら、水けをふいた①を加えて手早く炒め合わせ、水大さじ1を加えてふたをし、蒸し焼き風にする。
❹ ③のなすがしんなりしたら②を加え、全体にからめる。

ささっと炒め合わせて作る
レタスとかにの炒め物

60 kcal　塩分 **0.5** g

炒め物

材　料（1人分）

レタス	60g
かに（缶詰め）	20g
A　塩	0.2g
砂糖	小さじ $\frac{2}{3}$
日本酒	小さじ1
サラダ油	小さじ $\frac{1}{2}$
水どきかたくり粉	小さじ2

作り方

❶レタスは手で一口大にちぎる。
❷小さなボウルにAを入れ、よくまぜ合わせておく。
❸フライパンにサラダ油を熱し、缶汁をきったかにを入れて強火でさっと炒め、①を加えて手早く炒め合わせる。
❹レタスがややしんなりしたら②を加えて味つけし、水どきかたくり粉を回し入れてとろみをつける。

おいしさアップのマヨネーズ味
ごぼうとささ身のサラダ

70 kcal　塩分 **0.6** g

サラダ

材　料（1人分）

ごぼう	40g
鶏ささ身	10g
A　マヨネーズ	小さじ1
酢	小さじ $\frac{1}{2}$
塩	0.5g
こしょう	少々
パセリ	少々

作り方

❶ごぼうはせん切りにし、切った端から水にさらす。これを鍋に沸かした熱湯でやわらかくゆで、ざるに上げて水けをきる。
❷鶏ささ身は耐熱皿に入れてラップをかけ、電子レンジで2〜3分加熱する。ささ身に火が通ったら、電子レンジからとり出してラップをはずし、冷ましておく。
❸②が冷めたら、手で縦に細く裂く。
❹ボウルにAを入れてよくまぜ合わせ、①と③をあえる。
❺④を器に盛り、パセリをのせる。

貝柱のうまみを生かした
せん切り大根とほたて貝柱のサラダ　70 kcal　塩分 0.5 g

材料（1人分）
- 大根 ……………………… 60g
- ほたて貝柱（缶詰め） …… 20g
- A
  - ほたて貝柱の缶汁 ‥大さじ1
  - マヨネーズ ……小さじ1強
  - 塩 ……………………0.2g
  - こしょう ……………少々
- 貝割れ菜 ………………少々

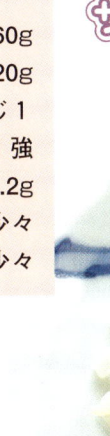

作り方
① 大根は4cm長さくらいのせん切りにする。
② ほたて貝柱は身をほぐしておく。
③ ボウルにAを入れてよくまぜ合わせ、①と②をあえる。
④ ③を器に盛り、1cm長さに切った貝割れ菜を散らす。

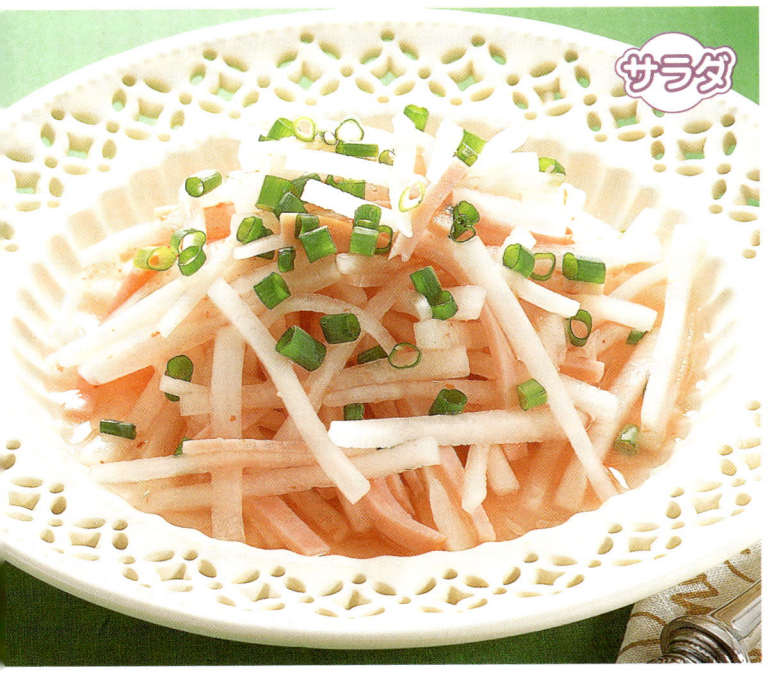

梅ドレッシングであえた
大根とハムのサラダ　70 kcal　塩分 0.8 g

材料（1人分）
- 大根 ……………………… 70g
- ロースハム ……………… 15g
- A
  - 梅ペースト（市販品） ‥小さじ1
  - だし汁 ………………大さじ2
  - サラダ油 …………小さじ$\frac{1}{2}$
- 万能ねぎ（小口切り） …… 1本分

作り方
① 大根はせん切りにし、水にさらしてシャキッとさせ、ざるに上げて水けをよくきる。
② ロースハムもせん切りにする。
③ ボウルにAを入れてよくまぜ合わせ、梅ドレッシングを作る。
④ ①と②を③であえて器に盛り、万能ねぎの小口切りを散らす。

ドレッシングにオリーブ油を使った
ツナサラダ

70 kcal　塩分 **0.4** g

材　料（1人分）
- ツナ（油漬け缶詰め）……………15g
- キャベツ……………………………20g
- レタス…………………………………20g
- にんじん………………………………5g
- A
  - 酢……………………………小さじ1
  - 塩………………………………0.3g
  - こしょう………………………少々
  - オリーブ油…………………小さじ½

作り方
❶キャベツとレタスは手で食べやすい大きさにちぎり、水にさらしてシャキッとさせ、ざるに上げて水けをよくきる。
❷にんじんは薄いいちょう切りにする。
❸ボウルにAを入れてよくまぜ合わせ、ドレッシングを作る。
❹①と②、身をほぐしたツナを③であえ、器に盛る。

鶏ささ身をプラスした
マカロニサラダ

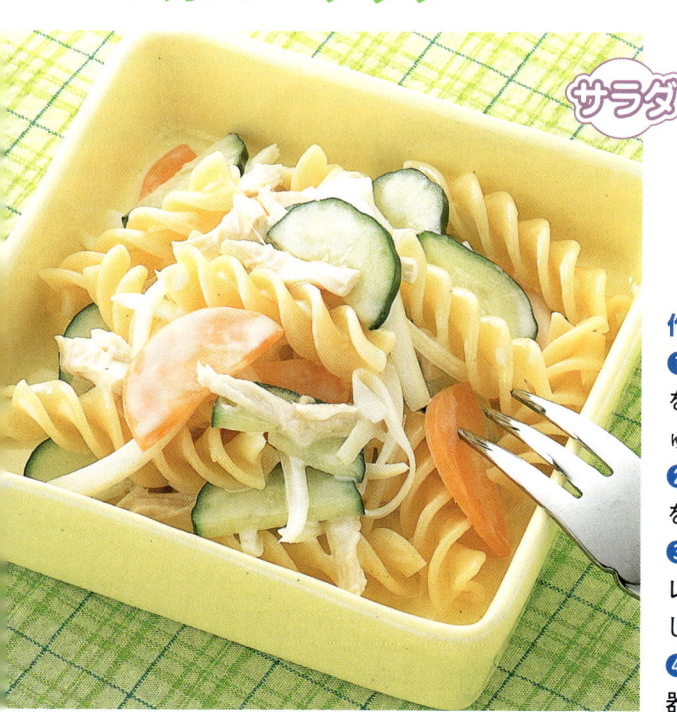

70 kcal　塩分 **0.3** g

材　料（1人分）
- マカロニ（乾燥）5g
- 鶏ささ身……10g
- 玉ねぎ………20g
- にんじん……10g
- きゅうり……10g
- A
  - マヨネーズ……小さじ1
  - 酢……小さじ1
  - 塩………0.2g

作り方
❶玉ねぎは薄切りにし、水に10分ほどさらして辛みを抜き、ざるに上げて水けをよくきる。にんじんときゅうりは薄い半月切りにする。
❷鍋にたっぷりの湯を沸かし、沸騰したらマカロニを入れて袋の表示時間どおりにゆで、ざるに上げる。
❸鶏ささ身は耐熱皿に入れて、ラップをかけて電子レンジで2分ほど加熱する。これをとり出して冷まし、手で細く裂く。
❹ボウルにAを入れてよくまぜ、①と②、③をあえて器に盛る。

殻つきあさりでボリューム感を出した
クラムチャウダー

70 kcal　塩分 **2.1** g

汁物

材料（1人分）
- あさり（殻つき）‥70g
- 玉ねぎ‥‥‥‥30g
- にんじん‥‥‥10g
- グリンピース‥5g
- 牛乳‥‥‥大さじ1$\frac{1}{3}$
- サラダ油‥小さじ$\frac{1}{2}$
- A｜水‥‥1カップ
- 　｜コンソメスープの素（固形）$\frac{1}{2}$個
- 塩‥‥‥‥‥‥0.3g
- こしょう‥‥‥少々

作り方
❶あさりは砂を吐かせ、殻をこすり合わせて洗う。
❷玉ねぎとにんじんは、小さなさいの目に切る。
❸グリンピースは、鍋に沸かした熱湯でさっとゆで、水にとって冷まし、ざるに上げる。
❹鍋にサラダ油を入れて熱し、②を中火で炒める。野菜がしんなりしたらAを加え煮立ったら①を入れる。
❺あさりの口が開いたら、牛乳と③を加えて一煮立ちさせ、塩とこしょうで調味する。

副菜

野菜がたっぷりとれる
具だくさんのみそ汁風

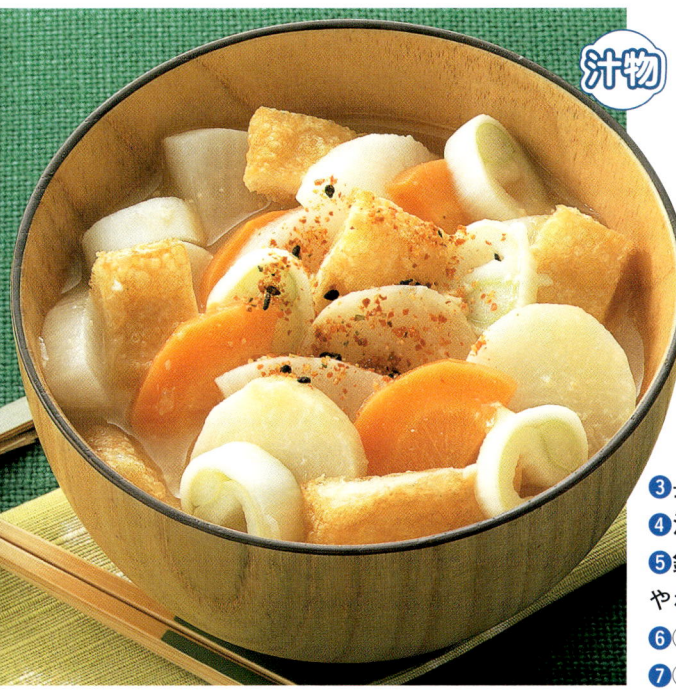

60 kcal　塩分 **0.8** g

汁物

材料（1人分）
- 大根‥‥‥‥‥30g
- にんじん‥‥‥15g
- 里いも‥‥‥‥20g
- 長ねぎ‥‥‥‥10g
- 油揚げ‥‥‥‥5g
- だし汁‥‥$\frac{2}{5}$カップ
- みそ‥‥‥小さじ1
- 七味とうがらし‥少々

作り方
❶大根は3～4mm厚さのいちょう切り、にんじんは同じ厚さの半月切りにする。
❷里いもは2～3mm厚さの輪切りにし、鍋に沸かした熱湯で1～2分ゆで、水にとってぬめりを洗い流し、ざるに上げる。
❸長ねぎは小口切りにする。
❹油揚げは熱湯をかけて油抜きし、短冊切りにする。
❺鍋にだし汁を入れて煮立て、①と②を入れて野菜がやわらかくなるまで中火で煮、④を加える。
❻⑤にみそをとき入れ、③を加えて一煮し、火を止める。
❼⑥を椀に盛り、七味とうがらしを振る。

彩りもきれいな
カリフラワーのマリネ

60 kcal　塩分 **0.6** g

酢の物

材　料（1人分）
カリフラワー‥50g
にんじん‥‥‥10g
赤ピーマン‥‥5g
ロースハム‥‥10g

A ─ 酢‥‥大さじ1/2
　　塩‥‥‥‥0.3g
　　黒こしょう
　　‥‥‥‥‥少々
　　サラダ油
　　‥‥小さじ1/2

作り方
❶カリフラワーは小房に分け、鍋に沸かした熱湯で好みのかたさにゆで、ざるに上げて水けをきっておく。
❷にんじんは薄い半月切り、赤ピーマンはあらいみじん切りにする。
❸ロースハムは小さめの三角に切る。
❹ボウルにAを入れてよくまぜ合わせ、フレンチドレッシングを作る。ここに①と②、③を入れて全体にからめ、しばらくおいて味をなじませる。

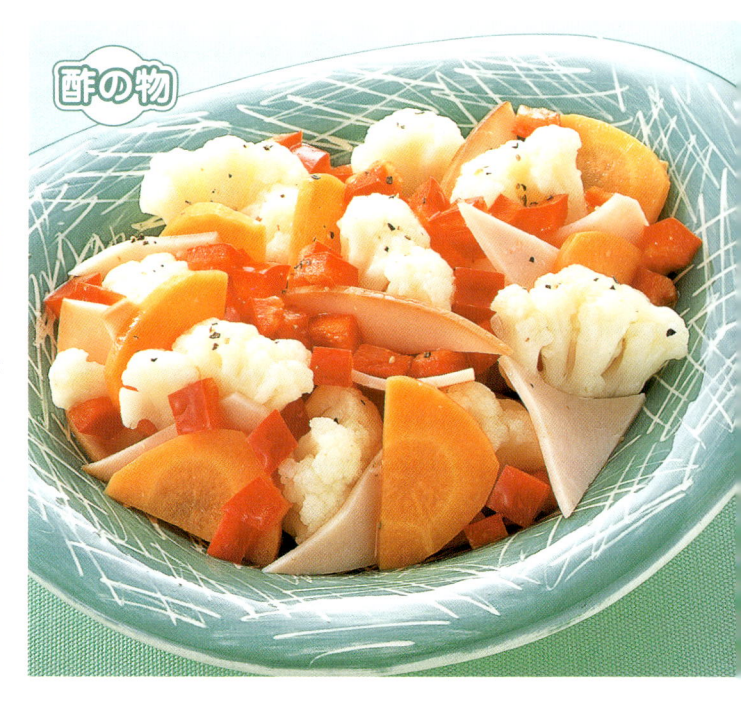

ごま油入りの合わせ酢であえた
きゅうりとたこの中華風酢の物

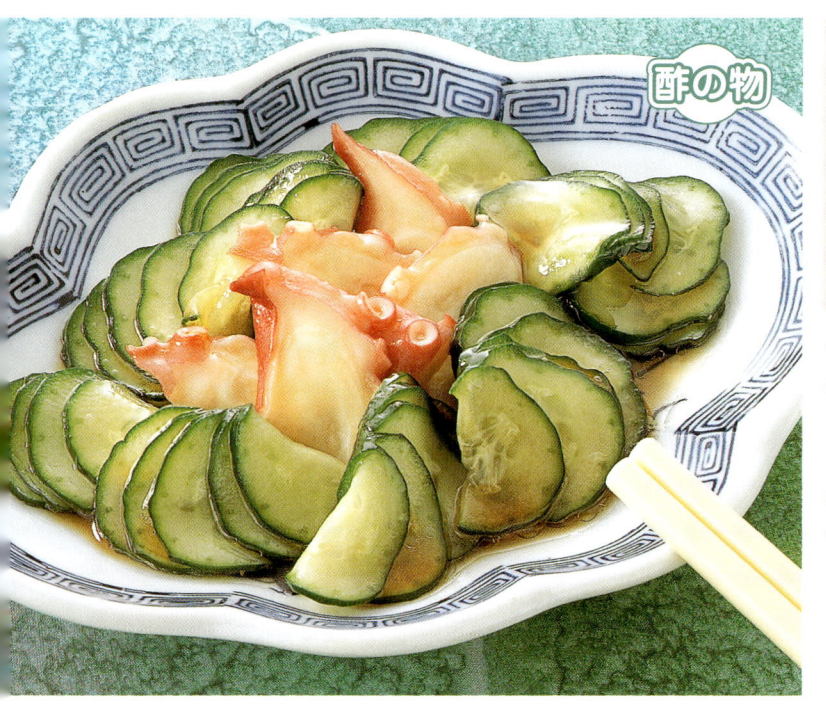

50 kcal　塩分 **0.8** g

酢の物

材　料（1人分）
きゅうり‥‥‥‥‥‥‥40g
ゆでだこ‥‥‥‥‥‥‥15g

A ─ 酢‥‥‥‥‥‥小さじ2
　　砂糖‥‥‥‥‥小さじ2/3
　　しょうゆ‥‥‥‥小さじ1
　　ごま油‥‥‥‥小さじ1/2

作り方
❶きゅうりは切り落とさないように端からこまかく切り目を入れていき、そのあと4〜5切れ分ずつ切り離す。
❷ゆでだこは薄切りにする。
❸ボウルにAを入れてよくまぜ合わせ、合わせ酢を作る。ここに①と②を入れてあえ、少しおいて味をなじませる。

おなじみの中華酢の物
はるさめとハムの酢の物

70 kcal　塩分 **0.9** g

酢の物

材料（1人分）
- はるさめ（乾燥）……… 8g
- ロースハム ………… 15g
- きゅうり …………… 20g
- A
  - 酢 …………… 小さじ2
  - 砂糖 ………… 小さじ$\frac{2}{3}$
  - 塩 …………… 0.5g
  - だし汁 ……… 小さじ1

作り方
❶ はるさめは熱湯につけてもどし、水けをきって食べやすい長さに切る。
❷ ロースハムときゅうりは、それぞれせん切りにする。
❸ ボウルにAを入れてよくまぜ合わせ、合わせ酢を作る。ここに①と②を入れてあえ、器に盛る。

おなかの掃除に効果てきめん
いりおから

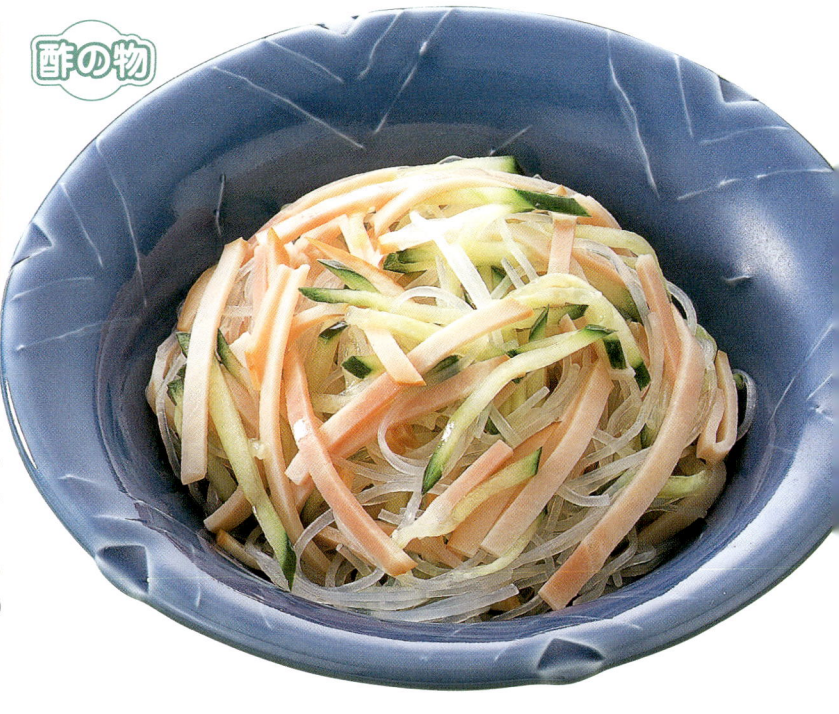

60 kcal　塩分 **0.7** g

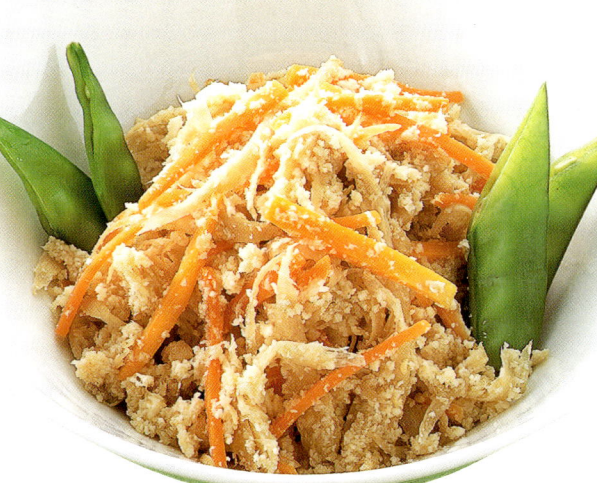

煮物

材料（1人分）
- おから ……… 25g
- ごぼう ……… 10g
- にんじん …… 10g
- 絹さや ……… 2枚
- だし汁 …… $\frac{2}{5}$カップ
- A
  - 砂糖 … 小さじ$\frac{2}{3}$
  - 塩 …… 0.3g
  - しょうゆ・小さじ$\frac{1}{2}$
- サラダ油・小さじ$\frac{1}{2}$

作り方
❶ ごぼうはささがきにし、水にさらしてアクを抜き、水けをきる。にんじんはせん切りにする。
❷ 絹さやは筋をとり、鍋に沸かした熱湯でしんなりするまでゆで、水にとって冷ます。水けをきって、斜め半分に切る。
❸ 鍋にサラダ油を入れて熱し、①を中火で炒める。野菜がしんなりしたらおからを加えて炒め合わせる。全体に油がなじんだら、だし汁とAを加え、汁けがなくなるまでいりつける。
❹ ③を器に盛り、②を添える。

副菜

栄養成分の多い葉も使った
かぶと厚揚げの煮物

70 kcal　塩分 **1.1** g

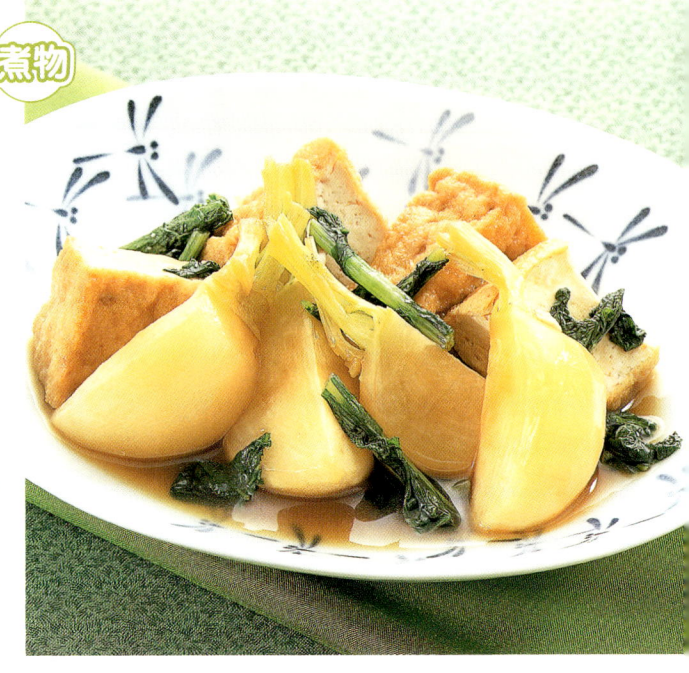

材料（1人分）
- かぶ（葉つき）……………50g（1個）
- 厚揚げ……………………30g
- A
  - だし汁……………………½カップ
  - しょうゆ…………………小さじ1強
  - 日本酒……………………小さじ1
  - みりん……………………小さじ⅓
  - 塩…………………………0.2g

作り方
❶かぶは茎を2cmほど残して、四つ割りにする。葉は3cm長さに切り、塩少々（分量外）を加えた熱湯でさっとゆで、水にとって冷まし、水けをしぼっておく。
❷厚揚げは2cm厚さの角切りにし、鍋に沸かした熱湯にさっと通して油抜きする。
❸鍋にAを入れて煮立て、かぶと厚揚げを入れて落としぶたをし、中火で煮汁が少し残る程度まで煮含める。最後に①のかぶの葉を加えて一煮する。

鶏ひき肉でコクをつけた
かぶのみそぼろかけ

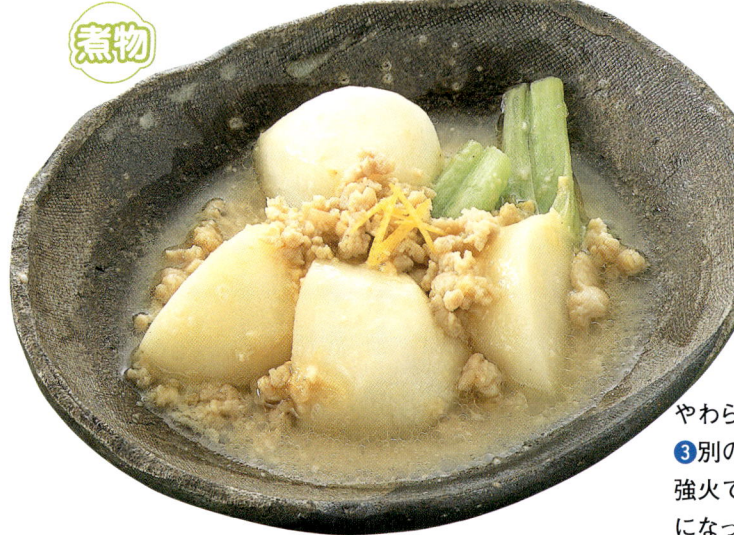

70 kcal　塩分 **0.8** g

材料（1人分）
- かぶ……………………60g（大1個）
- 鶏ひき肉…………………10g
- だし汁……………………½カップ
- A
  - だし汁……………………大さじ1
  - みそ………………………小さじ1
  - 砂糖………………………小さじ1
  - 日本酒……………………小さじ½弱
- サラダ油…………………小さじ½
- ゆずの皮…………………少々

作り方
❶かぶは茎を2cmほど残して葉を切り落とし、四つ割りにする。
❷鍋にだし汁と①を入れて中火にかけ、かぶがやわらかくなるまで煮る。
❸別の鍋にサラダ油を入れて熱し、鶏ひき肉を強火で炒める。ひき肉の色が変わってポロポロになってきたら火を弱め、Aを加える。箸でまぜながら火を通し、汁けがなくなったら火を止める。
❹②をだし汁ごと器に盛って、③のみそぼろをかけ、せん切りにしたゆずの皮を天盛りにする。

ほっくりと煮込んだ
かぼちゃの含め煮

70 kcal　塩分 **0.9** g

煮物

材料（1人分）
かぼちゃ …………… 60g
A ┌ だし汁 …… $\frac{1}{2}$カップ
　├ しょうゆ … 小さじ1強
　├ 砂糖 ……… 小さじ$\frac{1}{3}$
　└ みりん …… 小さじ$\frac{1}{3}$

作り方
❶かぼちゃは種を除いて一口大に切り、面取り（切り口の角を細くむきとる）をする。
❷鍋にAを入れて煮立て、①を皮を下にして重ならないように並べ入れる。落としぶたをし、かぼちゃが踊らない程度の火かげんにして、竹串がすっと通るようになるまで15〜20分煮る。

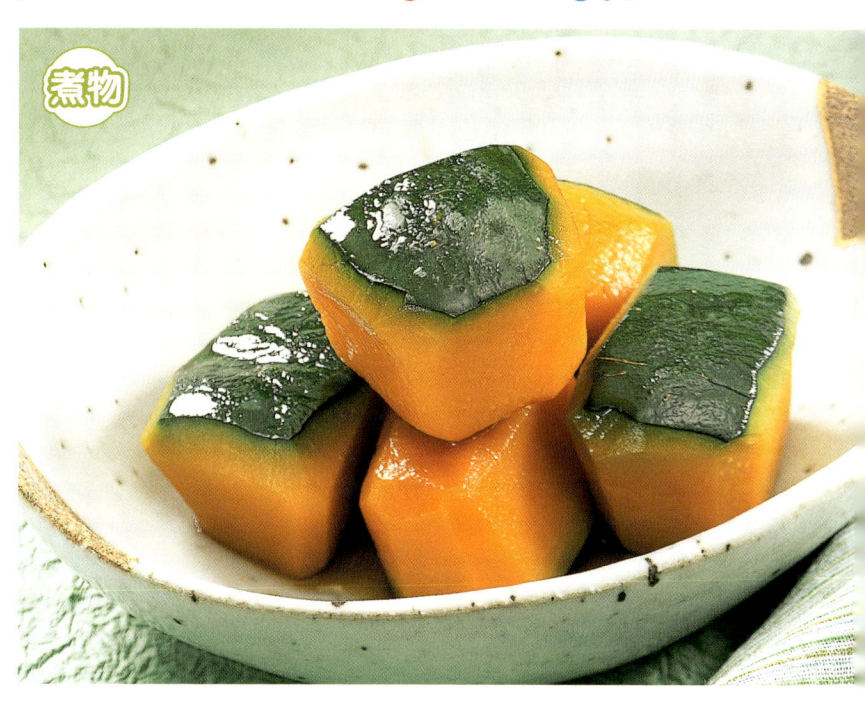

副菜

油でさっと炒めてから煮る
キャベツのいり煮

70 kcal　塩分 **0.9** g

煮物

材料（1人分）
キャベツ ………………… 60g
油揚げ …………………… 5g
絹さや …………………… 2枚
A ┌ だし汁 ………… $\frac{1}{3}$カップ
　├ しょうゆ ……… 小さじ1
　├ 日本酒 ………… 小さじ1
　├ 砂糖 …………… 小さじ$\frac{2}{3}$
　└ 塩 ………………… 0.2g
サラダ油 ………… 小さじ$\frac{1}{2}$

作り方
❶キャベツはざく切りにする。
❷油揚げは熱湯を回しかけて油抜きし、1cm幅に切る。
❸絹さやは筋をとり、塩少々（分量外）を加えた熱湯でさっとゆで、水けをきってせん切りにする。
❹鍋にサラダ油を入れて熱し、①と②を炒める。キャベツがしんなりしてきたらAを加え、中火で2〜3分煮る。
❺④を器に盛り、③を散らす。

さっと短時間でできる
京菜と油揚げの煮びたし　70 kcal　塩分 0.8 g

煮物

材料（1人分）
- 京菜 ……………… 60g
- 油揚げ …………… 10g
- だし汁 …………… 1/4 カップ
- A ┌ しょうゆ … 小さじ1弱
　　├ 砂糖 ……… 小さじ1
　　└ 塩 ………… 0.2g

作り方
❶京菜は3cm長さに切る。
❷油揚げは熱湯を回しかけて油抜きし、1cm幅の短冊切りにする。
❸鍋にだし汁を入れて中火にかけ、煮立ったら①と②を加えてさっと煮、Aを加えて味を含むまで煮る。

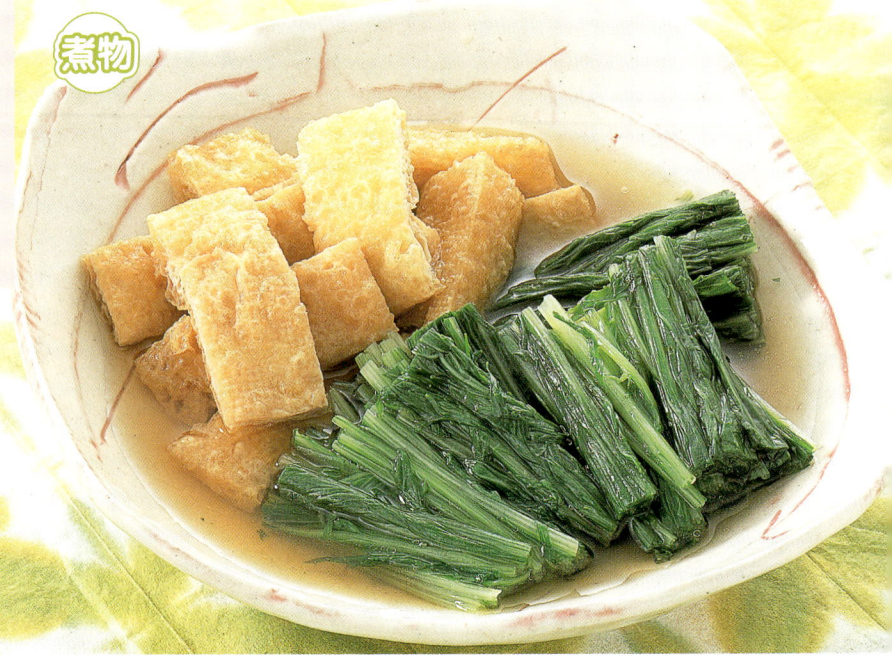

薄味にしっとりと煮た
切り干し大根と油揚げの煮物　70 kcal　塩分 1.0 g

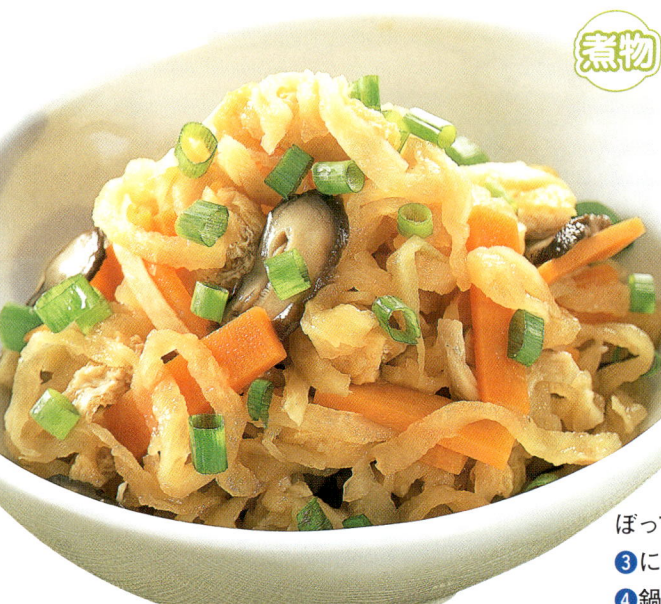

煮物

材料（1人分）
- 切り干し大根（乾燥） ……… 10g
- 油揚げ ……… 5g
- にんじん …… 20g
- 生しいたけ … 1個
- A ┌ だし汁 … 1/2 カップ
　　├ 砂糖 …… 小さじ 2/3
　　└ しょうゆ … 小さじ1強
- 万能ねぎ（小口切り） ……… 少々

作り方
❶切り干し大根はさっと洗い、かぶるくらいの水かぬるま湯につけて、10～15分かけてふっくらとやわらかくもどす。
❷油揚げは熱湯を回しかけて油抜きし、水けをしぼって細切りにする。
❸にんじんは短冊切りにし、生しいたけは薄切りにする。
❹鍋にAを入れて煮立て、①と②、③を入れてときどきまぜながら10分くらい煮、器に盛って、万能ねぎの小口切りを散らす。

なつかしい味わいがうれしい
根菜の田舎煮

70 kcal　塩分 **1.1** g

煮物

材料（1人分）
里いも……20g	だし汁…$\frac{3}{5}$カップ
れんこん……15g	┌日本酒
ごぼう……30g	│　…小さじ$\frac{1}{2}$弱
にんじん……20g	A│しょうゆ
干ししいたけ…1個	│　…小さじ1強
絹さや……2枚	│砂糖…小さじ$\frac{2}{3}$
板こんにゃく…30g	└塩………0.2g

作り方
❶干ししいたけは水でもどし、半分に切る。板こんにゃくは熱湯で1分ほどゆで、手で一口大にちぎる。

❷里いもは半分に切り、れんこんは5mm厚さの半月切りに、ごぼうは皮をこそげて四つ割りにし、それぞれ水にさらす。にんじんは乱切りにする。里いも、ごぼう、にんじんはかためにゆでておく。

❸鍋にだし汁と①と②を入れて中火で10分煮る。Aを加えて煮汁がなくなるまで煮る。絹さやは筋をとり、ゆでて斜め半分に切って散らす。

牛乳が苦手な人にもおすすめ
セロリのミルク煮

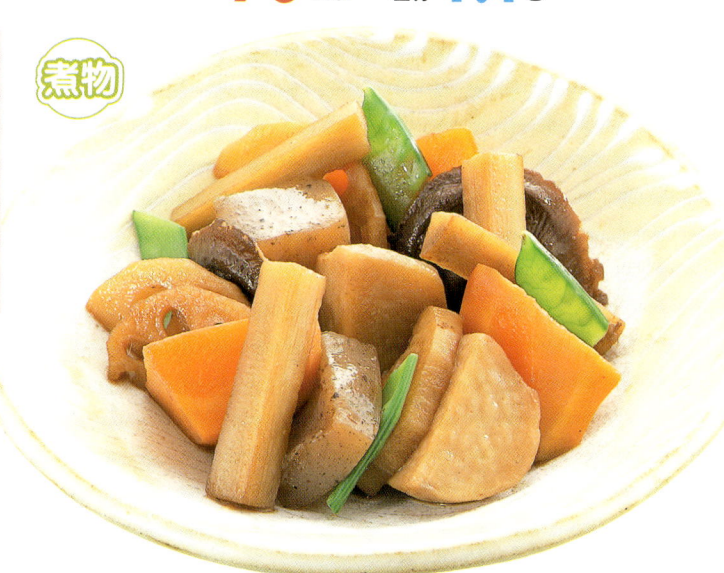

70 kcal　塩分 **1.4** g

煮物

材料（1人分）
セロリ	80g
ショルダーベーコン	10g
A┌水	$\frac{1}{2}$カップ
└コンソメスープの素（固形）	$\frac{1}{2}$個
牛乳	$\frac{1}{4}$カップ
塩	0.2g
こしょう	少々

作り方
❶セロリは筋をとって乱切りにする。

❷ショルダーベーコンは1.5cm幅くらいに切る。

❸鍋にAを入れて煮立て、①と②を加えて中火で煮る。セロリにほぼ火が通ったら牛乳を加えて一煮し、塩とこしょうで味をととのえる。

副菜

鉄分を多く含むあさりを使って
大根とあさりの煮物

60 kcal　塩分 **2.5** g

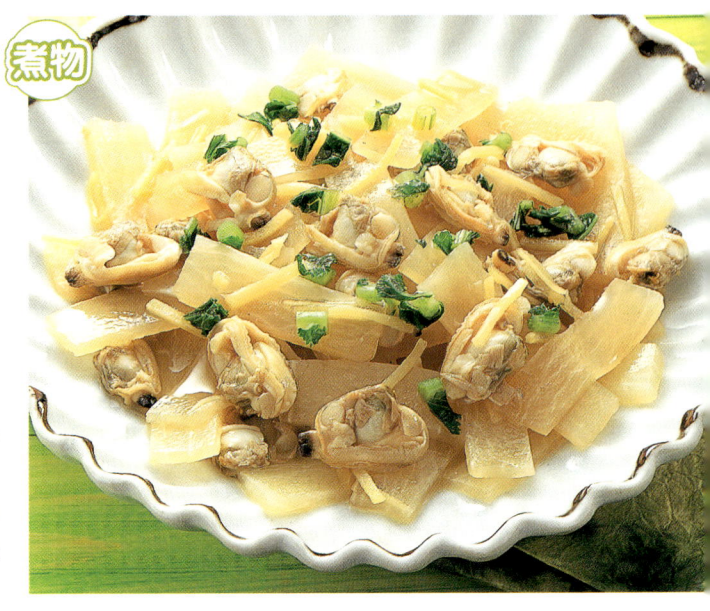

煮物

材　料（1人分）
大根	80g
大根の葉	5g
しょうが（せん切り）	5g
あさり（むき身）	60g

A ┃ だし汁・・$\frac{1}{4}$カップ
　 ┃ しょうゆ・・小さじ $1\frac{1}{2}$
　 ┃ 日本酒・・小さじ1
　 ┃ みりん・・小さじ1

作り方
❶大根は3cm長さの短冊状に切る。
❷大根の葉は熱湯でゆでて小口切りにする。
❸あさりのむき身はざるに入れて塩水（分量外）で洗い、水けをきっておく。
❹鍋にAを入れて煮立て、しょうがのせん切りと③を入れて煮る。あさりに火が通ったら火を止め、あさりをとり出す。
❺④の鍋に大根を入れ、大根がかぶるくらいの水を足して、アクをとりながら5～6分煮る。
❻⑤にあさりをもどし入れ、軽く火を通して器に盛り、最後に②を散らす。

血液をサラサラにする優秀なコンビ
大豆とひじきの煮物

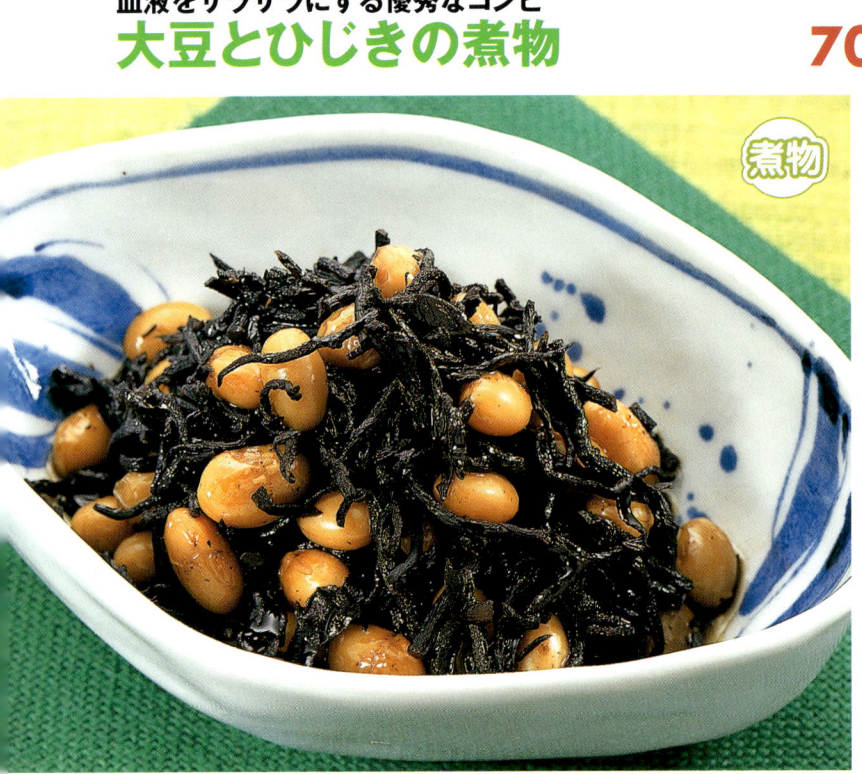

70 kcal　塩分 **1.2** g

煮物

材　料（1人分）
大豆（水煮缶詰め）	30g
ひじき（乾燥）	5g

A ┃ だし汁・・・・・$\frac{1}{2}$カップ
　 ┃ しょうゆ・・小さじ1強
　 ┃ 日本酒・・・・小さじ1
　 ┃ みりん・・・・小さじ $\frac{1}{3}$
　 ┃ 砂糖・・・・・・小さじ $\frac{2}{3}$

作り方
❶ひじきは洗ってかぶるくらいの水に浸し、20分ほどおいてもどす。水けをきり、食べやすい長さに切る。
❷鍋にひじきと大豆の水煮を入れ、Aも加えて火にかけ、ときどきかきまぜながら、煮汁がほとんどなくなるまで中火で煮る。

EPAやDHAが豊富なうなぎを使って
青梗菜（チンゲンサイ）とうなぎの煮びたし

70 kcal　塩分 **1.0** g

煮物

材料（1人分）
青梗菜	70g
うなぎのかば焼き（市販品）	15g
A〔だし汁	$\frac{1}{4}$ カップ
しょうゆ	小さじ1
日本酒	小さじ1
砂糖	小さじ $\frac{2}{3}$
粉ざんしょう	少々

作り方
❶青梗菜は根元を切り落とし、4～5cm長さのざく切りにする。
❷うなぎのかば焼きは2cm幅、5～6cm長さの短冊状に切る。
❸鍋にAを入れて煮立て、①の茎を1～2分煮る。葉も加え、しんなりしたら②を加えてさっと煮る。
❹③を汁ごと器に盛り、粉ざんしょうを振る。

副菜

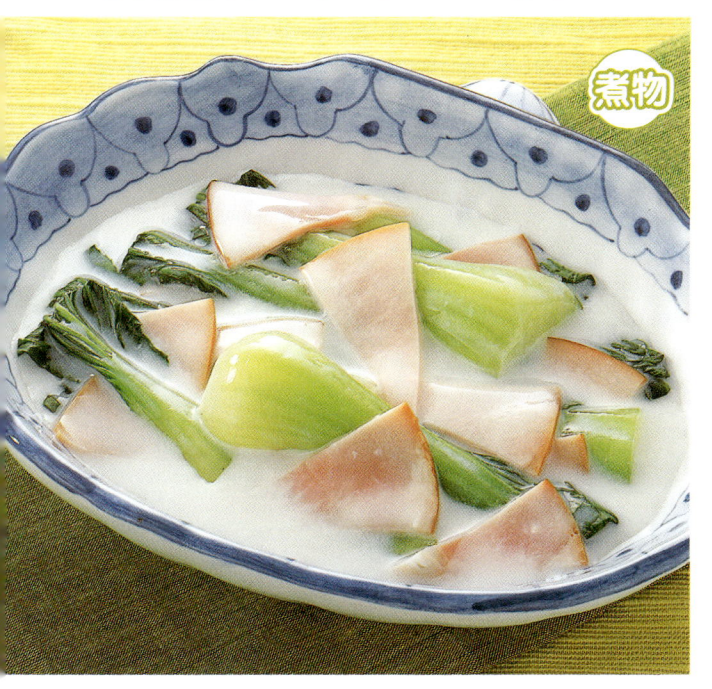

牛乳でクリーミーに仕上げた
青梗菜（チンゲンサイ）のクリーム煮

70 kcal　塩分 **1.8** g

煮物

材料（1人分）
青梗菜	70g	牛乳	大さじ2
ロースハム	10g	塩	1g
A〔水	$\frac{1}{4}$ カップ	かたくり粉	小さじ $\frac{1}{2}$ 弱
コンソメスープの素（固形）	$\frac{1}{4}$ 個	サラダ油	小さじ $\frac{1}{2}$

作り方
❶青梗菜は1枚ずつ葉をはがし、大きい場合は長さを半分に切る。
❷ロースハムはいちょう切りにする。
❸鍋にサラダ油を入れて熱し、①と②を中火で炒め、全体に油が回ったらAを加えて一煮する。
❹③に牛乳を加え、塩で味をととのえる。
❺小さな容器に④のスープを少しとり出してかたくり粉をとき、④に加えてとろみをつけ、火を止める。

歯ざわりがよい
豆苗(トウミョウ)の卵とじ

70 kcal　塩分 **1.0** g

煮物

材料（1人分）
豆苗	20g
玉ねぎ	30g
卵	1/2 個
A　だし汁	1/2 カップ
しょうゆ	小さじ1
日本酒	小さじ1
砂糖	小さじ 2/3
塩	0.2g

作り方
❶ 豆苗はざく切りにする。
❷ 玉ねぎは薄切りにする。
❸ 卵は容器に入れてときほぐしておく。
❹ 鍋にAを入れて火にかけ、煮立ったら①と②を入れて5分ほど煮る。
❺ ④に③を回し入れて大きく2～3回かきまぜ、すぐふたをして火を止め、そのまま1～2分蒸らす。

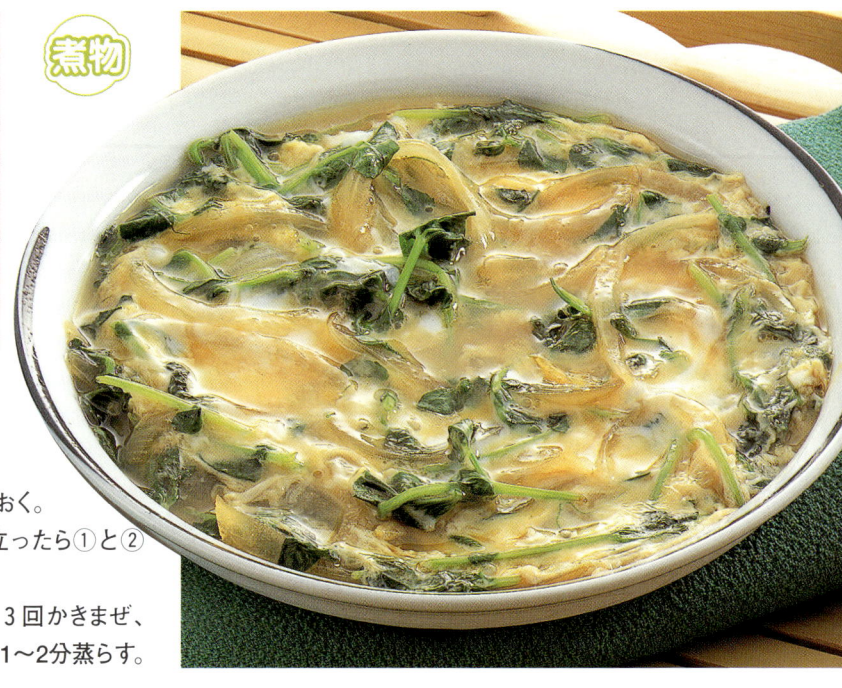

鮭の水煮缶詰めを使った
白菜と鮭缶の煮びたし

60 kcal　塩分 **1.4** g

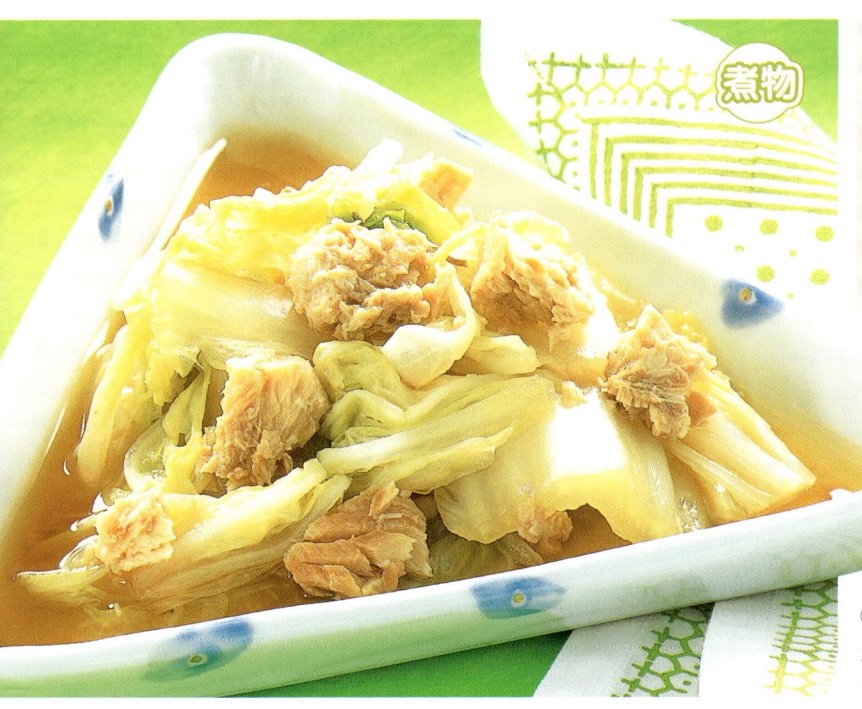

煮物

材料（1人分）
白菜	80g
しょうが（薄切り）	3枚
鮭（水煮缶詰め）	30g
A　だし汁	1/2 カップ
しょうゆ	大さじ 1/2
みりん	小さじ 1/2

作り方
❶ 白菜は2cm幅くらいのざく切りにする。
❷ しょうがはせん切りにする。
❸ 鍋にAを入れて煮立て、①と②、身をあらくほぐした鮭の水煮を入れて白菜に火が通るまで煮る。

ゆでた白菜にえび入りのあんをかけた
白菜のえびあんかけ

70 kcal　塩分 **0.9** g

煮物

材料（1人分）
白菜 ……… 60g	しょうゆ‥小さじ1/2
さやいんげん‥10g	A 砂糖‥‥小さじ2/3
はるさめ（乾燥）‥8g	塩 ……… 0.3g
干し桜えび‥‥5g	水どきかたくり粉
だし汁 …1/2カップ	……… 小さじ2

作り方
❶はるさめは熱湯につけてもどし、ざるにあけて水につけ、水けをきって食べやすい長さに切る。
❷さやいんげんは筋をとって鍋に沸かした熱湯でしんなりするまでゆで、水にとって冷まし、斜め切りにする。
❸白菜は2〜3cm幅のざく切りにし、鍋に沸かした熱湯で1〜2分ゆで、ざるに上げて水けをきっておく。
❹鍋にだし汁とAを入れて強火にかけ、煮立ったら①と干し桜えびを入れて一煮する。②も加えて一煮立ちさせ、水どきかたくり粉を回し入れてとろみをつける。
❺③の水けをよくしぼって器に盛り、④をかける。

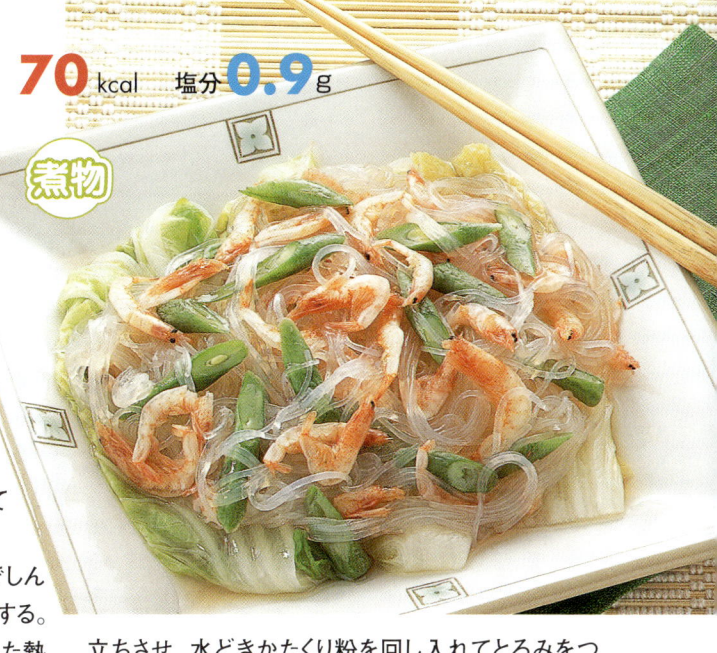

ごま油の風味がよい
ブロッコリーのかにあんかけ

60 kcal　塩分 **0.5** g

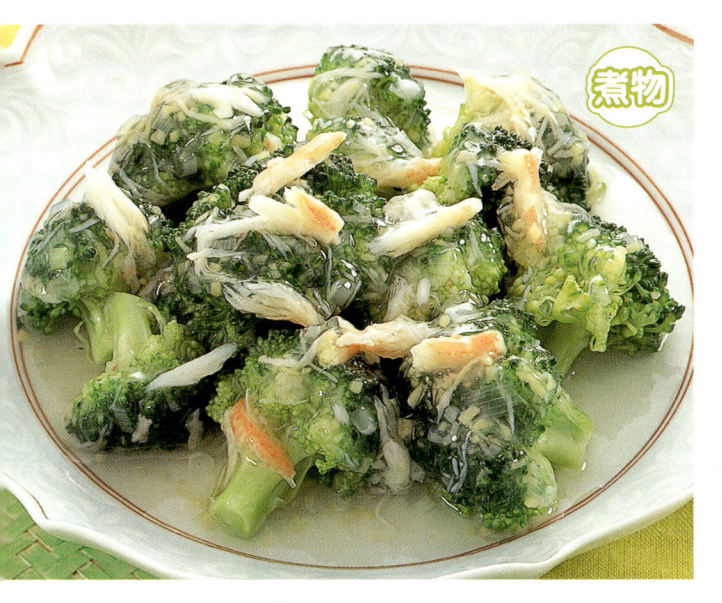

煮物

材料（1人分）
ブロッコリー‥‥80g	スープ‥1/2カップ
かに（缶詰め）‥10g	日本酒‥小さじ1
長ねぎ ……10g	A 塩 ……… 0.3g
しょうが ……少々	ごま油‥小さじ1/2
	水どきかたくり粉
	……… 少々

※スープは、鶏ガラスープの素少々を湯1/2カップにといたもの。

作り方
❶ブロッコリーは小房に分け、鍋に沸かした熱湯で2〜3分、緑色が鮮やかになるまでゆで、ざるに上げて冷ましておく。
❷長ねぎとしょうがはみじん切りにする。
❸かには軟骨をとり除いて、身をほぐす。
❹鍋にAと②を入れて一煮立ちさせ、①を加えて火が通ったら、煮汁は鍋に残して器に盛る。
❺④の煮汁にかにを入れ、水どきかたくり粉を回し入れてとろみをつけ、かにあんを作る。
❻④のブロッコリーに⑤をかける。

副菜

おいしい煮汁をたっぷり含ませた
焼き麩の卵とじ

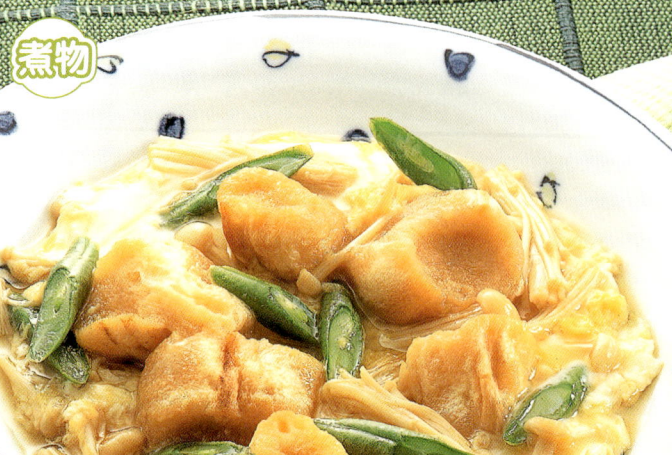

70 kcal　塩分 **0.5** g

煮物

材　料（1人分）
焼き麩（乾燥）‥5g
えのきだけ‥‥20g
さやいんげん‥10g
卵‥‥‥‥‥1/2個

A ┌ だし汁‥1/3カップ
　├ しょうゆ‥小さじ1/2
　├ 日本酒‥小さじ1/2
　└ みりん‥小さじ1/3

作り方
❶えのきだけは長さを半分に切る。
❷さやいんげんは筋をとって鍋に沸かした熱湯でさっとゆでてざるに上げ、斜め切りにする。
❸鍋にAを入れて火にかけ、一煮立ちしたら焼き麩と①を入れて一煮する。
❹焼き麩が煮汁を吸ったところでといた卵を回し入れて火を止め、②を散らしてふたをし、1～2分蒸らす。

いりつけるだけの簡単おかず
れんこんのきんぴら

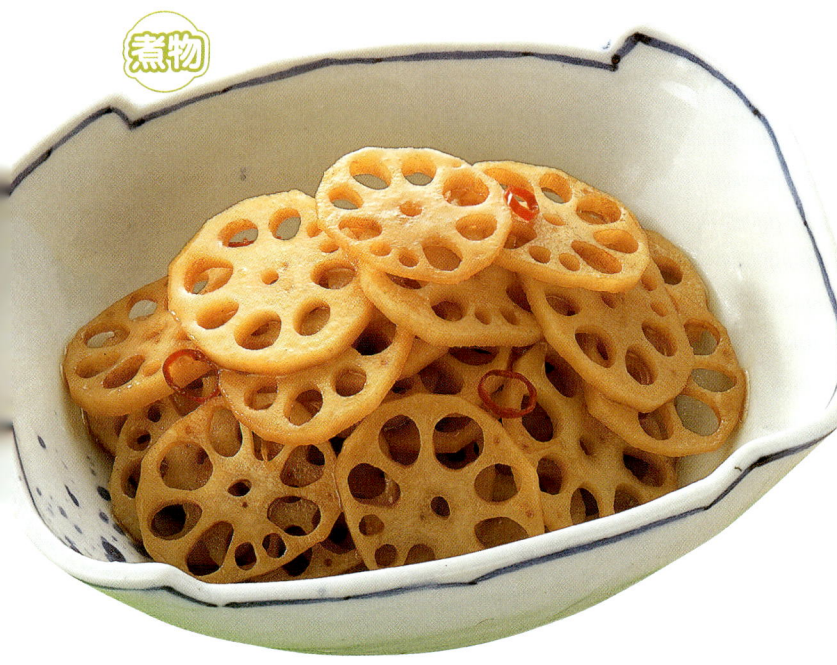

60 kcal　塩分 **0.9** g

煮物

材　料（1人分）
れんこん‥‥‥‥‥‥50g
赤とうがらし（小口切り）‥少々
A ┌ だし汁‥‥‥‥小さじ1
　├ しょうゆ‥‥小さじ1強
　└ 砂糖‥‥‥‥‥小さじ2/3
サラダ油‥‥‥‥‥小さじ1/2

作り方
❶れんこんは薄い輪切りにし、水に20分ほどさらしてアクを抜き、ペーパータオルで水けをふく。
❷鍋にサラダ油を入れて熱し、①と赤とうがらしの小口切りを強火で炒め、全体に油が回ったらAを加え、中火で煮汁がなくなるまでいりつけながら煮る。

手作りの簡単ホワイトソースに挑戦
カリフラワーとブロッコリーのミニグラタン　70 kcal　塩分 0.6 g

焼き物

副菜

材料（1人分）
- カリフラワー‥40g
- ブロッコリー‥10g
- にんじん‥‥‥10g
- バター‥小さじ1/2弱
- 小麦粉‥小さじ1
- A ┬ 牛乳‥‥‥35ml
　　└ 水‥‥‥‥25ml
- 塩‥‥‥‥‥‥0.5g
- こしょう‥‥‥少々

作り方
❶カリフラワーとブロッコリーは小房に分け、にんじんは乱切りにして、それぞれ鍋に沸かした熱湯でややかためにゆで、ざるに上げて水けをきっておく。
❷フライパンにバターを入れて弱火にかけ、バターがとけたら小麦粉を振り入れて炒める。小麦粉がしっとりしたら、Aを加えてかたまりができないようにかきまぜてのばし、塩とこしょうを加える。
❸グラタン皿に①を入れて②をかけ、温めておいたオーブントースターで7～8分、焼き色がつくまで焼く。

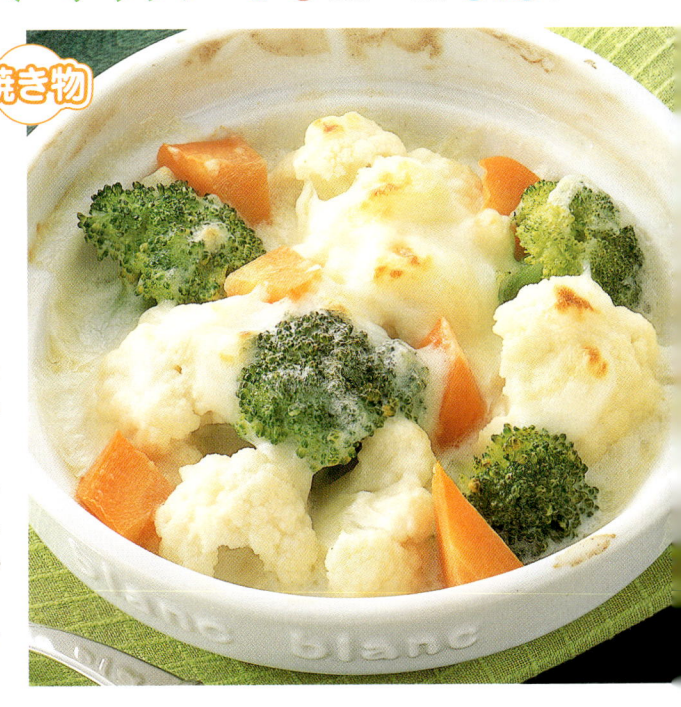

ボリュームのわりに低エネルギー
なすのチーズ焼き　70 kcal　塩分 0.4 g

焼き物

材料（1人分）
- なす‥‥‥‥‥1個
- トマト‥‥‥‥60g
- 玉ねぎ‥‥‥‥15g
- 粉チーズ‥小さじ1
- 塩‥‥‥‥‥‥0.3g
- こしょう‥‥‥少々
- オリーブ油
　‥‥‥小さじ1弱
- パセリ（みじん切り）
　‥‥‥‥‥‥少々

作り方
❶なすはガクを切り落として縦半分に切り、水に10分ほどつけてアクを抜く。水けをペーパータオルでふき、切り口に塩とこしょうを振る。
❷フライパンにオリーブ油を入れて熱し、①を両面とも軽く焼く。
❸トマトは皮と種を除き、あらいみじん切りにする。玉ねぎはみじん切りにして水にさらし、水けをしぼっておく。
❹皿に②を切り口を上にして並べ、まぜ合わせた③を等分にのせて粉チーズを振る。
❺④をオーブントースターで7～8分焼き、仕上げにパセリのみじん切りを散らす。

うまみを閉じ込めた
野菜のホイル焼き

70 kcal　塩分 **0.1** g

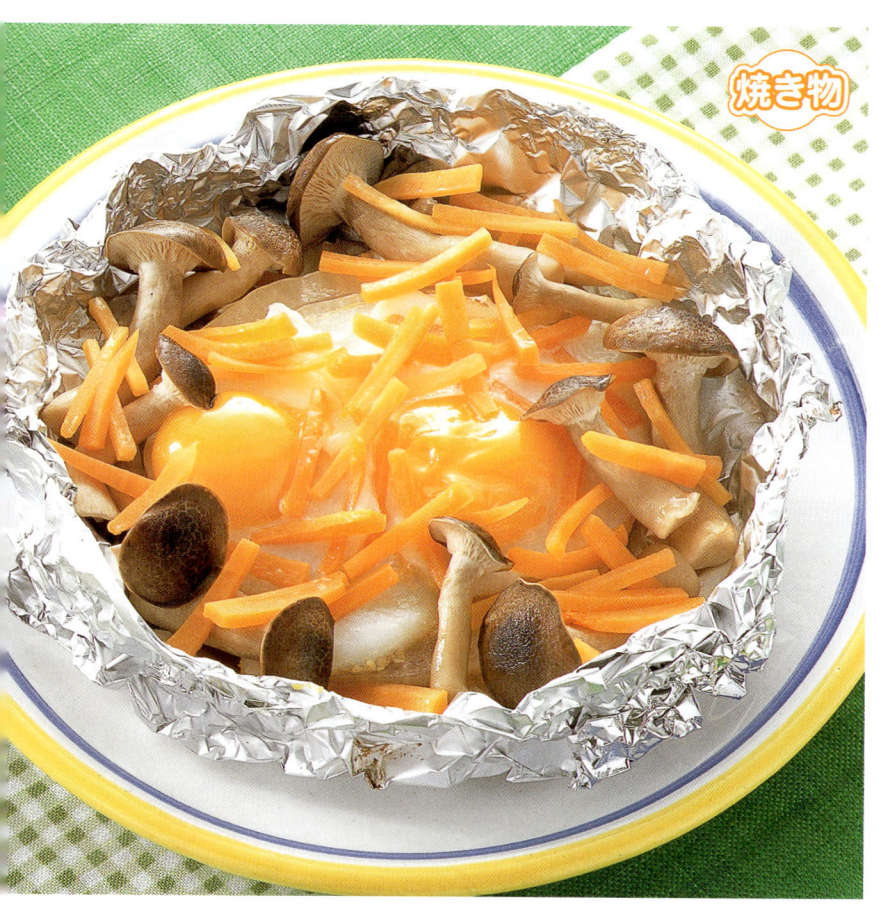

焼き物

材料（1人分）
玉ねぎ	30g
にんじん	10g
しめじ	20g
うずら卵	2個
バター	小さじ1/2弱

作り方
❶玉ねぎは輪切りにし、にんじんはせん切りにする。しめじは小分けにする。
❷アルミ箔を、材料を包める程度の大きさに切って広げ、中心部にバターを塗る。ここに玉ねぎをのせ、うずらの卵を落とす。全体ににんじんを散らし、まわりにしめじをのせて、アルミ箔をきっちりと閉じる。
❸②を温めておいたオーブントースターに入れ、7～8分焼く。

ふわふわと口当たりよく仕上げた
にら玉フルフル

70 kcal　塩分 **0.8** g

材料（1人分）
にら	25g
卵	1/2個
A　しょうゆ	小さじ1/2
砂糖	小さじ1/3
塩	0.3g
こしょう	少々
長ねぎ	10g
サラダ油	小さじ1/2

作り方
❶にらは3cm長さに切る。
❷長ねぎは半量をみじん切りにし、残り半量は小口切りにする。
❸小さなボウルに卵を入れてときほぐし、Aを加えてまぜる。
❹フライパンにサラダ油を熱して長ねぎのみじん切りを炒め、香りが出たらにらを加えて炒め合わせる。
❺にらがしんなりしたところで③を回し入れ、卵が半熟状になったら2～3回大きくかきまぜる。
❻⑤を器に盛り、小口切りにした長ねぎをのせる。

その他

副菜

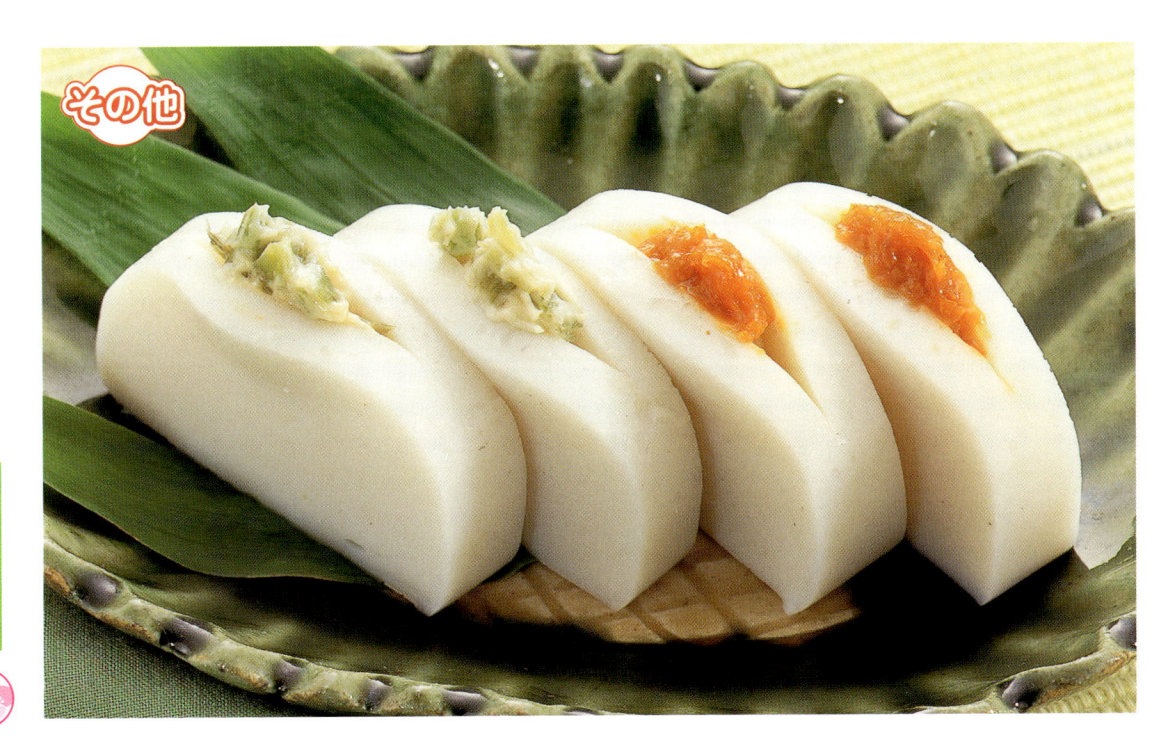

しょうゆはつけずにそのまま食べる
板わさ

70 kcal　塩分 **1.9** g

作り方
❶板かまぼこは、板とかまぼこの間に包丁を差し込んで板をはずし、分量を4切れに切り、中央部に浅く切り込みを入れる。

❷①の2切れの切り目にはわさび漬けを、残り2切れの切り目には練りうにを、それぞれ等分にはさむ。

材　料（1人分）
板かまぼこ ‥‥‥‥‥55g
わさび漬け（市販品）‥‥5g
練りうに（びん詰め）‥‥5g

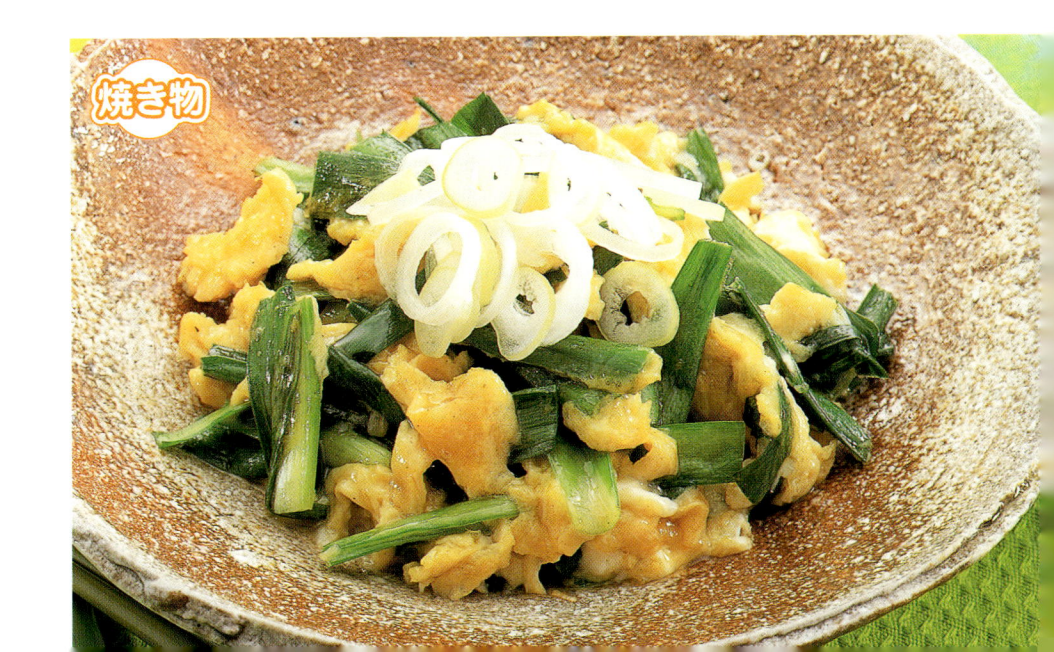

焼き物

和食の定番おかず
納豆

70 kcal　塩分 **0.7** g

その他

材料（1人分）
- 納豆 …………………… 30g
- 万能ねぎ（小口切り）… 1本分
- しょうゆ ………………… 小さじ1
- 練りがらし ……………… 少々

作り方
❶納豆は器に入れて箸でよくかきまぜ、じゅうぶんに糸を引いて白っぽくなってきたら、しょうゆを加えてまぜる。
❷①に万能ねぎも加えてまぜ、練りがらしを添える。

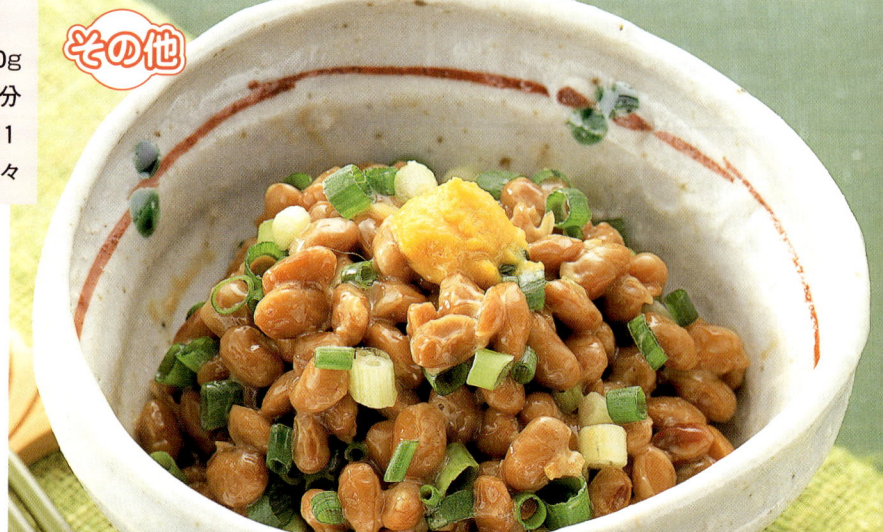

食べる直前まで冷蔵庫で冷やして食卓へ
冷ややっこ

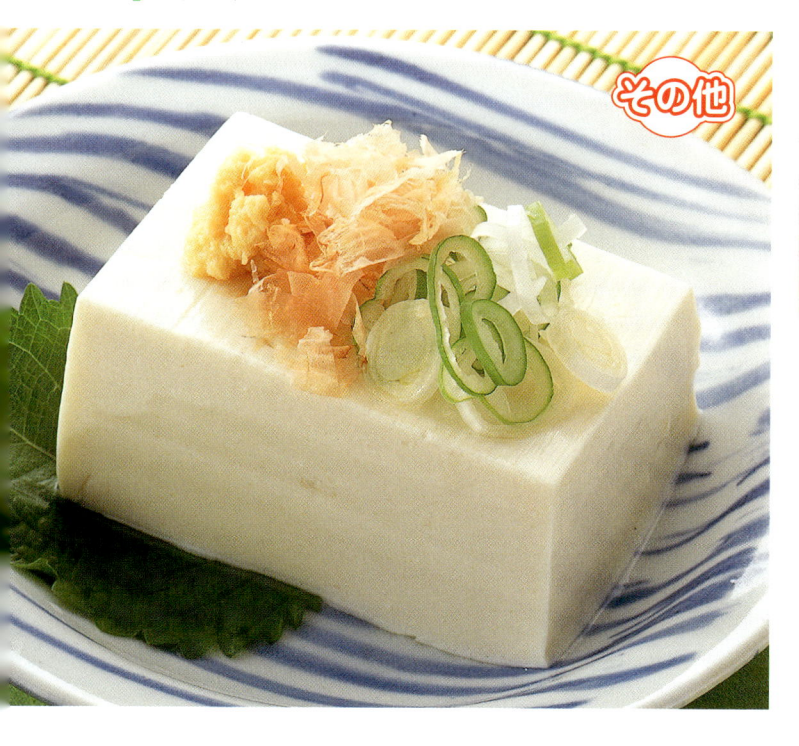

70 kcal　塩分 **0.7** g

その他

材料（1人分）
- 絹ごし豆腐 ………………… 100g
- おろししょうが …………… 小さじ1/2
- 長ねぎ（小口切り）……… 大さじ1
- 青じそ ……………………… 1枚
- 削りがつお ………………… 2g
- しょうゆ …………………… 小さじ1

作り方
❶絹ごし豆腐は、ボウルに重ねたざるにのせて冷蔵庫に入れ、自然に水きりしながら冷やす。
❷器に青じそを敷いて①（好みで適当な大きさに切ってもよい）を盛り、おろししょうがと長ねぎ、削りがつおをのせ、分量のしょうゆをかけて食べる。

主食と主菜がいっしょになった 一皿メニュー

ここで紹介した一皿メニューを食べる場合は、言うまでもなく「主食」と「主菜」は省きます。そしてさらに、エネルギーオーバーになるので「副菜」も省きます。**おかずをつけたい場合は、「もう一品」と「低エネルギーおかず」の中から1品ずつ選んでください。**

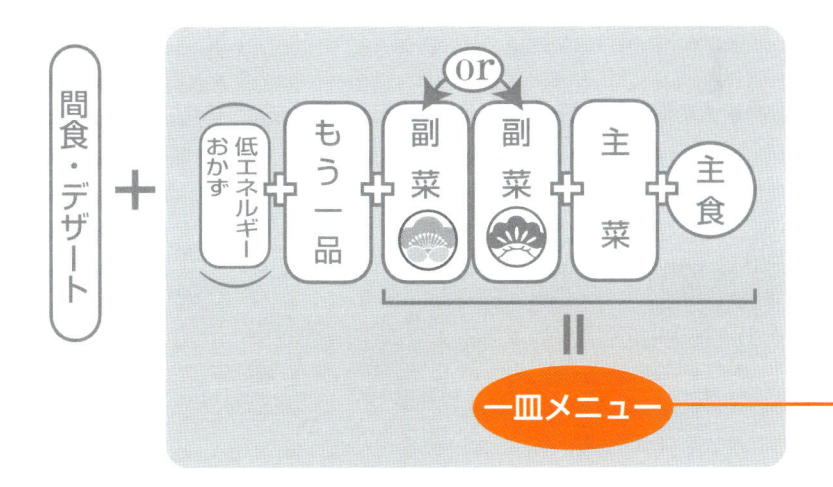

間食・デザート ＋ 低エネルギーおかず ＋ もう一品 ＋ 副菜 or 副菜 ＋ 主菜 ＋ 主食 ＝ 一皿メニュー

- ●料理ごとに表示してあるエネルギー量、塩分量などはすべて1人分です。
- ●材料の分量は1人分です。特に指定のないものは、原則として、使用量は正味量（野菜なら、へたや皮などを除いた、純粋に食べられる量）で表示してあります。

炊き込みご飯

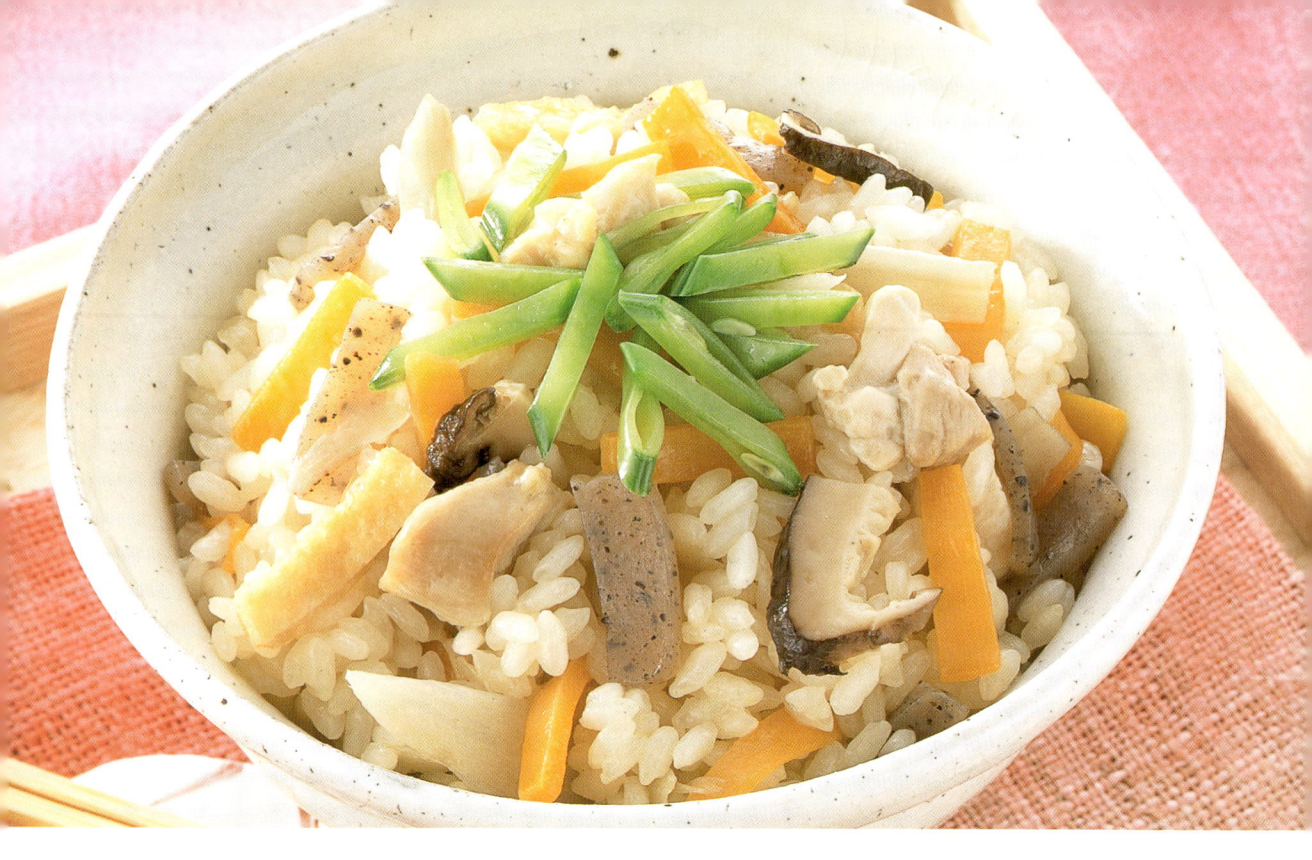

こまかく切ったいろいろな具のハーモニーを味わう

1200kcalを選択する場合	**340** kcal
1300～1400kcalを選択する場合	**400** kcal
1500kcalを選択する場合	**450** kcal
1600～1700kcalを選択する場合	**500** kcal
1800kcalを選択する場合	**520** kcal

塩分 **1.5** g

作り方

❶米はといでざるに上げ、水けをきっておく。
❷干ししいたけは水またはぬるま湯につけてもどし、薄切りにする。
❸鶏もも肉は一口大に切る。油揚げはざるにのせて熱湯を回しかけ、油抜きして短冊切りにする。
❹にんじんは短冊切りに、ごぼうはささがきにして水にさらし、アクを抜く。
❺板こんにゃくは細切りにし、鍋に沸かした熱湯で1～2分ゆでてアク抜きし、ざるに上げる。
❻鍋に①を入れてAを注ぎ、②と③、④、⑤を加えてふたをし、強火にかける。沸騰したら中火で10～15分、そのあと弱火にかえて10分炊く。
❼絹さやは筋をとり、鍋に沸かした熱湯でさっとゆで、水にとって冷まし、水けをきってせん切りにする。
❽⑥が炊き上がったらへらで上下を返し、器に盛って、⑦をのせる。

材料（1人分）

米
　1200kcalを選択する場合 ・・・・・・・・・・60g
　1300～1400kcalを選択する場合 ・・・・・75g
　1500kcalを選択する場合 ・・・・・・・・・・90g
　1600～1700kcalを選択する場合 ・・・・105g
　1800kcalを選択する場合 ・・・・・・・・・110g
鶏もも肉（皮つき）・・30g　板こんにゃく ・・・20g
油揚げ ・・・・・・・・10g
干ししいたけ ・・・1個
にんじん ・・・・・・15g
ごぼう ・・・・・・・・10g
絹さや ・・・・・・・・1枚

A ┬ 水 ・・・・・$\frac{2}{3}$ カップ
　├ 日本酒 ・・・小さじ2
　├ しょうゆ ・・・小さじ$\frac{1}{2}$
　└ 塩 ・・・・・・・・1g

158

うな丼

市販のかば焼きを使ってクイック調理

		塩分
1200kcalを選択する場合	**340** kcal	
1300〜1400kcalを選択する場合	**390** kcal	**1.2** g
1500kcalを選択する場合	**470** kcal	
1600〜1700kcalを選択する場合	**510** kcal	
1800kcalを選択する場合	**540** kcal	

作り方

❶うなぎのかば焼きは串を抜いてオーブントースターに入れ、かば焼きのたれ小さじ1を2回くらいに分けてハケで塗りながら、2分加熱する。

❷ししとうがらしは縦に1本切り込みを入れ、長ねぎは3cm長さに切る。

❸②をオーブントースターに入れ、かば焼きのたれ小さじ1を塗りながら、こんがりと焼く。

❹どんぶりにご飯を盛って③をのせ、①ものせて粉ざんしょうを振り、木の芽をあしらう。

材料（1人分）

ご飯
- 1200kcalを選択する場合 …………100g
- 1300〜1400kcalを選択する場合 ……130g
- 1500kcalを選択する場合 …………175g
- 1600〜1700kcalを選択する場合 ……200g
- 1800kcalを選択する場合 …………220g

うなぎのかば焼き（市販品）…………55g
うなぎのかば焼きのたれ（市販品に添付のもの）………………………小さじ2
ししとうがらし‥2本　粉ざんしょう‥少々
長ねぎ………20g　木の芽………1枚

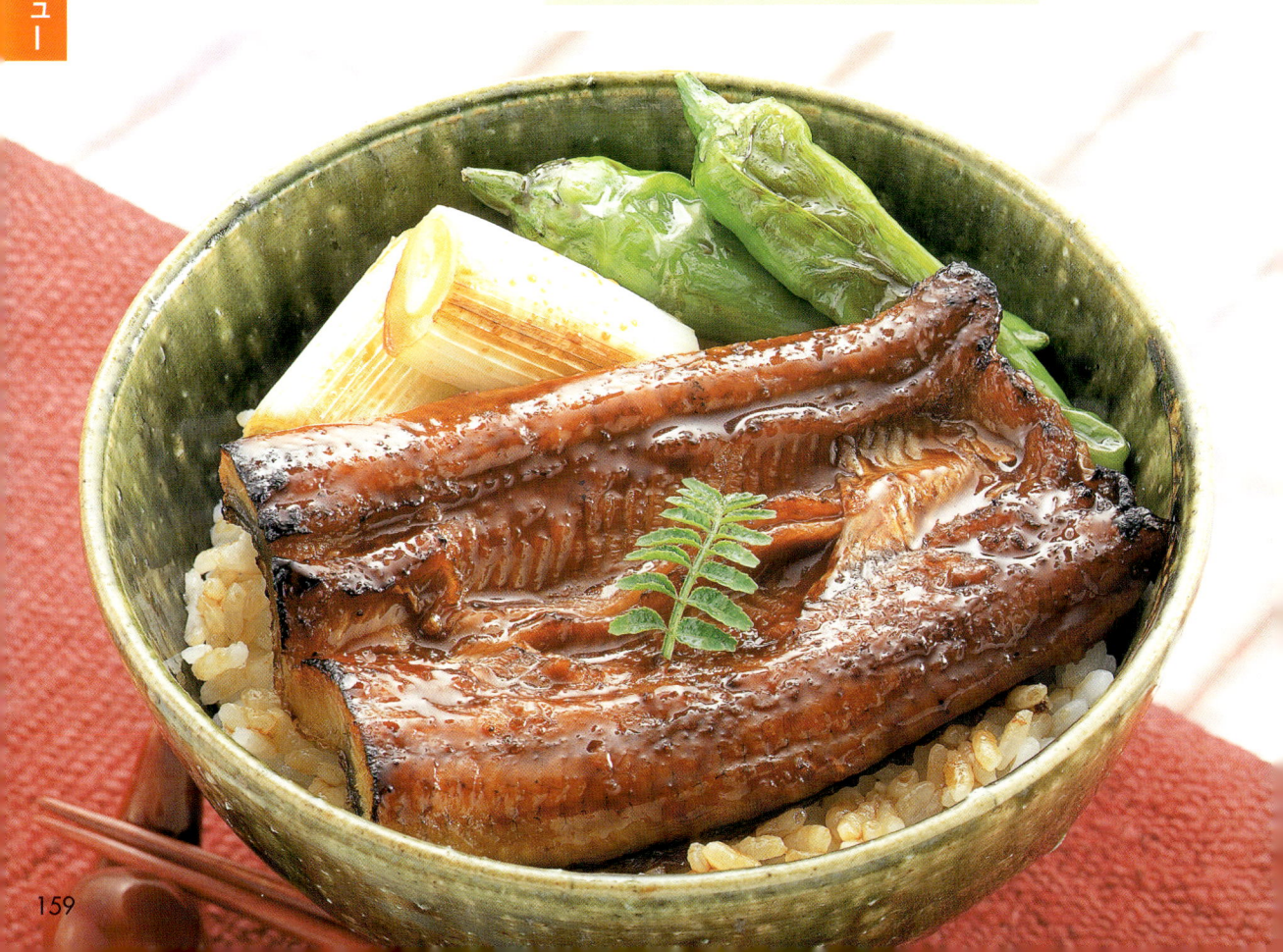

一皿メニュー

牛丼

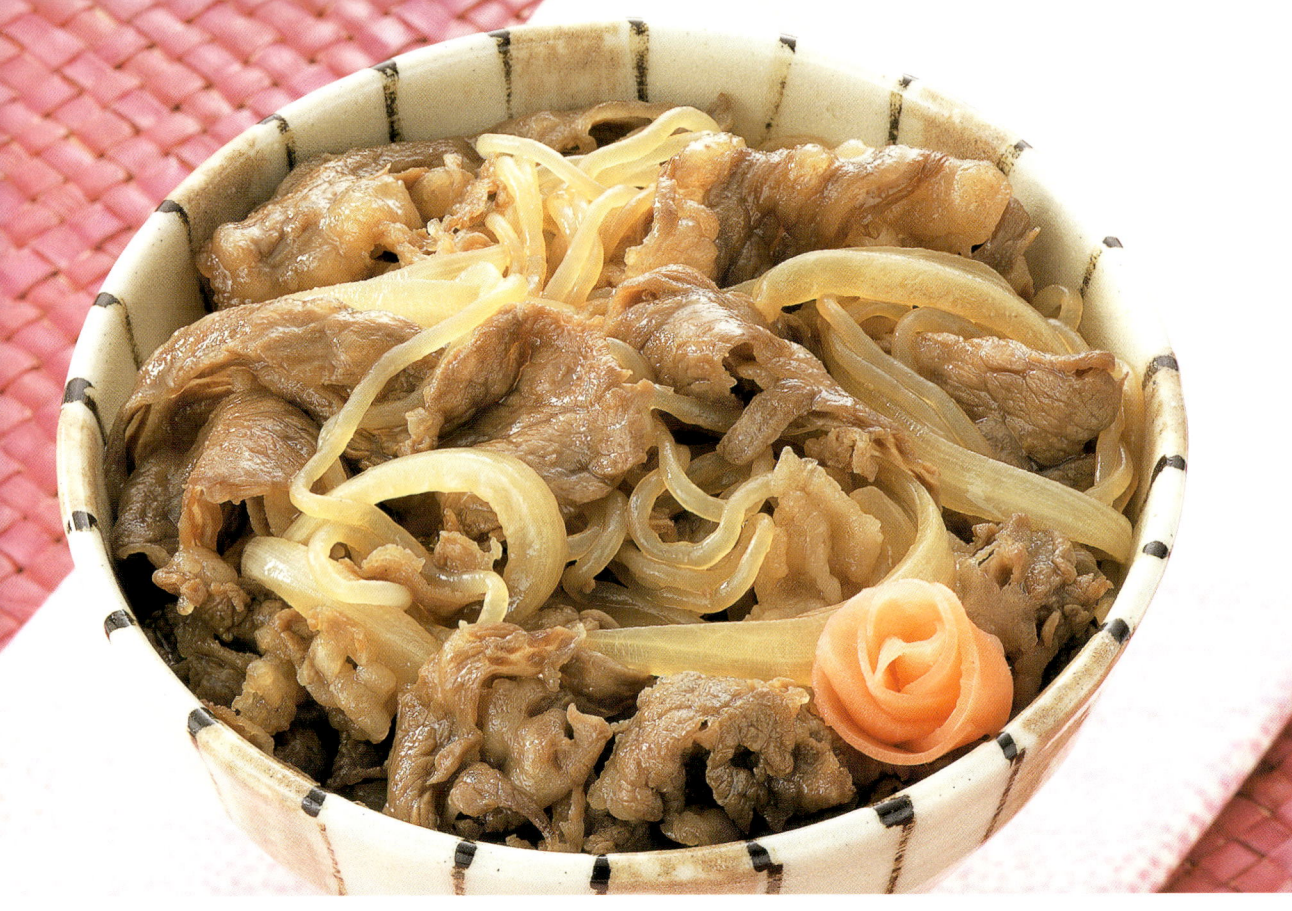

甘辛味の伝統的な丼

作り方
1. 牛肉は一口大に切る。
2. 玉ねぎは薄切りにする。
3. しらたきは鍋に沸かした熱湯で1～2分ゆで、ざるに上げて水けをきり、食べやすい長さに切る。
4. 鍋にAを入れて中火にかけ、①と②を入れて玉ねぎに味がしみるまで煮る。最後に③を加えて煮、味を含ませる。
5. 丼にあたたかいご飯を盛って④をのせ、しょうがの甘酢漬けを添える。

参考メモ
しょうがの甘酢漬けは、同量の紅しょうがにかえてもかまいません。また、好みで、仕上げに焼きのり少々をのせてもよいでしょう。

選択	エネルギー
1200kcalを選択する場合	**370** kcal
1300～1400kcalを選択する場合	**400** kcal
1500kcalを選択する場合	**460** kcal
1600～1700kcalを選択する場合	**500** kcal
1800kcalを選択する場合	**540** kcal

塩分 **1.8** g

材料（1人分）
ご飯
- 1200kcalを選択する場合　120g
- 1300～1400kcalを選択する場合　140g
- 1500kcalを選択する場合　175g
- 1600～1700kcalを選択する場合　200g
- 1800kcalを選択する場合　220g

牛肩肉（脂なし）‥60g　玉ねぎ‥‥30g

A
- だし汁‥‥1/2カップ
- しょうゆ‥小さじ2弱
- 砂糖‥‥大さじ1/2弱

しらたき‥‥30g
しょうがの甘酢漬け（市販品）‥‥5g

五目ちらし

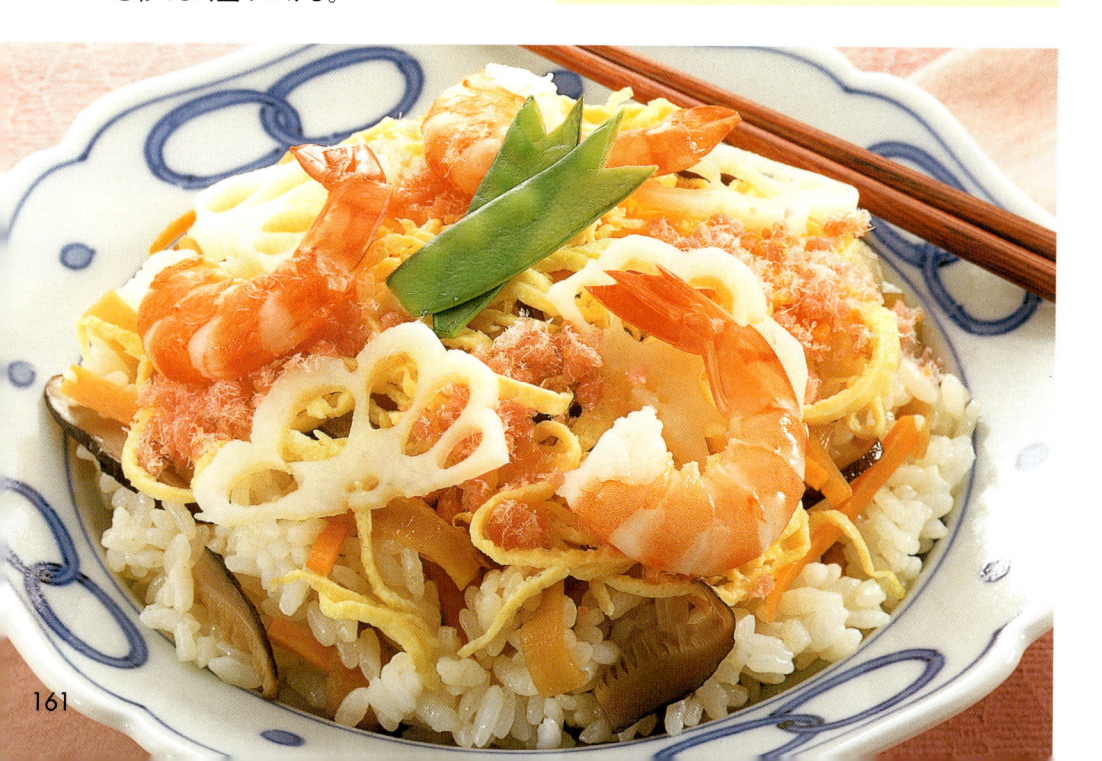

おもてなしにもなる華やかなごちそうずし

一日メニュー

1200kcalを選択する場合	**360** kcal
1300〜1400kcalを選択する場合	**390** kcal
1500kcalを選択する場合	**450** kcal
1600〜1700kcalを選択する場合	**500** kcal
1800kcalを選択する場合	**530** kcal

塩分 **2.0** g

材料（1人分）

ご飯
- 1200kcalを選択する場合・・・・・・・・・120g
- 1300〜1400kcalを選択する場合・・・・・140g
- 1500kcalを選択する場合・・・・・・・・・175g
- 1600〜1700kcalを選択する場合・・・・・200g
- 1800kcalを選択する場合・・・・・・・・・220g

えび（無頭）・・・・40g　　卵・・・・・・・・・$\frac{1}{2}$個
れんこん・・・・・・・15g　　塩・・・・・・・・・0.2g
干ししいたけ・・・1個　　サラダ油・・・小さじ$\frac{1}{2}$
かんぴょう(乾燥)・・・2g
にんじん・・・・・・・・20g
絹さや・・・・・・・・・2枚
桜でんぶ・・・小さじ1

B ┌ だし汁・・・$\frac{1}{3}$カップ
　├ しょうゆ・・・大さじ$\frac{1}{2}$弱
　├ みりん・・・小さじ1
　└ 砂糖・・・小さじ$\frac{2}{3}$

A ┌ 酢・・・・・小さじ1
　├ 砂糖・・・小さじ$\frac{2}{3}$
　└ 塩・・・・・・・0.2g

C ┌ 酢・・・・・大さじ$\frac{1}{2}$
　├ 砂糖・・・小さじ$\frac{2}{3}$
　└ 塩・・・・・・・0.2g

作り方

❶れんこんは皮をむきながら花形に形づくり、薄切りにする。これを酢少々（分量外）を加えた熱湯で軽くゆで、Aに漬け込む。

❷かんぴょうは洗って塩もみし、塩分を洗い流す。これを鍋に沸かした熱湯で透き通るまでゆで、1㎝幅に切る。干ししいたけは水でもどし、にんじんとともにせん切りにする。

❸鍋にBと②を入れ、弱火で煮汁がなくなるまで煮含める。

❹えびは背わたをとり、塩少々（分量外）を加えた熱湯で色が変わるまでゆで、尾の1節を残して殻をむく。

❺卵はボウルに入れて塩を加えてとき、薄くサラダ油を塗ったフライパンに流し入れ、薄焼き卵を作ってせん切りにする。絹さやは鍋に沸かした熱湯でさっとゆで、好みの飾り切りにする。

❻あたたかいご飯に、よくまぜ合わせたCを回し入れ、切るようにまぜてすしめしを作り、③を加えてまぜる。

❼⑥を器に盛り、桜でんぶと①、④、⑤を彩りよく盛りつける。

カレーライス

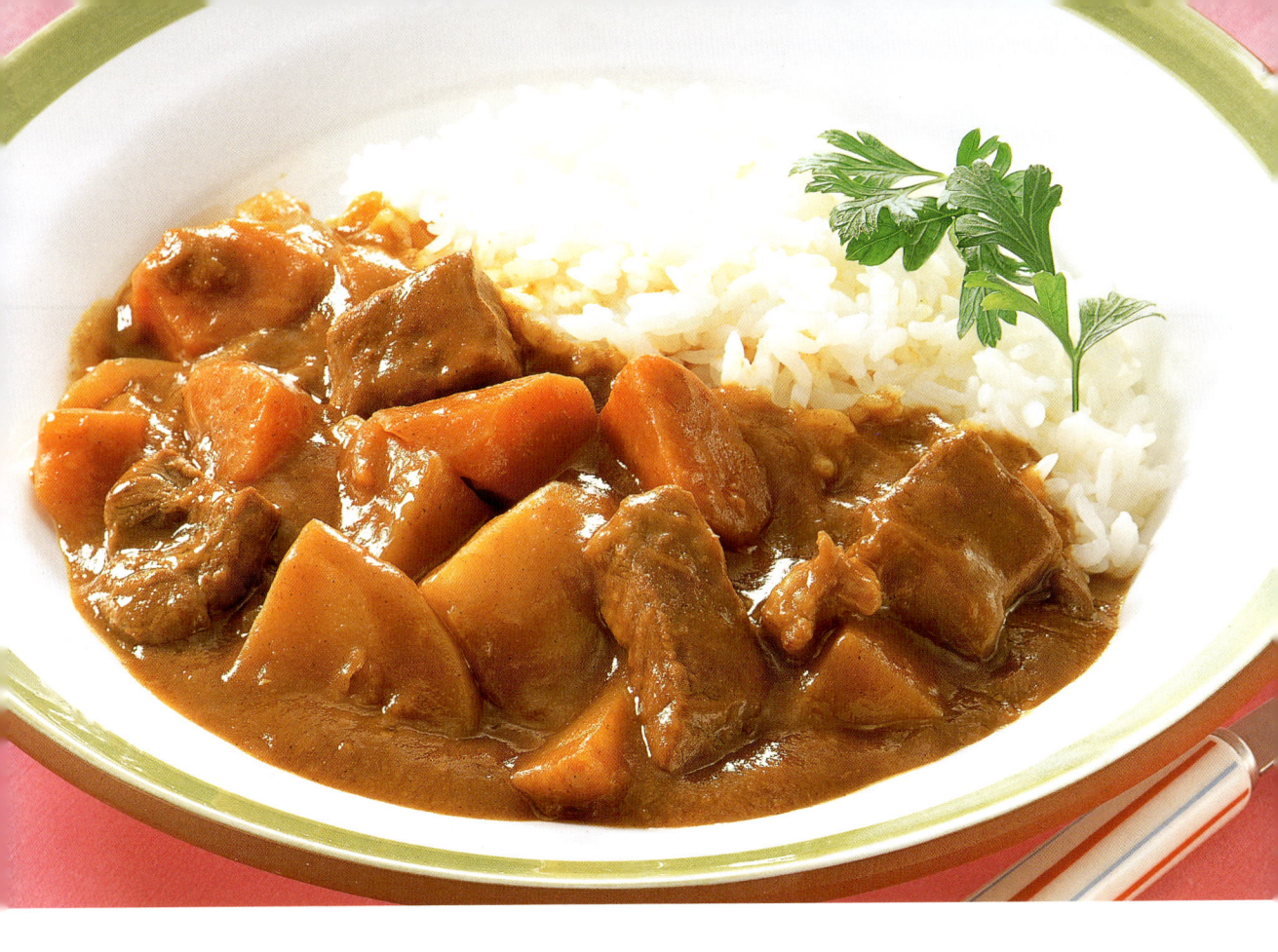

カレールウの使用量を控えるのがポイント

1200kcalを選択する場合	**370** kcal	
1300〜1400kcalを選択する場合	**410** kcal	塩分 **2.0** g
1500kcalを選択する場合	**460** kcal	
1600〜1700kcalを選択する場合	**490** kcal	
1800kcalを選択する場合	**540** kcal	

作り方

❶じゃがいも（1200kcalを選択する場合は省く）とにんじんは大きめの乱切り、玉ねぎはくし形切りにする。
❷牛もも肉は一口大に切る。
❸鍋にサラダ油を熱して②を強火で炒め、肉の色が変わったら①を加えて炒め合わせる。全体に油が回ったところで水1〜1 $\frac{1}{2}$ カップを加えて、材料にほぼ火が通るまで中火で煮込む。いったん火を止めてカレールウを割り入れてとかし、カレー粉と塩も加え、再び火にかけて弱火で少しとろみがつくまで煮込む。
❹ご飯を皿に盛って③をかけ、あればイタリアンパセリまたはパセリ少々を添

材料（1人分）

ご飯
　1200〜1400kcalを選択する場合‥‥‥100g
　1500kcalを選択する場合‥‥‥‥‥‥130g
　1600〜1700kcalを選択する場合‥‥‥150g
　1800kcalを選択する場合‥‥‥‥‥‥180g
牛もも肉（赤身）‥60g
じゃがいも‥‥‥50g
（1200kcalを選択する場合は省く）
にんじん‥‥‥‥30g
玉ねぎ‥‥‥‥‥30g
カレールウ（市販品）‥‥‥‥‥‥‥‥15g
カレー粉‥‥‥‥少々
塩‥‥‥‥‥‥0.3g
サラダ油‥‥小さじ $\frac{1}{2}$

五目チャーハン

ご飯をパラリと仕上げるのがおいしさのコツ

1200kcalを選択する場合	**370** kcal
1300〜1400kcalを選択する場合	**400** kcal
1500kcalを選択する場合	**460** kcal
1600〜1700kcalを選択する場合	**500** kcal
1800kcalを選択する場合	**530** kcal

塩分 **2.0** g

作り方

❶焼き豚は小角切りにする。
❷玉ねぎとにんじんはあらいみじん切りにする。
❸グリンピースは鍋に沸かした熱湯で1〜2分ゆで、ざるに上げて水けをきっておく。
❹フライパンにサラダ油を入れて強火で熱し、といた卵を入れて箸で大きくまぜながらいり卵にする。ここに①と②を加えて強火で炒め合わせ、玉ねぎが透き通ってきたらご飯を加え、へらでほぐすように炒める。
❺ご飯と具が全体にまざったら③を加えてまぜ、しょうゆと塩で味つけする

材料（1人分）

ご飯
- 1200kcalを選択する場合 ･･･････120g
- 1300〜1400kcalを選択する場合 ････140g
- 1500kcalを選択する場合 ･･･････175g
- 1600〜1700kcalを選択する場合 ････200g
- 1800kcalを選択する場合 ･･･････220g

焼き豚	30g	グリンピース	5g
卵	30g	しょうゆ	小さじ$\frac{1}{2}$
玉ねぎ	20g	塩	0.7g
にんじん	15g	サラダ油	小さじ1

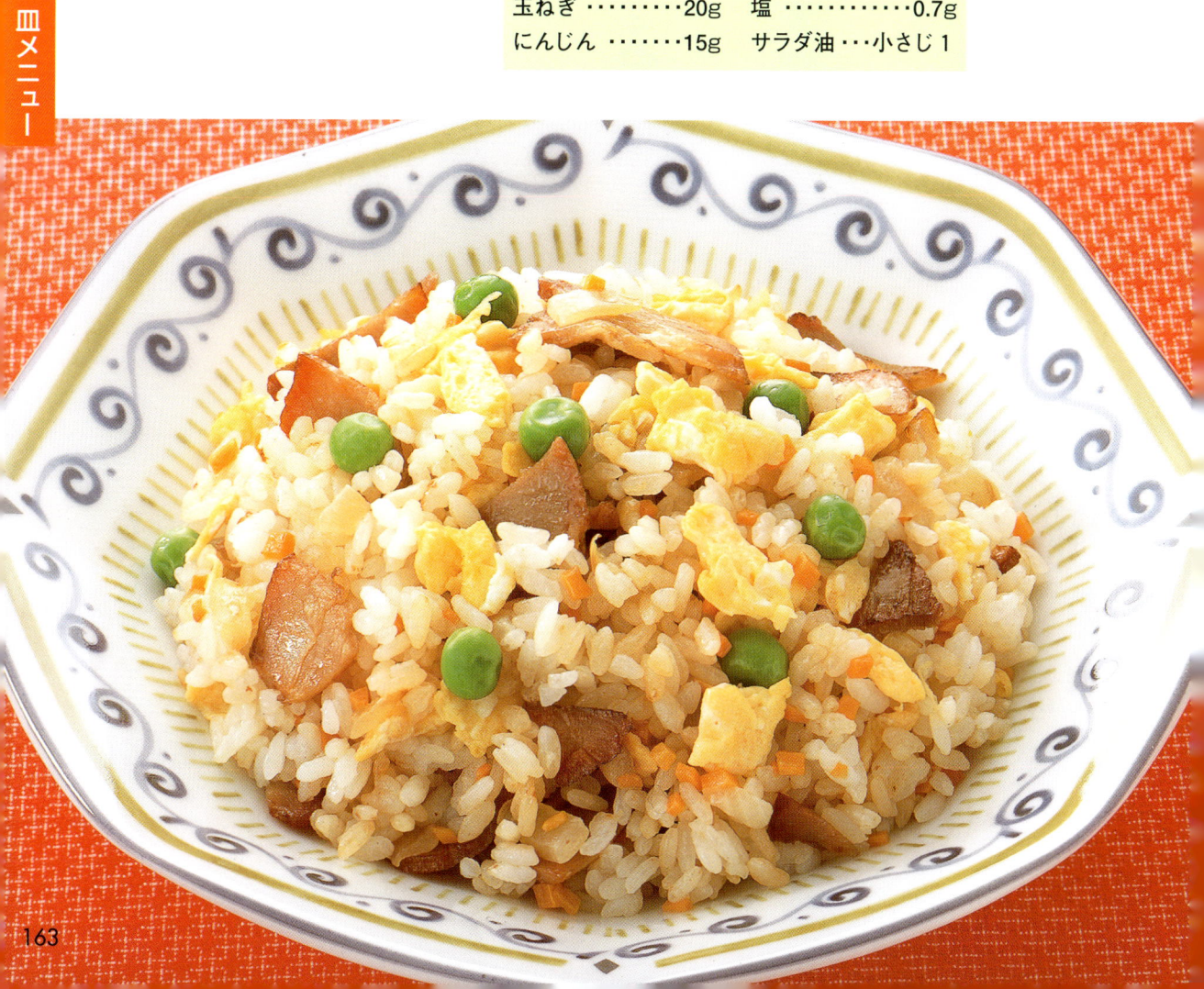

一皿メニュー

スパゲッティ・ミートソース
肉の香ばしさがきいた本格味

		塩分
1200kcalを選択する場合	**350** kcal	
1300〜1400kcalを選択する場合	**410** kcal	**1.6** g
1500kcalを選択する場合	**440** kcal	
1600〜1700kcalを選択する場合	**500** kcal	
1800kcalを選択する場合	**540** kcal	

作り方

❶玉ねぎとにんじんはみじん切りにする。

❷フライパンにサラダ油を入れて熱し、牛ひき肉を入れてほぐしながら強火で炒める。ひき肉の色が変わったら①を加えて炒め合わせ、野菜がしんなりしたところで小麦粉を振り入れてまぜる。

❸②にAを加え、汁けが少なくなるまで中火で煮、塩とこしょうで調味する。

❹深さのある鍋にたっぷりの湯を沸かし、沸騰したらスパゲッティを入れて好みのかたさにゆで、ざるに上げる。水けをきって、オリーブ油をからめる。

❺④を器に盛って③をかけ、粉チーズを振って、みじん切りにしたパセリをのせる。

材料（1人分）

スパゲッティ（乾燥）
- 1200kcalを選択する場合 ……… 50g
- 1300〜1400kcalを選択する場合 …… 65g
- 1500kcalを選択する場合 ……… 75g
- 1600〜1700kcalを選択する場合 …… 90g
- 1800kcalを選択する場合 ……… 100g

牛ひき肉	25g	小麦粉	2g
玉ねぎ	40g	塩	0.5g
にんじん	15g	こしょう	少々

A
- 水 …… 3/4カップ
- コンソメスープの素（固形） 1/2個
- トマトピューレ …… 30g

- サラダ油 … 小さじ1弱
- オリーブ油 … 小さじ1弱
- 粉チーズ … 小さじ1/2
- パセリ ……… 少々

鍋焼きうどん

熱々に煮込むほど寒い日のごちそうに

1200kcalを選択する場合	**360** kcal	塩分 **3.1** g
1300～1400kcalを選択する場合	**400** kcal	塩分 **3.3** g
1500kcalを選択する場合	**450** kcal	塩分 **3.4** g
1600～1700kcalを選択する場合	**480** kcal	塩分 **3.5** g
1800kcalを選択する場合	**520** kcal	

作り方

❶生しいたけは笠に浅く星形に3本の切り込みを入れる。
❷ほうれんそうは鍋に沸かした熱湯でさっとゆで、水にとって水けをしぼり、3cm長さに切る。長ねぎは斜め切りにする。
❸えびは背わたを除き、塩少々（分量外）を加えた熱湯で色が変わるまでゆで、尾の1節を残して殻をむく。
❹鶏もも肉は食べやすい大きさに切る。
❺土鍋にAを入れて強火にかけ、煮立ったら❹を加える。肉の色が変わったらゆでうどんを加え、❶、❷、❸とゆで卵をのせ、ふたをして一煮立ちさせる。

材料（1人分）

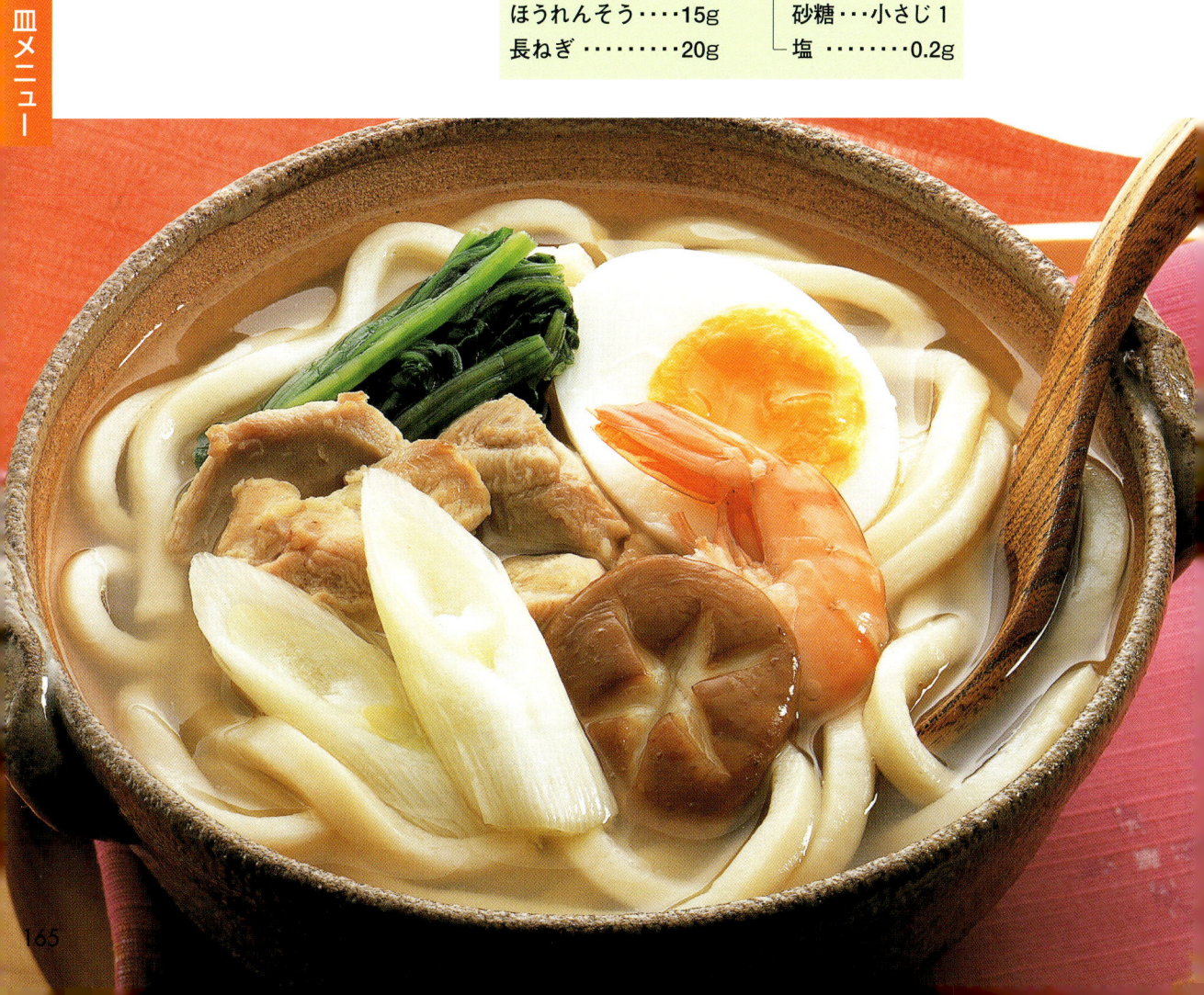

ゆでうどん
　1200kcalを選択する場合・・・・・・・・・180g
　1300～1400kcalを選択する場合・・・・220g
　1500kcalを選択する場合・・・・・・・・・270g
　1600～1800kcalを選択する場合・・・・300g
鶏もも肉（皮つき）・・40g（1800kcalを選択する場合は60g）
えび（無頭）・・・・・15g
生しいたけ・・・・・1個
ほうれんそう・・・・15g
長ねぎ・・・・・・・・・20g
ゆで卵・・・・・・・・・1/2個

A
- だし汁・・・1$\frac{1}{2}$カップ
- しょうゆ・・・大さじ1
- 日本酒・・・小さじ1
- 砂糖・・・小さじ1
- 塩・・・・・・・0.2g

一日メニュー

冷やし中華

一皿メニューでも栄養のバランスは二重マル

	kcal	塩分
1200kcalを選択する場合	**380** kcal	**2.7** g
1300～1400kcalを選択する場合	**410** kcal	**2.8** g
1500kcal を選択する場合	**430** kcal	**2.9** g
1600～1700kcalを選択する場合	**490** kcal	**3.1** g
1800kcal を選択する場合	**550** kcal	**3.3** g

作り方

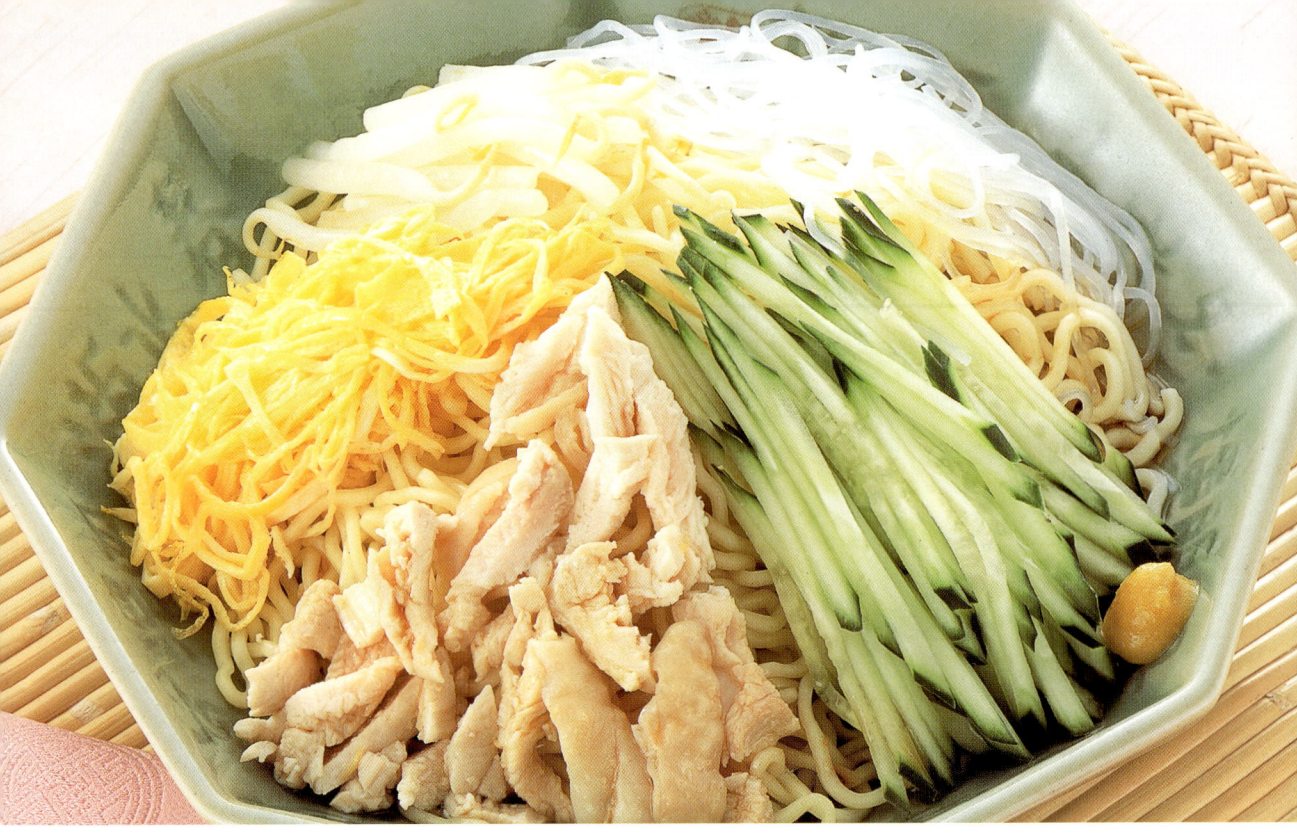

❶はるさめは熱湯につけてもどし、水けをきって食べやすい長さに切る。
❷フライパンにサラダ油を入れて熱し、といた卵を流し入れ、薄焼き卵を作って、せん切りにする。
❸鍋に$\frac{1}{2}$カップの水を入れて火にかけ、煮立ったら鶏もも肉を入れて中火でゆでる。鶏肉に火が通ったらとり出し（ゆで汁$\frac{1}{4}$カップはAで使用）、冷まして、手で細く裂く。
❹もやしはひげ根をとり、鍋に沸かした熱湯でしんなりするまでゆで、ざるに上げて水けをきる。きゅうりはせん切りにする。
❺小さなボウルにAを入れてまぜ合わせ、たれを作る。
❻鍋にたっぷりの湯を沸かし、沸騰したら中華めんを入れてゆで、水で洗って水けをきる。
❼❻を器に盛って❶と❷、❸、❹をのせ、❺をかけて、練りがらしを添える。

材　料（1人分）

中華めん（生）
　1200kcalを選択する場合 ‥‥‥‥‥‥80g
　1300～1400kcalを選択する場合‥‥‥90g
　1500kcalを選択する場合 ‥‥‥‥‥‥100g
　1600～1700kcalを選択する場合‥‥‥120g
　1800kcalを選択する場合 ‥‥‥‥‥‥140g
鶏もも肉（皮なし）20g
卵‥‥‥‥‥‥‥15g
はるさめ（乾燥）‥10g
きゅうり‥‥‥‥‥20g
もやし‥‥‥‥‥‥20g
サラダ油‥‥小さじ$\frac{1}{2}$
練りがらし‥‥‥少々

A ┌鶏のゆで汁‥‥$\frac{1}{4}$カップ
　│しょうゆ‥小さじ2強
　│酢‥‥小さじ2強
　│砂糖‥‥小さじ$\frac{2}{3}$
　└ごま油‥‥小さじ1弱

焼きそば
香ばしいソース味が食欲をそそる

1200kcalを選択する場合	**360** kcal	塩分 **1.9** g
1300～1400kcalを選択する場合	**410** kcal	塩分 **2.0** g
1500kcalを選択する場合	**450** kcal	塩分 **2.1** g
1600～1700kcalを選択する場合	**490** kcal	塩分 **2.2** g
1800kcalを選択する場合	**520** kcal	

作り方
❶キャベツは3cm角に切り、玉ねぎは薄切りに、にんじんは短冊切りにする。
❷豚肩ロース肉は一口大に切る。
❸フライパンにサラダ油を入れて熱し、②を入れて強火で炒める。肉の色が変わったら①と中華めんを加えてよく炒め合わせ、ウスターソースと塩、こしょうで味つけする。

参考メモ
好みで、仕上げに青のり少々を振ってもよいでしょう。この程度なら、栄養価に変化はありません。

材料（1人分）
中華めん（蒸しめん）
　1200kcalを選択する場合・・・・・・・・110g
　1300～1400kcalを選択する場合・・・・140g
　1500kcalを選択する場合・・・・・・・・160g
　1600～1800kcalを選択する場合・・・・180g
豚肩ロース肉（赤身）・・35g　ウスターソース・・・小さじ2
（1800kcalを選択する場合は60g）　塩・・・・・・・・・・0.5g
キャベツ・・・・・・40g　こしょう・・・・・・少々
玉ねぎ・・・・・・・30g　サラダ油・・・小さじ1
にんじん・・・・・・10g

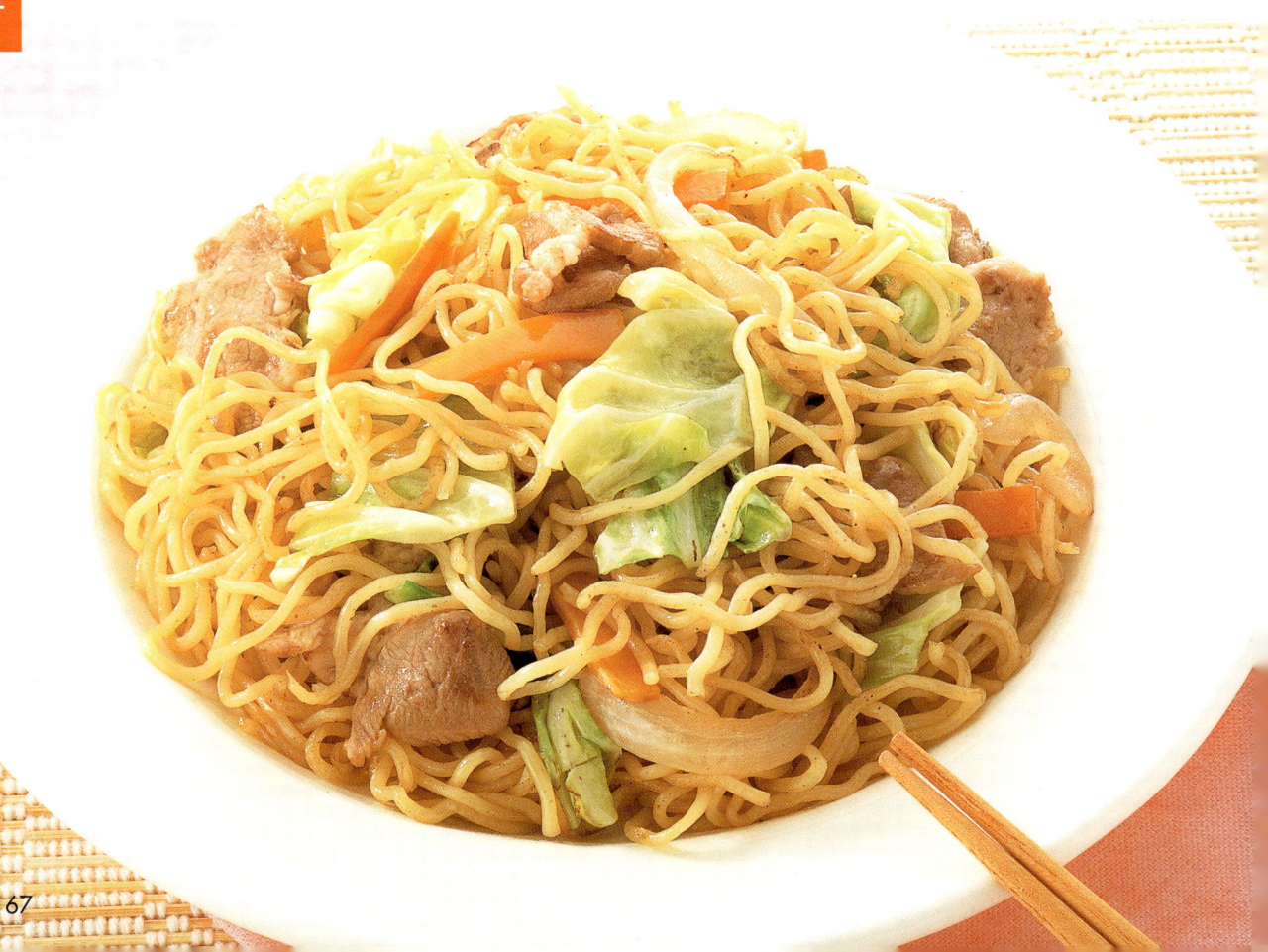

一皿メニュー

サンドイッチ

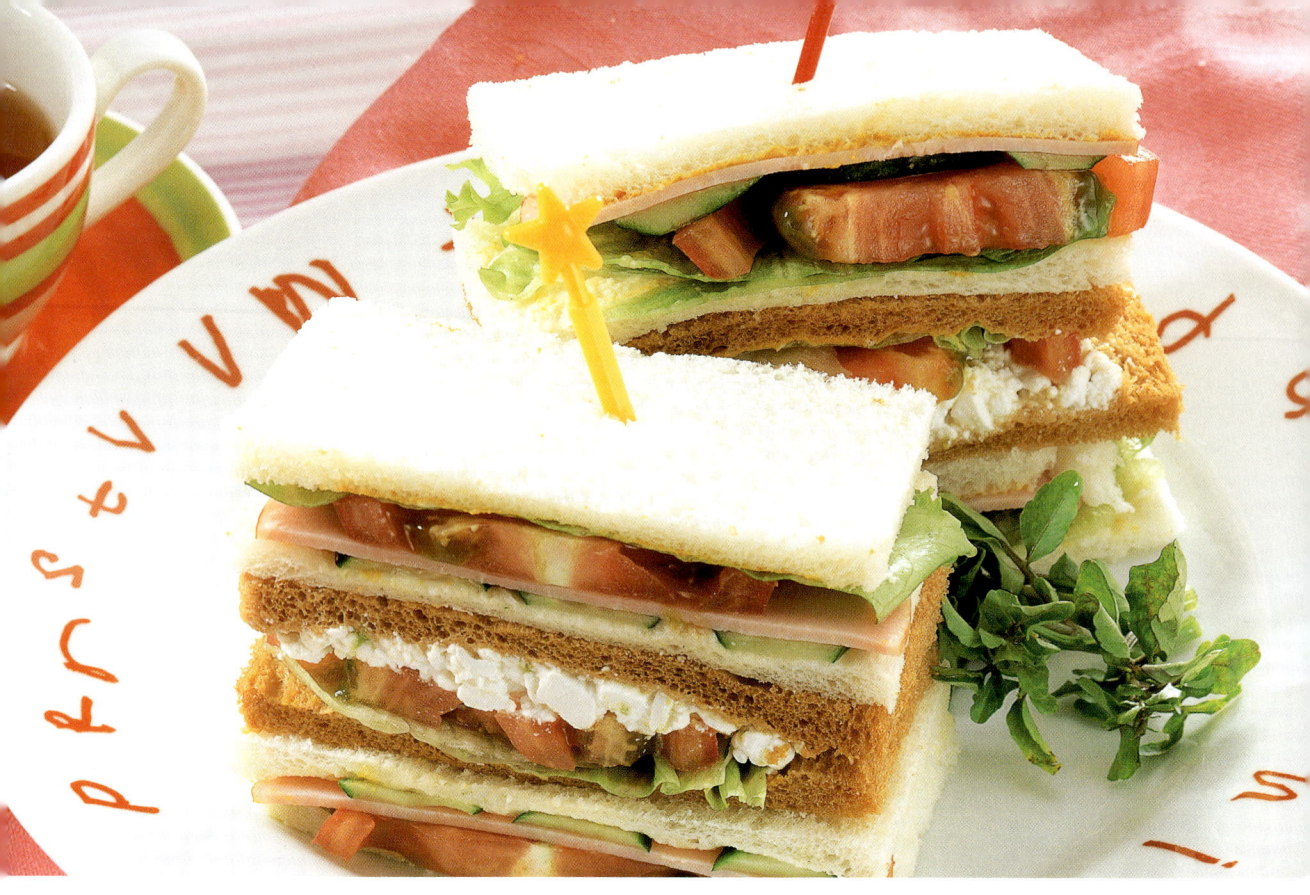

二色のパンに彩りよく具をはさんだ

作り方
❶きゅうりとトマトは薄切りにする。レタスはパンに大きさを合わせて切る。いずれも水けをペーパータオルでよくふいておく。
❷パンの片面にマヨネーズと練りマスタードを薄く重ねて塗り、ロースハムときゅうり、レタス、カテージチーズ、トマトを好みに組み合わせてはさむ。
❸②を食べやすい大きさに切って皿に盛り、クレソンを添える。

参考メモ
カテージチーズは熟成させていない軟質のチーズで、味にくせがありません。低脂肪なため、エネルギーはプロセスチーズの$\frac{1}{3}$以下。積極的に利用したい食品のひとつです。

1200kcalを選択する場合	**350** kcal	塩分 **2.2** g
1300～1400kcalを選択する場合	**400** kcal	塩分 **2.5** g
1500kcalを選択する場合	**450** kcal	塩分 **2.7** g
1600～1800kcalを選択する場合	**510** kcal	塩分 **3.0** g

材 料（1人分）
サンドイッチ用食パン（白や黒をとりまぜて）
　1200kcalを選択する場合
　　　……………60g（20gのもの3枚）
　1300～1400kcalを選択する場合
　　　……………80g（20gのもの4枚）
　1500kcalを選択する場合
　　　……………100g（20gのもの5枚）
　1600～1800kcalを選択する場合
　　　……………120g（20gのもの6枚）

ロースハム‥‥30g	マヨネーズ‥小さじ2
レタス‥‥‥‥20g	練りマスタード
トマト‥‥‥‥80g	‥‥‥‥小さじ2
きゅうり‥‥‥25g	クレソン‥‥‥少々
カテージチーズ‥20g	

40〜60kcalの
副菜を補って
栄養のバランスをとる

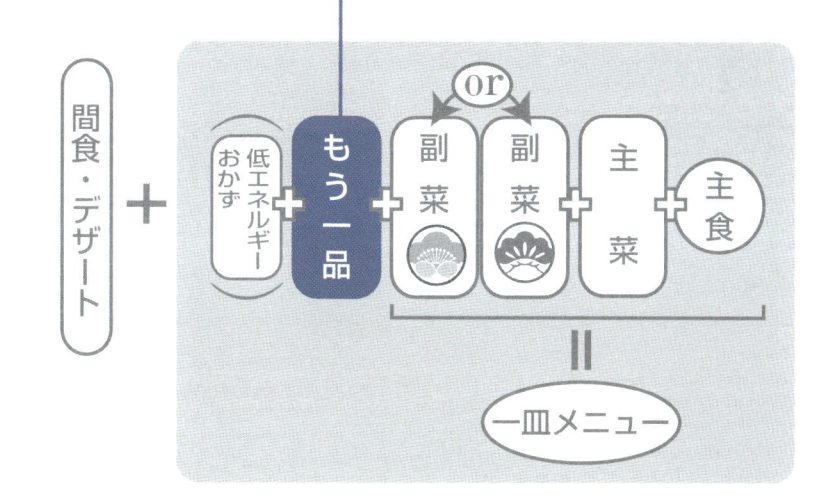

もう一品

間食・デザート ＋ (低エネルギーおかず) ＋ **もう一品** ＋ 副菜 or 副菜 ＋ 主菜 ＋ 主食 ＝ 一皿メニュー

- 料理ごとに表示してあるエネルギー量、塩分量などはすべて1人分です。
- 材料の分量は1人分です。特に指定のないものは、原則として、使用量は正味量（野菜なら、へたや皮などを除いた、純粋に食べられる量）で表示してあります。

香りと歯ざわりを楽しむ
うどの酢みそあえ   40 kcal   塩分 0.6 g

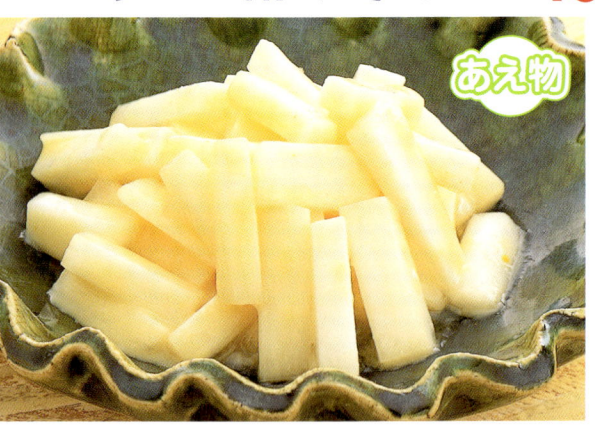

あえ物

材 料（1人分）
うど70g　A［白みそ小さじ2弱　酢小さじ1　砂糖小さじ$\frac{2}{3}$　ときがらし少々］

作り方
❶うどは2～3cm長さに切って皮を厚くくるりとむき、拍子木に切って水にさらす。
❷ボウルにAを入れてよくまぜ合わせ、からし酢みそを作る。
❸②に、水けをきった①を入れてあえる。

甘口の白みそを使った
グリーンアスパラのごまみそあえ   40 kcal   塩分 0.6 g

あえ物

材 料（1人分）
グリーンアスパラガス40g　A［白みそ小さじ$\frac{1}{2}$　しょうゆ小さじ$\frac{1}{2}$　すりごま（白）小さじ$\frac{1}{3}$　砂糖小さじ$\frac{2}{3}$］　いりごま（白）少々

作り方
❶グリーンアスパラガスは根元のかたい部分は皮をむき、斜め薄切りにする。これを鍋に沸かした熱湯で1～2分ゆで、ざるに上げて冷ましておく。
❷ボウルにAを入れてよくまぜ合わせ、①を入れて全体にからめる。
❸②を器に盛り、いりごまを振りかける。

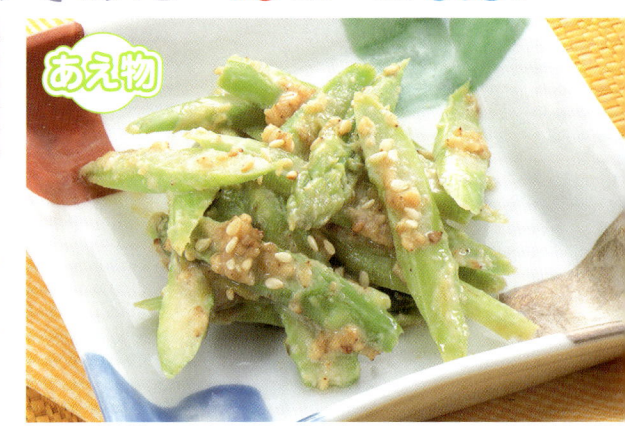

趣向をこらしたあえ物
春菊としめじのくるみあえ   50 kcal   塩分 0.8 g

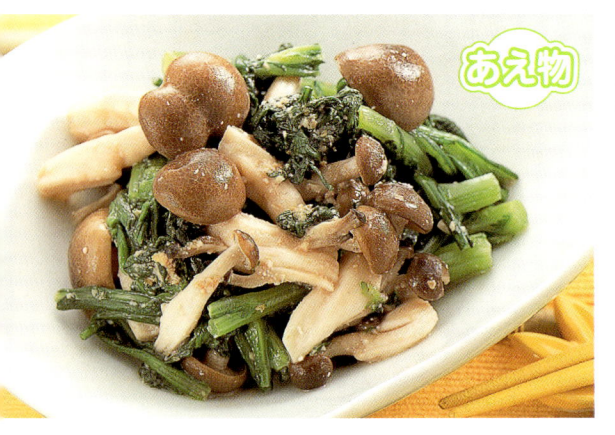

あえ物

材 料（1人分）
春菊50g　しめじ30g　くるみ3g　A［だし汁小さじ2　しょうゆ小さじ1　砂糖小さじ$\frac{2}{3}$］

作り方
❶春菊は鍋に沸かした熱湯で1～2分ゆで、水にとって冷まし、水けをしぼってざく切りにする。
❷しめじは小分けにし、鍋に沸かした熱湯で1～2分ゆで、ざるに上げて水けをきる。
❸くるみは包丁でこまかく砕き、すり鉢でよくすり、Aを加えてよくすりまぜる。
❹③に、①と②を入れてあえる。

春の香りをまぶした
たけのこの木の芽あえ　40 kcal　塩分 0.5 g

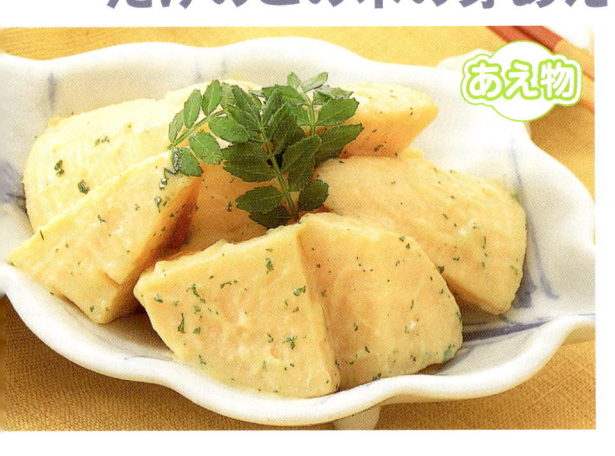

あえ物

材　料（1人分）
ゆでたけのこ60g　だし汁適量　A［木の芽3枚　白みそ大さじ$\frac{1}{2}$弱　みりん小さじ$\frac{1}{2}$強　だし汁小さじ1］　木の芽3枚

作 り 方
❶ゆでたけのこは沸騰湯で軽くゆで、一口大に切る。
❷鍋に①を入れ、ひたひたのだし汁を注いで火にかけ、2～3分煮る。火を止めてそのままおき、冷めたら汁けをきる。
❸Aで木の芽みそを作る。木の芽は葉だけつみとってすり鉢でよくすりつぶし、白みそとみりんをまぜてから、だし汁でのばす。
❹②を③であえて器に盛り、木の芽を飾る。

春ならではの味わいのひとつ
菜の花のからしマヨネーズあえ　50 kcal　塩分 0.3 g

あえ物

材　料（1人分）
菜の花50g　A［マヨネーズ大さじ$\frac{1}{2}$弱　酢小さじ1　練りがらし少々］

作 り 方
❶菜の花は鍋に沸かした熱湯に入れ、再沸騰して20秒ほどしたらざるに上げ、広げて冷ます。冷めたら水けをしぼって、2～3cm長さに切る。
❷ボウルにAを入れてよくまぜ、①をあえる。

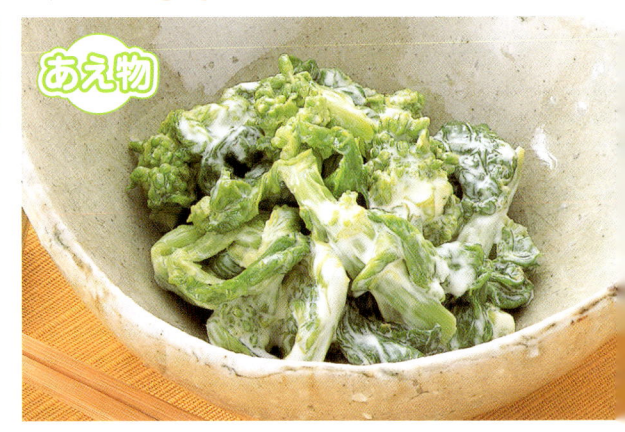

もう一品

鮮度のよいほたて貝柱で作りたい
ほたて貝柱と三つ葉ののりあえ　40 kcal　塩分 0.8 g

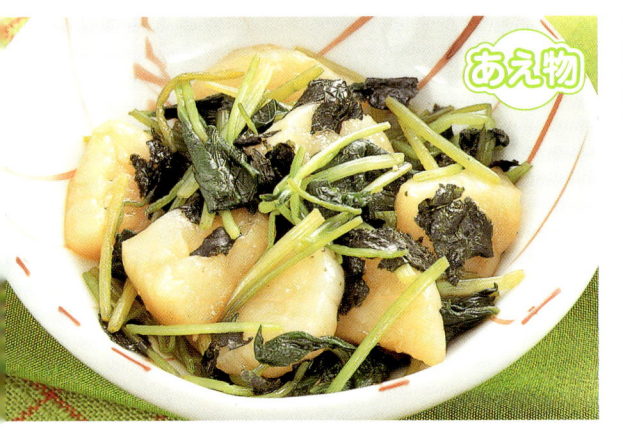

あえ物

材　料（1人分）
ほたて貝柱（生食用）1個　三つ葉50g　A［しょうゆ小さじ1　練りわさび少々］　焼きのり少々

作 り 方
❶三つ葉は鍋に沸かした熱湯でしんなりするまでゆでて水にとり、水けをしぼって3cm長さに切る。
❷ほたて貝柱は、1個を横半分に切り、さらに4等分に切る。
❸ボウルにAを入れてまぜ、①と②、手でもんだ焼きのりを入れてあえる。

豆板醤(トウバンジャン)で辛みをつけた
もやしのナムル　40 kcal　塩分 0.7 g

あえ物

材料（1人分）
もやし ・・・・・・・・・・・・60g
A ┌ しょうゆ・・・・小さじ1
　├ 豆板醤・・・・・・・・少々
　└ ごま油・・・小さじ1弱

作り方
❶もやしはひげ根をとり、鍋に沸かした熱湯でさっとゆで、ざるに上げて水けをきる。
❷ボウルにAを入れてよくまぜ、ここに①を入れてあえる。

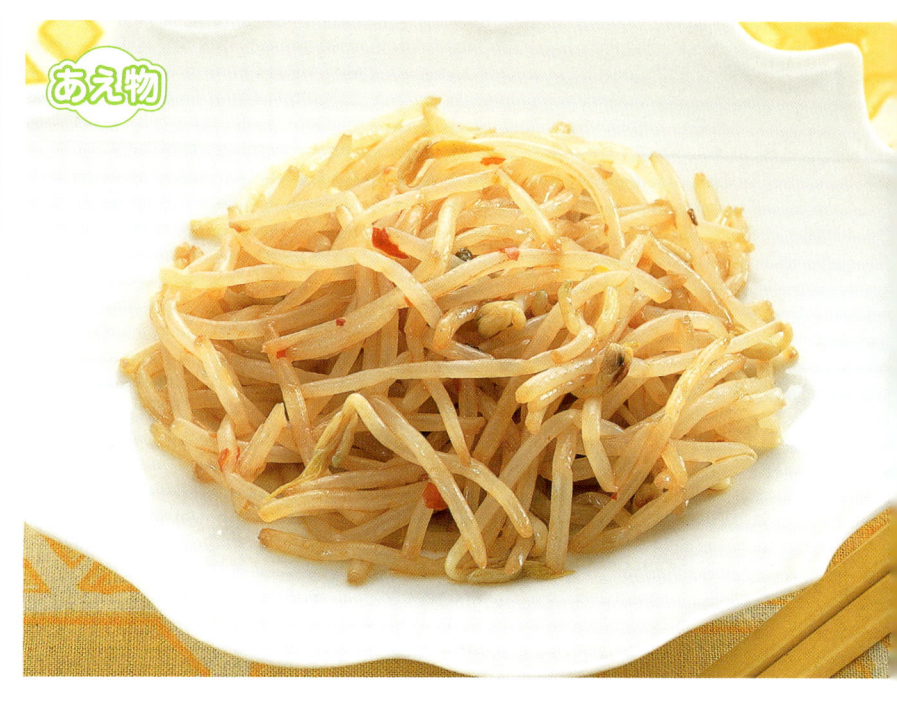

梅干しのさわやかな酸味を生かした
れんこんとひじきの梅あえ　40 kcal　塩分 0.6 g

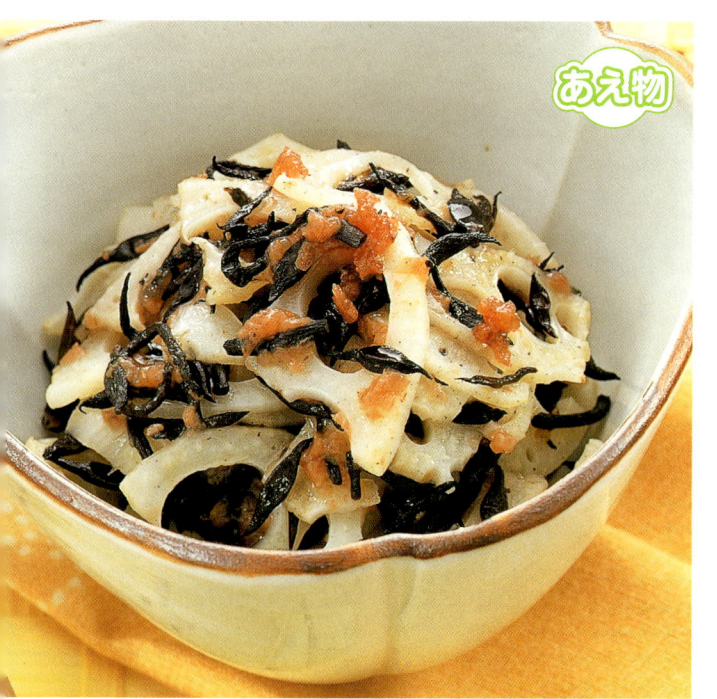

あえ物

材料（1人分）
れんこん ・・・・・・・・・・・・・・・・・・・45g
ひじき（乾燥）・・・・・・・・・・・・・・・・2g
梅干しの果肉・・・・・・・・・・・・5g（$\frac{1}{4}$個分）
みりん ・・・・・・・・・・・・・・・・・小さじ$\frac{1}{2}$強
塩 ・・・・・・・・・・・・・・・・・・・・・・・・0.2g

作り方
❶ひじきは軽く水洗いし、水につけてやわらかくもどす。これを食べやすい長さに切る。
❷れんこんは2mm厚さのいちょう切りにし、水にさらす。
❸酢少々（分量外）を加えた沸騰湯に②を入れて透き通るまで1分ほどゆで、ざるに上げて水けをきっておく。
❹梅干しの果肉は、包丁でこまかくたたく。
❺ボウルに④とみりん、塩を入れてねりまぜ、ここに①と③を入れてあえる。

覚えておきたい酢みそあえの一品
わけぎのぬた

50 kcal　塩分 **0.7** g

あえ物

材料（1人分）
わけぎ	50g
カットわかめ（乾燥）	1.5g
A　みそ	小さじ1
砂糖	小さじ1
酢	小さじ1
日本酒	小さじ1/2強
だし汁	小さじ1

作り方
❶カットわかめは水につけてもどし、水けをしぼる。
❷わけぎは白根と緑色の葉とに切り分け、鍋に沸かした熱湯に白根を先に入れてゆで、ややしんなりしたら葉も加えて2分ほどゆでる。これをざるに上げ、広げて冷ます。
❸②が冷めたら、まな板に葉をそろえてのせ、包丁の背で切り口のほうへ軽くこそげ、葉の内側のぬめりをとって、3cm長さに切る。白根も同様にする。
❹ボウルにAを入れてよくまぜ、ここに①と③を入れてあえる。

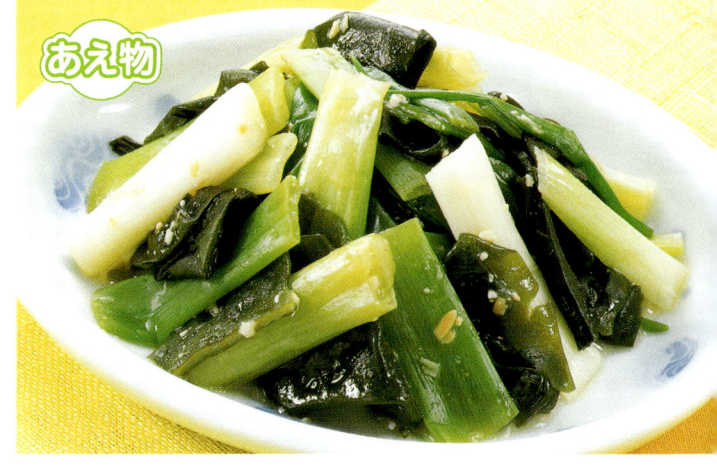

もう一品

コンビーフのうまみを生かした
キャベツとコンビーフのソテー

50 kcal　塩分 **0.5** g

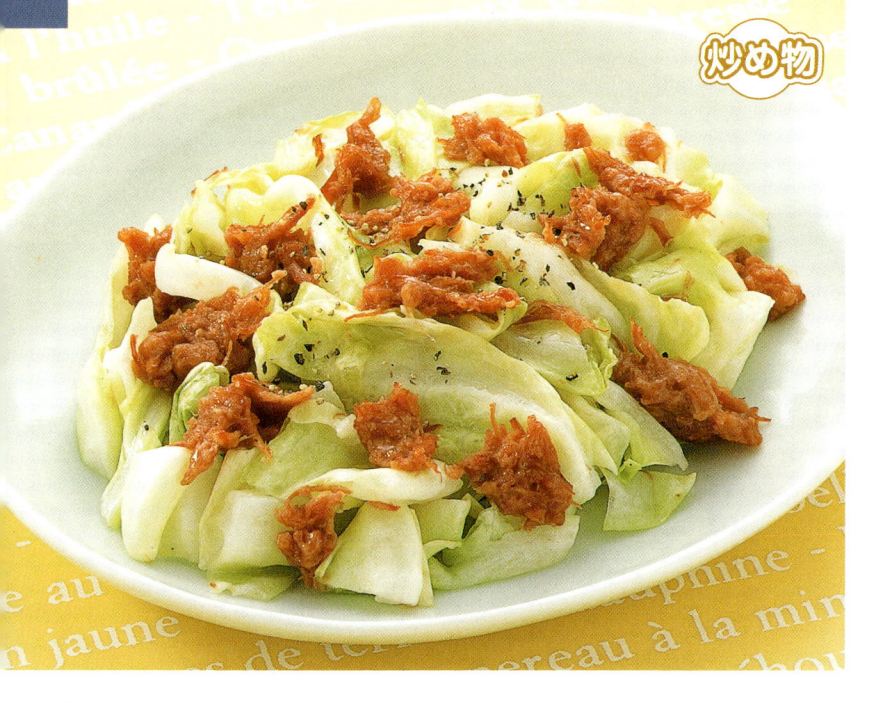

炒め物

材料（1人分）
キャベツ	50g
コンビーフ（缶詰め）	10g
塩	0.3g
サラダ油	小さじ1/2

作り方
❶キャベツは3〜4cm角に切る。
❷コンビーフは缶から出して、あらくほぐしておく。
❸フライパンにサラダ油を入れて熱し、①を炒める。
❹キャベツがしんなりしてきたら②を加えてほぐすように炒め合わせ、塩を振る。コンビーフに火が通ったら器に盛り、好みで黒こしょう少々を振ってもよい。

缶詰めを利用してささっと作る
さやいんげんとまぐろ缶詰めのソテー　40 kcal　塩分 0.4 g

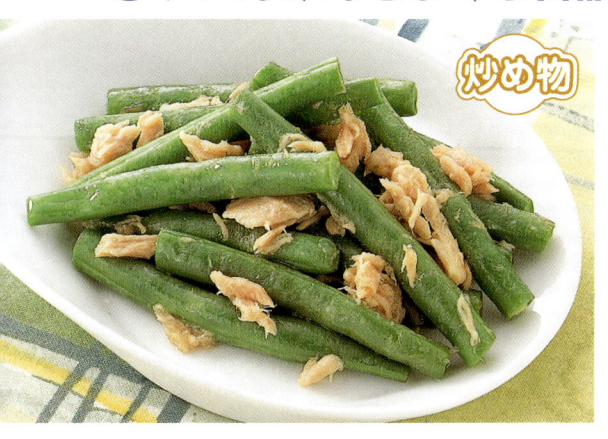

材料（1人分）
さやいんげん50g　まぐろ（水煮缶詰め・ライト）20g　塩0.3g　サラダ油小さじ$\frac{1}{2}$

作り方
① さやいんげんは筋をとって2～3等分に切り、鍋に沸かした熱湯で1～2分ゆで、水にとって冷ます。ざるに上げ、水けをきっておく。
② フライパンにサラダ油を入れて熱し、①を強火で炒める。さやいんげんに油が回ったら、まぐろの水煮缶詰めを加えて手早く炒め合わせ、塩で味つけする。

塩だけであっさりと味つけした
まいたけと青梗菜（チンゲンサイ）のソテー　40 kcal　塩分 0.3 g

材料（1人分）
まいたけ50g　青梗菜30g　塩0.3g　サラダ油小さじ1弱

作り方
① まいたけは小分けにする。
② 青梗菜は3～4cm長さのざく切りにし、茎と葉に分けておく。
③ フライパンにサラダ油を入れて熱し、まず②の茎の部分を入れて炒める。茎がややしんなりしてきたら葉と①を加えて炒め合わせ、塩で味つけする。

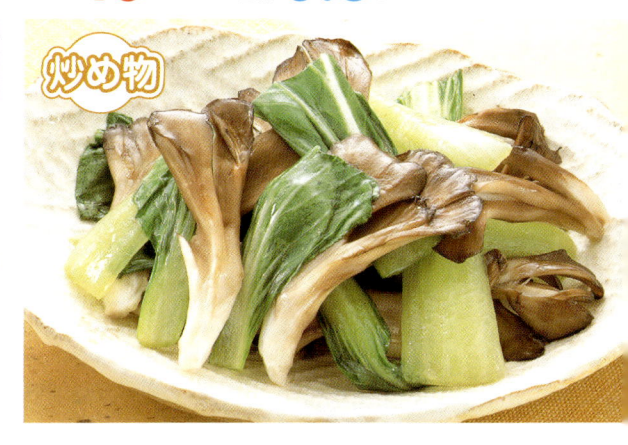

練りがらしを加えたドレッシングで味わう
いんげんとにんじんの和風サラダ　60 kcal　塩分 0.3 g

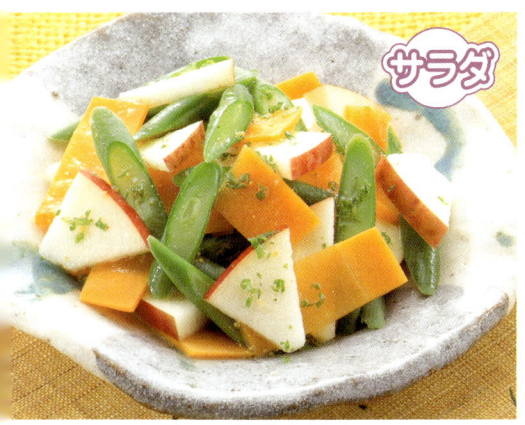

材料（1人分）
さやいんげん20g　にんじん30g　りんご20g　A［酢小さじ2　砂糖小さじ$\frac{2}{3}$　塩0.3g　こしょう少々　練りがらし少々　サラダ油小さじ$\frac{1}{2}$］　パセリ（みじん切り）少々

作り方
① さやいんげんは筋をとって斜め薄切りにし、にんじんは短冊切りにする。
② りんごは皮ごといちょう切りにし、塩水（分量外）にさらす。
③ 鍋に沸かした熱湯で①を1～2分ゆで、ざるに上げて冷ます。
④ Aを小さなボウルに入れてよくまぜ、ドレッシングを作る。
⑤ ②と③を合わせて器に盛り、④のドレッシングを回しかけて、パセリのみじん切りを振りかける。

マヨネーズであえるだけ
かぶの三色サラダ　40 kcal　塩分 0.6 g

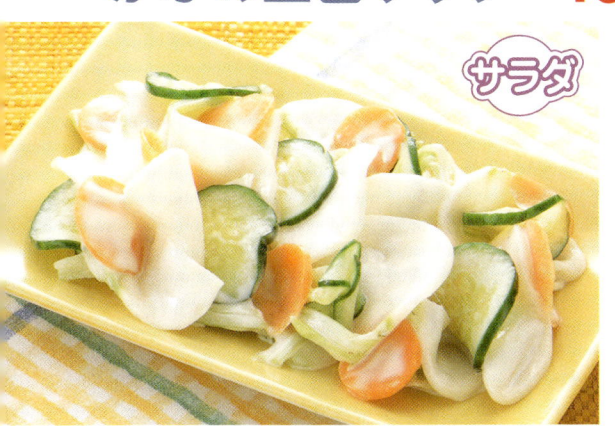

材料（1人分）
かぶ50g　きゅうり10g　にんじん5g　塩0.5g　マヨネーズ小さじ1

作り方
❶かぶは薄い半月切りにし、きゅうりとにんじんは薄い輪切りにする。
❷ボウルに①を入れ、塩を振ってからませ、しばらくおく。野菜がしんなりしてきたら水洗いし、水けをしぼる。
❸②をマヨネーズであえ、器に盛る。

粒マスタード入りのマヨネーズでパンチをきかせた
グリーンアスパラサラダ　50 kcal　塩分 0.2 g

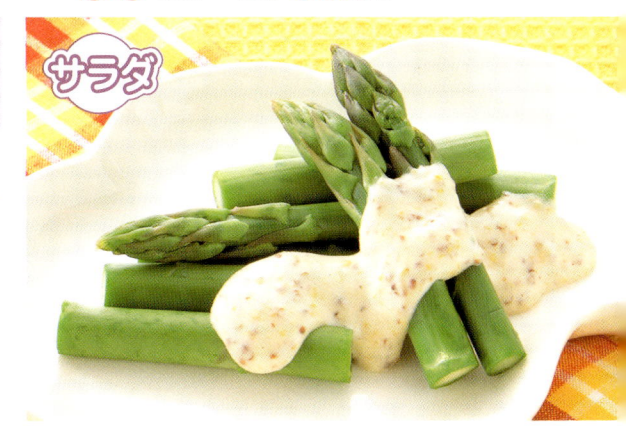

材料（1人分）
グリーンアスパラガス40g　A［マヨネーズ小さじ1　酢小さじ$\frac{1}{2}$強　粒マスタード小さじ$\frac{1}{2}$］

作り方
❶グリーンアスパラガスは根元のかたい部分は皮を薄くむき、長さを3等分に切る。
❷鍋に沸かした熱湯で①をやわらかくゆで、水にとって冷まし、水けをきる。
❸小さなボウルに、Aを入れてよくまぜる。
❹②を器に盛って、③をかける。

もう一品

サラダのスタンダード
グリーンサラダ　40 kcal　塩分 0.3 g

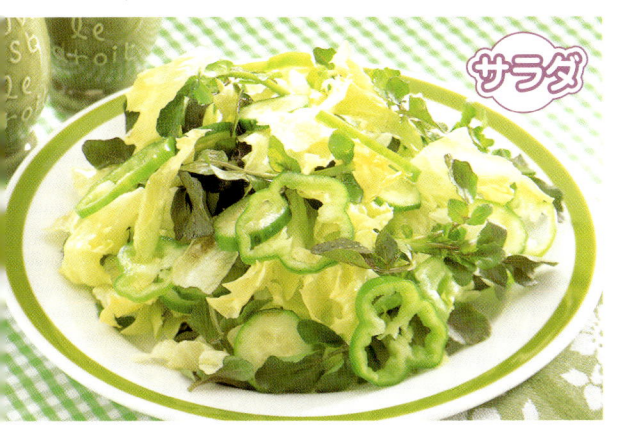

材料（1人分）
レタス20g　クレソン20g　きゅうり20g　ピーマン7g　A［酢大さじ$\frac{1}{2}$　塩0.3g　こしょう少々　サラダ油小さじ1弱］

作り方
❶レタスは食べやすい大きさにちぎり、クレソンは葉先をつみとる。いっしょに冷水につけてパリッとさせ、水けをよくきる。
❷きゅうりは3mm厚さの輪切りにし、ピーマンも2〜3mm幅の輪切りにする。
❸小さなボウルにAを入れてよくまぜ、フレンチドレッシングを作る。
❹①と②を合わせて器に盛り、③を回しかける。

せん切りキャベツをフレンチドレッシングであえた
コールスローサラダ

50 kcal　塩分 **0.3** g

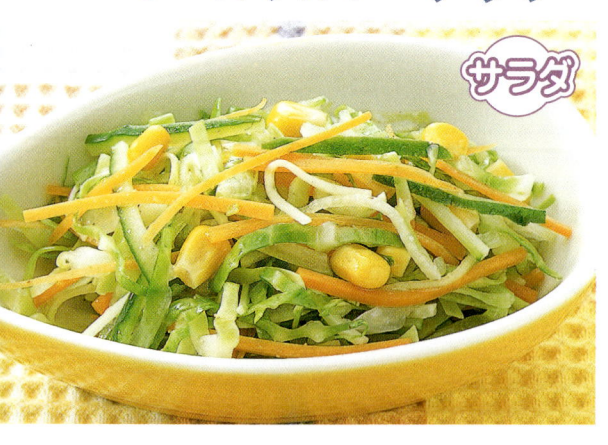

材料（1人分）
キャベツ30g　にんじん5g　きゅうり10g　スイートコーン（ホール缶詰め）10g　A［酢小さじ$\frac{1}{2}$　塩0.2g　こしょう少々　サラダ油小さじ1弱］

作り方
❶キャベツとにんじん、きゅうりはせん切りにする。
❷スイートコーンはざるに入れ、熱湯を回しかけて、水けをきっておく。
❸ボウルにAを入れてよくまぜ、フレンチドレッシングを作る。
❹③に①と②を入れて全体にあえ、器に盛る。

低エネルギーで淡泊なカテージチーズをプラス
ピーマンとカテージチーズのサラダ

50 kcal　塩分 **0.7** g

材料（1人分）
ピーマン50g　A［カテージチーズ15g　レモン汁小さじ1　塩0.5g　黒こしょう少々　オリーブ油小さじ$\frac{1}{2}$］　レモン（いちょう切り）少々

作り方
❶ピーマンは食べやすい大きさに乱切りし、鍋に沸かした熱湯でしんなりするまでゆで、ざるに上げて水けをきる。
❷ボウルに①を入れ、Aを加えてよくまぜ合わせる。
❸②を器に盛り、レモンのいちょう切りを飾る。

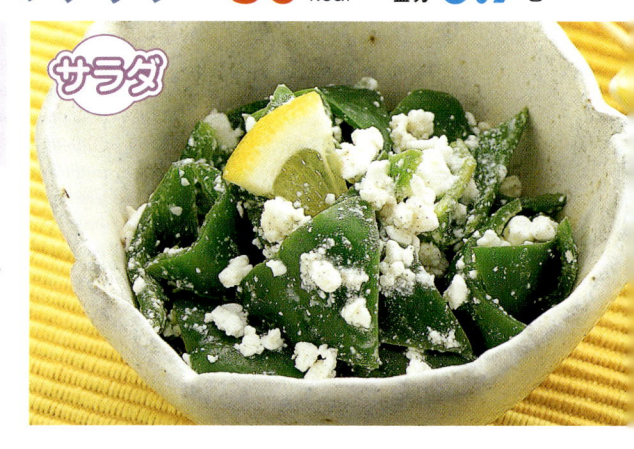

油控えめだから低エネルギー
ミニトマトの二色サラダ

50 kcal　塩分 **0.6** g

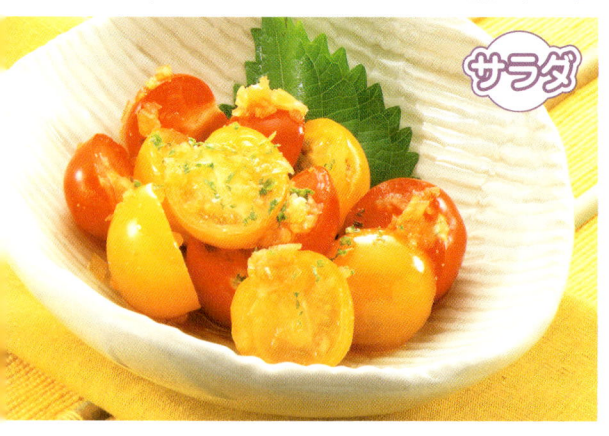

材料（1人分）
ミニトマト（赤）30g　ミニトマト（黄）30g　玉ねぎ5g　A［酢小さじ1　しょうゆ小さじ$\frac{1}{2}$　砂糖小さじ$\frac{2}{3}$　塩0.2g　こしょう少々　サラダ油小さじ$\frac{1}{2}$］　青じそ1枚　パセリ少々

作り方
❶ミニトマトはいずれもへたをとり、半分に切る。
❷玉ねぎはみじん切りにして水にさらし、よく水けをしぼっておく。
❸Aを小さなボウルに入れてよくまぜ合わせ、②も加えてドレッシングを作る。
❹器に青じそを敷いて①のミニトマトを盛り、③を回しかけて、みじん切りにしたパセリを散らす。

季節を問わずに作れる酢の物の定番
きゅうりとわかめの酢の物　40 kcal　塩分 0.3 g

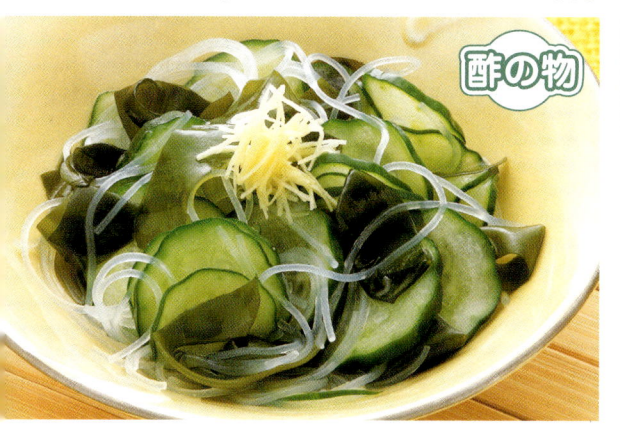

材料（1人分）
きゅうり50g　カットわかめ1g（ひとつまみ）　はるさめ（乾燥）5g　しょうが少々　A［酢小さじ2　砂糖小さじ1　塩0.3g］

作り方
❶はるさめは熱湯につけてもどし、ざるに上げて水けをきり、食べやすい長さに切る。
❷わかめも水につけてもどし、水けをしぼっておく。
❸きゅうりは薄い輪切り、しょうがはせん切りにする。
❹ボウルにAを入れてよくまぜ、合わせ酢を作る。ここに①と②、きゅうりを入れてあえる。
❺④を器に盛り、③のしょうがのせん切りをのせる。

歯ざわりが身上
切り干し大根の三杯酢　50 kcal　塩分 0.8 g

材料（1人分）
切り干し大根（乾燥）10g　青じそ3枚　A［酢大さじ1　だし汁大さじ1　砂糖小さじ2/3　しょうゆ小さじ1］

作り方
❶切り干し大根は洗って水かぬるま湯に10〜15分つけ、ふっくらとやわらかくもどす。
❷ボウルにAを入れてよくまぜ、水けをしぼった①を加えてまぜ、15〜20分ほどおく。
❸②にせん切りにした青じそを加え、器に盛る。

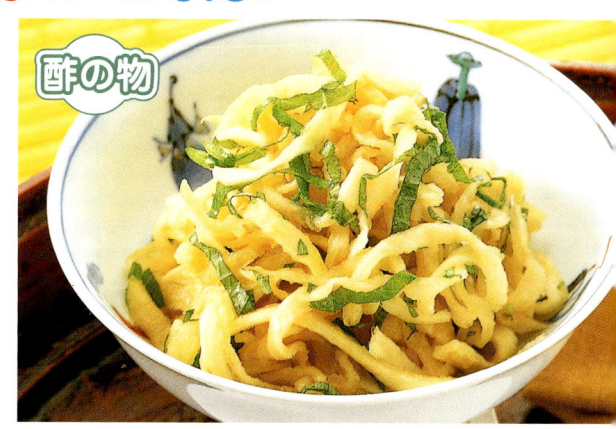

練りわさびで味に変化をつけた
青梗菜（チンゲンサイ）とはるさめのわさび酢　50 kcal　塩分 0.6 g

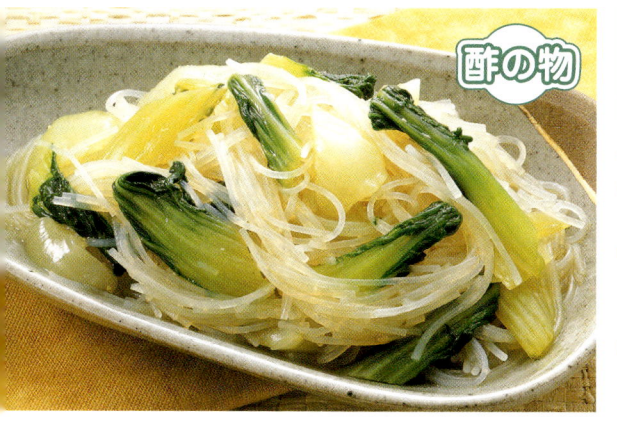

材料（1人分）
青梗菜50g　はるさめ（乾燥）10g　A［しょうゆ小さじ1弱　酢小さじ2強　練りわさび少々］

作り方
❶はるさめは熱湯につけてもどし、ざるにあけて水につけ、水けをきって食べやすい長さに切る。
❷青梗菜は1枚ずつ葉をはがし、鍋に沸かした熱湯でしんなりするまでゆで、水にとって冷ます。水けをしぼり、食べやすい大きさの斜め切りにする。
❸ボウルにAを入れてよくまぜ、ここに①と②を入れてあえる。

箸休めとして少量ならOK
うずら豆の甘煮　50 kcal　塩分 0.1 g

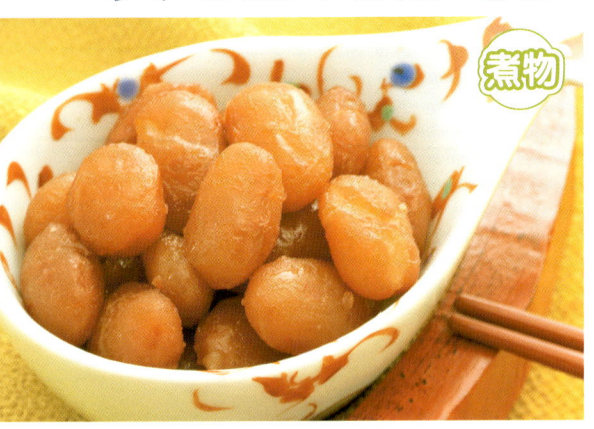

材　料（1人分）　うずら豆の甘煮（市販品）20g

家庭でうずら豆の煮豆を作る場合は
作りやすい分量でまとめて煮ておきます。
❶うずら豆300gは水洗いして、約3倍量の水につけて一晩おく。
❷鍋に①をつけ汁ごと入れて火にかけ、沸騰したら弱火にし、アクをすくいとりながら、やわらかくなるまで1時間半ほどゆでる。
❸豆がやわらかくなったら砂糖160gと塩小さじ$\frac{1}{3}$を加え、ごく弱火で煮る。砂糖がとけて10分ほど煮たら火を止め、冷めるまでおいて、甘みを含ませる。

オイスターソースを使ってしっとりと煮た
切り干し大根の中華煮　50 kcal　塩分 1.5 g

材　料（1人分）
切り干し大根（乾燥）10g　にんじん10g　干ししいたけ1個　A［水$\frac{1}{2}$カップ　鶏ガラスープの素小さじ$\frac{1}{2}$　オイスターソース小さじ1　しょうゆ小さじ$\frac{1}{2}$　砂糖小さじ$\frac{1}{3}$　日本酒小さじ1］

作り方
❶切り干し大根は水かぬるま湯に10〜15分つけてふっくらとやわらかくもどす。
❷干ししいたけは水でもどして薄切りにする。にんじんはせん切りにする。
❸鍋にAを入れて煮立て、水けをしぼった①と②を入れて、ときどきまぜながら弱火で10〜15分煮る。

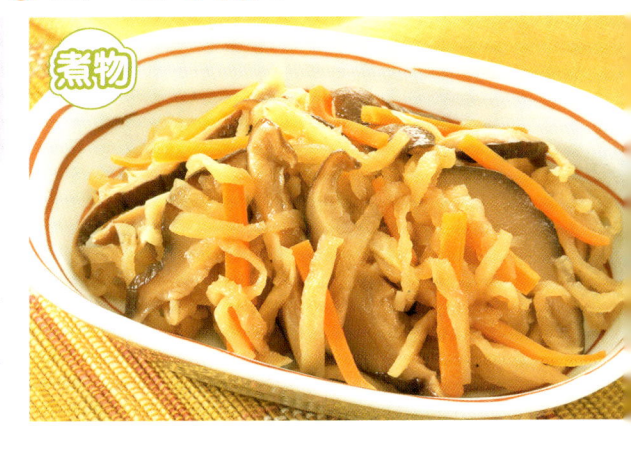

梅のさわやかな風味を移した
ごぼうとカリフラワーの梅風味　50 kcal　塩分 1.8 g

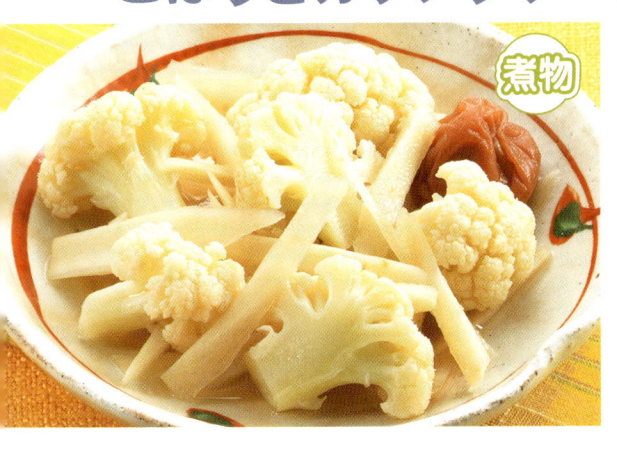

材　料（1人分）
ごぼう25g　カリフラワー40g　A［だし汁$\frac{1}{3}$カップ　梅干し$\frac{1}{2}$個　薄口しょうゆ小さじ$\frac{1}{2}$　日本酒大さじ$\frac{1}{2}$　砂糖小さじ$\frac{2}{3}$］

作り方
❶ごぼうは皮をこそげて大きめのささがきにし、すぐ水に放してアクを抜き、ざるに上げる。
❷カリフラワーは小房に分け、水に10分ほどつける。
❸鍋に湯を沸かして酢少々（分量外）を加え、①と②を入れてさっとゆで、ざるに上げる。
❹鍋にAと③を入れて火にかけ、落としぶたをして煮汁が少し残る程度まで弱火で煮含める。

きりっと煮つけるのでお弁当にも最適
こんにゃくのおかか煮　50 kcal　塩分 1.5 g

材料（1人分）

板こんにゃく ……… 100g
A ┌ 水 ………… 1/2カップ
　├ しょうゆ …… 小さじ2
　├ みりん ……… 小さじ2
　└ 削りがつお ……… 3g

作り方

❶板こんにゃくは5mm厚さくらいに切り、中央部に切り込みを入れて、その中に片端を通してひねり、手綱（たづな）こんにゃくにする。これを鍋に沸かした熱湯で1～2分ゆで、ざるに上げて水けをきる。
❷鍋にAを入れて煮立て、①を入れて、ときどき箸でまぜながら汁けがなくなるまで中火で煮る。

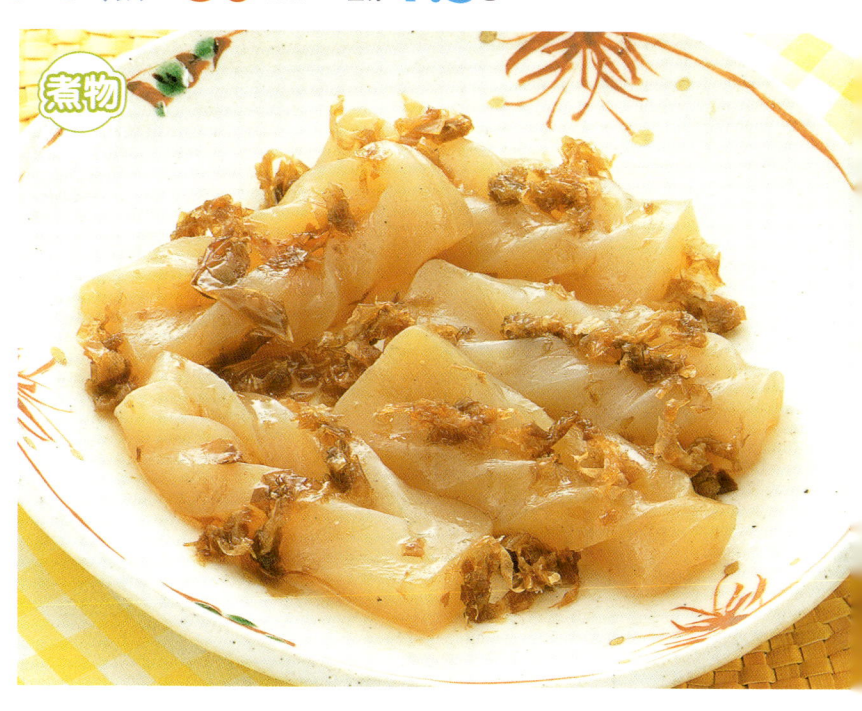

赤とうがらしで辛みをきかせた
しらたきのピリ煮　40 kcal　塩分 1.5 g

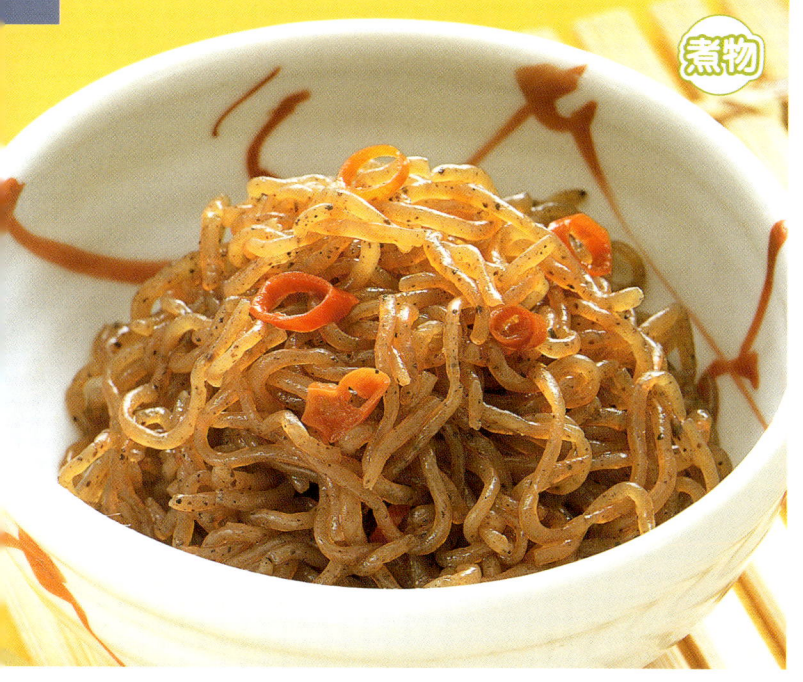

材料（1人分）

しらたき ……………… 70g
赤とうがらし（小口切り）… 1/2本分
A ┌ だし汁 ………… 大さじ1
　├ しょうゆ ……… 小さじ2
　└ 砂糖 …………… 小さじ1
サラダ油 ………… 小さじ1/2

作り方

❶しらたきは鍋に沸かした熱湯で1～2分ゆで、ざるに上げて水けをきり、食べやすい長さに切る。
❷鍋にサラダ油を熱して赤とうがらしの小口切りを入れ、香りが出たら①を入れてさっと炒め、Aを入れてときどき箸でまぜながら汁けがなくなるまで中火で煮る。

もう一品

ごま油風味のあんでからめた
青梗菜（チンゲンサイ）の中華煮　50 kcal　塩分 0.6 g

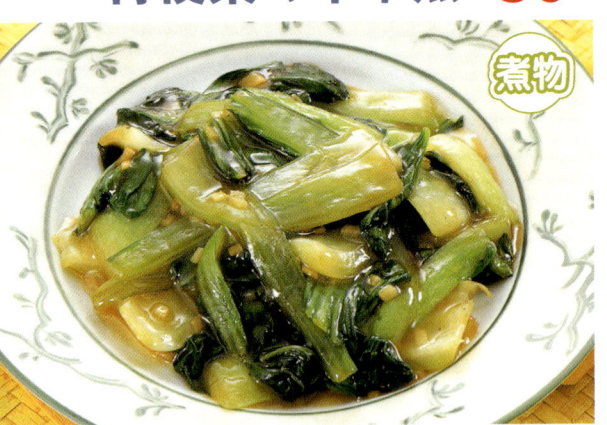

材料（1人分）
青梗菜80g　しょうが（みじん切り）小さじ$\frac{1}{2}$　A［だし汁$\frac{1}{4}$カップ　しょうゆ小さじ1弱　日本酒小さじ$\frac{1}{2}$強　みりん小さじ$\frac{1}{2}$強］　ごま油小さじ$\frac{1}{2}$　水どきかたくり粉大さじ1

作り方
❶青梗菜は1枚ずつはがし、葉はざく切りに、茎は縦に2等分にする。
❷鍋にAを入れて煮立て、①としょうがのみじん切りを入れて中火でさっと煮る。
❸②の青梗菜がしんなりしたらごま油を入れて風味をつけ、水どきかたくり粉を回し入れて煮汁にとろみをつける。

洋風の主菜のつけ合わせにもおすすめ
にんじんのグラッセ　50 kcal　塩分 0.1 g

材料（1人分）
にんじん50g　A［水$\frac{1}{4}$カップ　砂糖小さじ$\frac{2}{3}$　バター小さじ$\frac{1}{2}$強］

作り方
❶にんじんは7～8mm厚さの輪切りにする。
❷鍋にAを入れて強火にかけ、バターと砂糖がとけたら①を入れ、弱火でコトコト煮る。汁けがほぼなくなり、にんじんがやわらかくつやよく煮えたら火を止める。

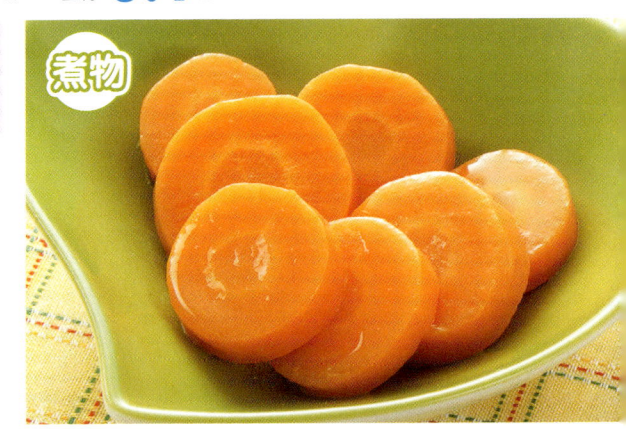

白いご飯に合う一品
ピーマンの甘辛煮　40 kcal　塩分 0.6 g

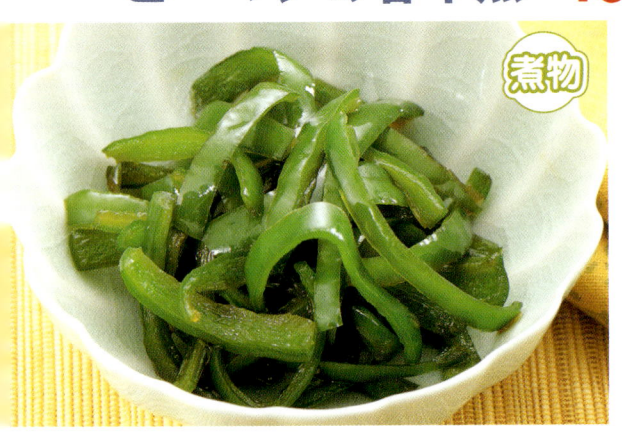

材料（1人分）
ピーマン60g　A［だし汁$\frac{1}{4}$カップ　しょうゆ小さじ1弱　みりん小さじ2］

作り方
❶ピーマンは縦に細く切る。
❷鍋にAを入れて煮立て、①を入れて、汁けがほぼなくなるまで弱めの中火でコトコト煮る。

弱火でじっくりと芯まで味をしみ込ませた
ふろふき大根

50 kcal　塩分 **1.0** g

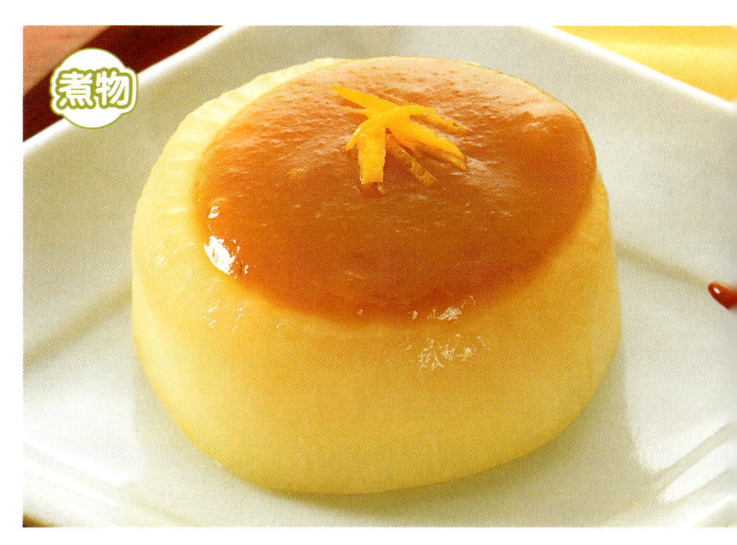

煮物

材料（1人分）
大根	40g
だし汁	適量
A　みそ	大さじ$\frac{1}{2}$弱
砂糖	小さじ1
みりん	小さじ1
ゆずの皮	少々

作り方
❶ 大根は皮をむいて面取り（切り口の角を細くむきとる）をする。
❷ ①の片面に、厚みの半分まで十文字に切り込みを入れておく（隠し包丁といい、火の通りをよくし、味のしみ込みもよくする）。
❸ 鍋に②を入れてかぶるくらいのだし汁を注ぎ、火にかける。煮立ったら弱火にし、竹串がすっと通るようになるまで気長に煮る。
❹ Aで練りみそを作る。鍋にAを入れてよくまぜ、なめらかにしてから弱火にかける。木べらで絶えずまぜながら、つやが出てくるまで練る。
❺ やわらかく煮えた③を器に盛って④をかけ、せん切りにしたゆずの皮を天盛りにする。

もう一品

辛みをきかせたみそを塗って焼く
いんげんの南蛮焼き

50 kcal　塩分 **0.7** g

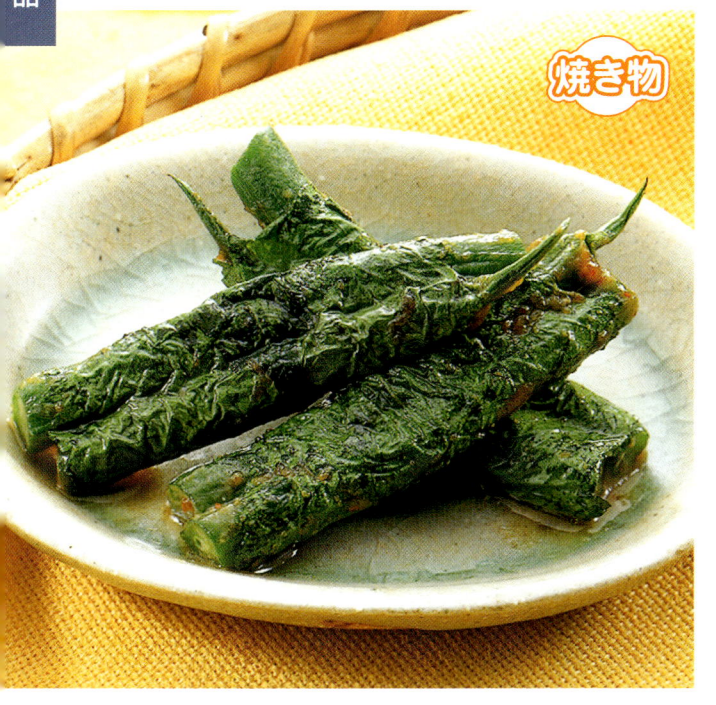

焼き物

材料（1人分）
さやいんげん	30g（3本）
青じそ	3枚
A　みそ	小さじ1
砂糖	小さじ$\frac{2}{3}$
七味とうがらし	少々
ごま油	小さじ$\frac{1}{2}$

作り方
❶ さやいんげんは筋をとって鍋に沸かした熱湯でかためにゆで、長さを半分に切る。
❷ Aを容器に入れてよくまぜ合わせる。
❸ 青じそ3枚の裏面に、②を等分に塗る。その上に、青じそ1枚につき①のさやいんげんを2切れずつのせて巻く。
❹ フライパンにごま油を入れて熱し、③を巻き終わりを下にして入れ、箸で返しながら全体に火を通す。

ごま油の風味をほのかに添えた
ししとうの串焼き   50 kcal   塩分 1.0 g

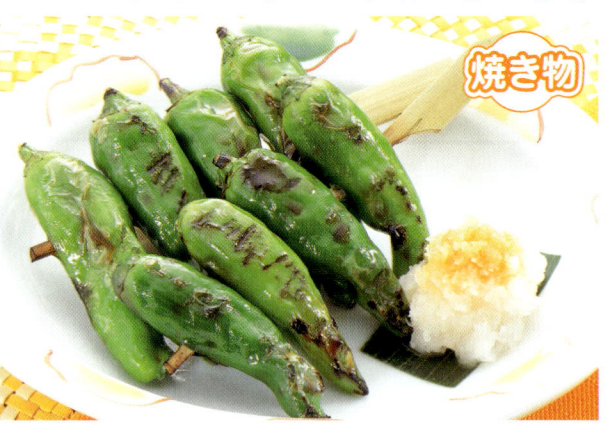

材 料（1人分）
ししとうがらし80g（8本）　A［しょうゆ小さじ1強　ごま油小さじ$\frac{1}{2}$］　大根おろし大さじ1　しょうゆ小さじ$\frac{1}{5}$

作り方
❶ししとうがらしは軸を切りそろえ、実の部分に、縦に1本の切り込みを入れる。これを4本ずつ串に刺す。
❷Aを容器に入れて、よくまぜ合わせる。
❸焼き網を火にかけてよく熱し、①をのせて弱火で焼く。ややしんなりしたら②のたれを3～4回ハケで塗りながら、両面に焼き色がつくまで焼く。
❹③を器に盛り、大根おろしを添えてしょうゆをたらす。

刻んだねぎを中に詰めてこんがりと焼く
ねぎの信田焼き   50 kcal   塩分 0.6 g

材 料（1人分）
長ねぎ25g　油揚げ20g（1枚）　削りがつお2g　しょうゆ小さじ$\frac{1}{2}$　きゅうり10g　塩0.2g

作り方
❶長ねぎは小口切りにし、ボウルに入れて削りがつおを全体にまぶし、しょうゆも加えてまぜておく。
❷油揚げは半分に切って切り口から袋状に開き、①を等分に詰める。口はようじで止める。
❸熱した焼き網に②をのせ、両面をこんがりと焼く。
❹きゅうりは薄い輪切りにして塩を振り、しんなりしたら水けをしぼる。
❺③を器に盛り、④を添える。

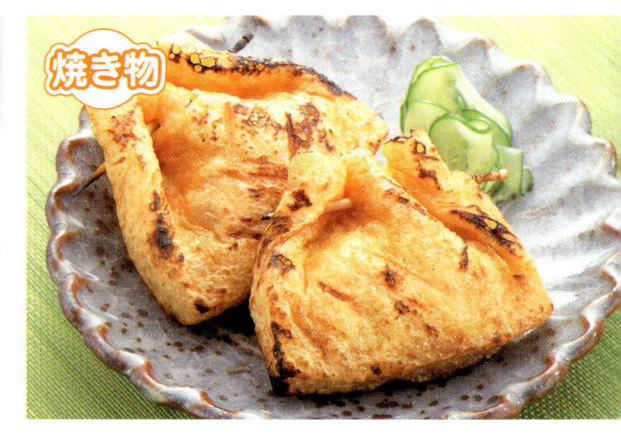

なすの甘みが口にじわっと広がる
焼きなす   40 kcal   塩分 0.7 g

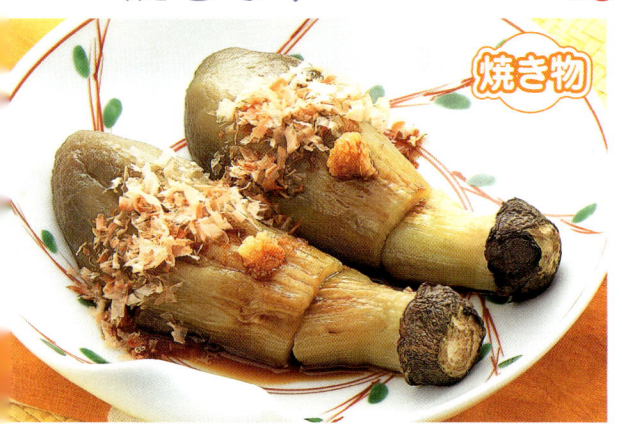

材 料（1人分）
なす120g（2個）　おろししょうが少々　削りがつお3g　しょうゆ小さじ1

作り方
❶なすは、へたについたガクのつけ根に包丁を当て、ぐるりと回して切り目を入れ、ガクを除く。皮に縦の方向に1cm間隔に浅く切り込みを入れておく。
❷焼き網を火にかけてよく熱し、①をのせて、ときどき向きを変えながら皮が焦げるくらいまで焼く。
❸②を少し冷まし、へたのきわから皮を縦にすーっとむく。
❹③を器に盛り、おろししょうがと削りがつおをのせ、しょうゆをかける。

ゆでるだけの超お手軽料理
オクラのマヨネーズかけ　40 kcal　塩分 0.1 g

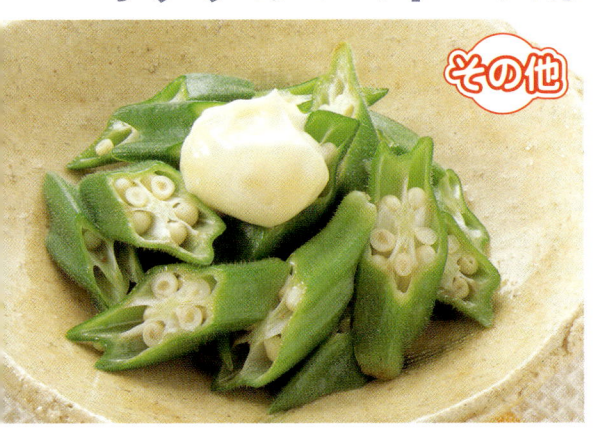

その他

材料（1人分）
オクラ30g　マヨネーズ小さじ1強

作り方
❶オクラはさっと水で洗い、塩少々（分量外）を振って、手で軽くこすってうぶ毛をとる。
❷鍋に沸かした熱湯に①をそのまま入れて1～2分ゆで、水にとってからざるに上げる。へたを切り落とし、斜め切りにする。
❸②を器に盛り、マヨネーズをかける。

まろやかな酸味の酢みそで味わう
かぶの酢みそがけ　40 kcal　塩分 0.4 g

材料（1人分）
かぶ60g　かぶの葉20g　A［みそ（甘口）小さじ1　みりん小さじ$\frac{2}{3}$　酢小さじ1］

作り方
❶かぶの葉は鍋に沸かした熱湯でさっとゆで、ざるに上げて広げ、冷めたら水けをしぼって3～4cm長さに切りそろえる。
❷かぶは皮をむいてくし形の食べやすい大きさに切り、鍋に沸かした熱湯でやわらかくゆでる。
❸ボウルにAを入れ、みそがとけてなめらかになるまでよくまぜ合わせる。
❹①と②を器に盛りつけ、③をかける。

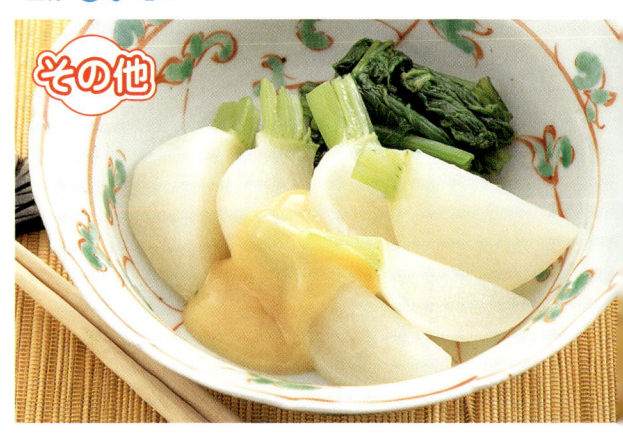

その他

意外な組み合わせにおいしさが
絹さやの黄身おろしかけ　40 kcal　塩分 0.9 g

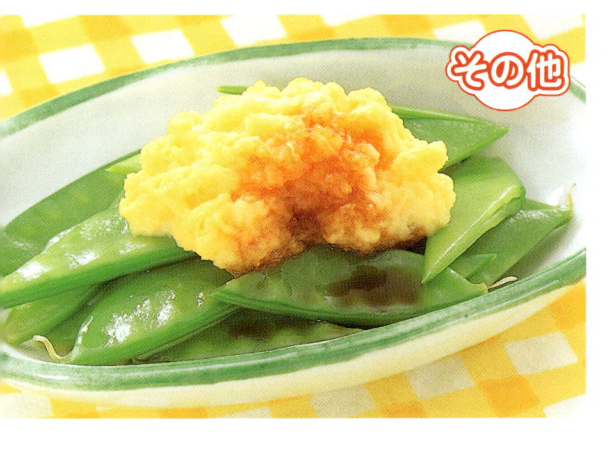

その他

材料（1人分）
絹さや15g　大根おろし大さじ2　卵黄7g　しょうゆ小さじ1強

作り方
❶絹さやは筋をとり、鍋に沸かした熱湯でややしんなりするまでゆでる。水にとって冷まし、ざるに上げて水けをきっておく。
❷ボウルに水けを軽くしぼった大根おろしを入れ、卵黄を加えてよくまぜ合わせる。
❸①を器に盛って②をのせ、しょうゆをかけ、全体をあえて食べる。

20kcal以下の超低エネルギーおかずです。主菜と副菜、もう一品だけではもの足りない場合は、どなたでも、この中から一品だけ自由に選んで追加してかまいません。
● 材料の分量、料理ごとに表示してあるエネルギー量、塩分量などはすべて1人分です。

なめこのおろしあえ

10 kcal　塩分 0.5 g

材料と作り方　❶なめこ15gはざるに入れて熱湯を回しかけたあと、流水に当てながら軽くぬめりをとる。
❷大根60gはすりおろし、目のこまかいざるに入れて自然に水けをきる。
❸ボウルに①と②を入れてあえ、器に盛って、しょうゆ小さじ$\frac{1}{2}$をかける。

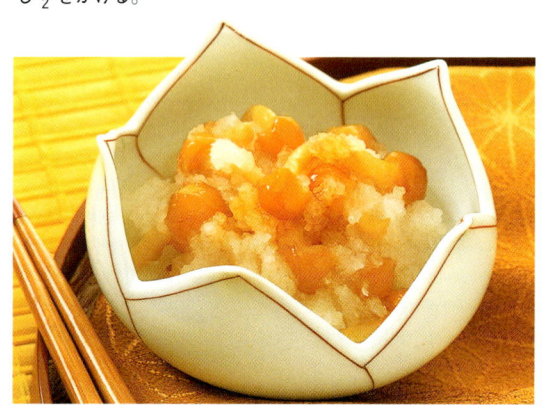

えのきのわさび漬けあえ

20 kcal　塩分 0.4 g

材料と作り方　❶えのきだけ50g($\frac{1}{2}$袋)は、鍋に沸かした熱湯でしんなりするまでゆでる。これをざるに上げて冷まし、長さを半分に切る。
❷三つ葉2本は鍋に沸かした熱湯にさっとくぐらせて水にとり、水けをしぼって3cm長さに切る。
❸ボウルにわさび漬け(市販品)小さじ$\frac{1}{2}$としょうゆ小さじ$\frac{1}{3}$を入れてまぜ、ここに①と②を入れてあえる。

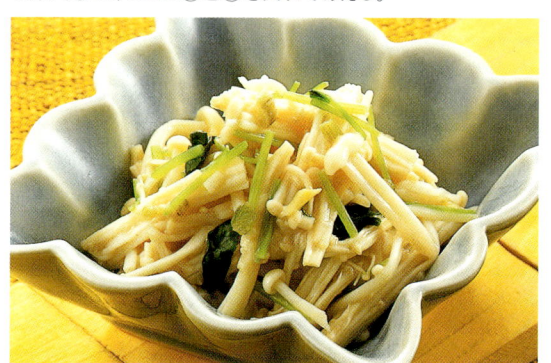

小松菜と黄菊のおひたし

20 kcal　塩分 0.8 g

材料と作り方　❶小松菜70gは沸騰湯でしんなりするまでゆで、水にとって冷まし、水けをしぼって3cm長さに切る。
❷黄菊は花びらをむしったものを20g用意する。鍋に沸かした熱湯に酢少々を加え、ここに黄菊を入れて箸でかきまぜながら沈め、黄菊が透き通るまで10～20秒ほどゆでる。水にとって冷まし、水けをしぼる。
❸ボウルに①と②を入れ、しょうゆ小さじ1も加えてよくまぜ合わせ、器に盛る。

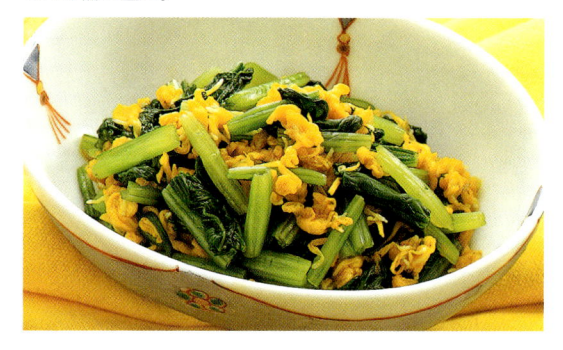

大根の梅肉あえ

10 kcal　塩分 0.6 g

材料と作り方　❶大根50gは2～3mm厚さのいちょう切りにし、ボウルに入れる。これに塩0.2gを振ってしんなりさせ、水洗いして軽くしぼる。
❷青じそ1枚はせん切りにし、水にさらして水けをしぼる。
❸梅干しの果肉$\frac{1}{3}$個分は、包丁でこまかくたたいてペースト状にする。
❹ボウルにだし汁小さじ1と③を入れてまぜ、これで①と②をあえる。

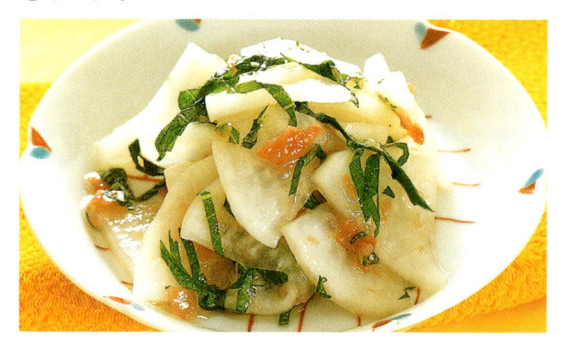

低エネルギーおかず

梅干し

5 kcal　塩分 **0.7** g

材料と作り方　梅干し（市販品）10g（小1個）を器に盛る。

参考メモ　減塩ブームを反映して、最近は塩分10〜15％の薄塩タイプの市販品も多く見かけるようになりました。その薄塩タイプでさえ、たとえば中1個あたり約1.6gの塩分を含んでいます。塩分のとりすぎを防ぐためにも、梅干しを食べるのは1日小1個にとどめましょう。

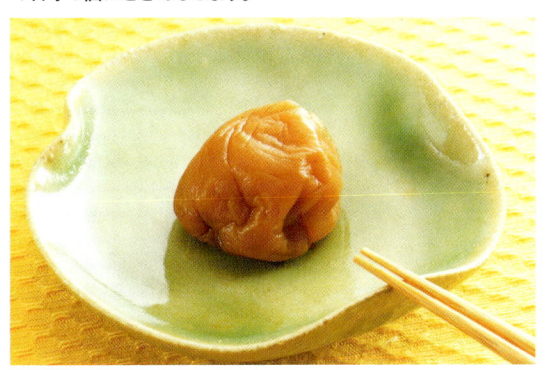

ほうれんそうとまいたけのおひたし

20 kcal　塩分 **0.7** g

材料と作り方　❶ほうれんそう50gは鍋に沸かした熱湯でしんなりするまでゆで、水にとって冷まし、水けをしぼって3〜4cm長さに切る。
❷まいたけ30gは小分けにし、鍋に沸かした熱湯でしんなりするまでゆでてざるに上げ、冷ましておく。
❸ボウルに①と②を入れ、しょうゆ小さじ1も加えてよくまぜ合わせ、器に盛る。

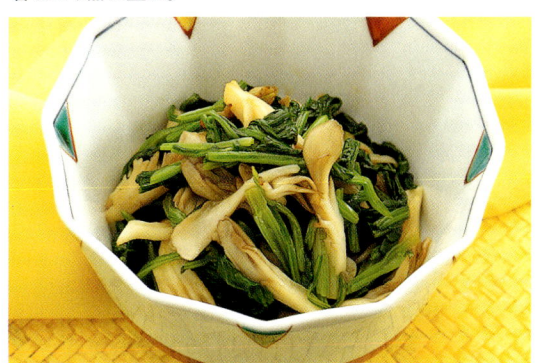

セロリときゅうりのりんご酢漬け

10 kcal　塩分 **0.3** g

材料と作り方　❶セロリ20gは筋をとって、2cm幅くらいの斜め切りにする。
❷きゅうり30gは一口大の乱切りにする。
❸ボウルに①と②を入れて塩0.3gを振り、全体にからめる。
❹③の野菜がしんなりしたら、だし汁大さじ2とりんご酢大さじ1を加えてからめ、1時間以上おく。

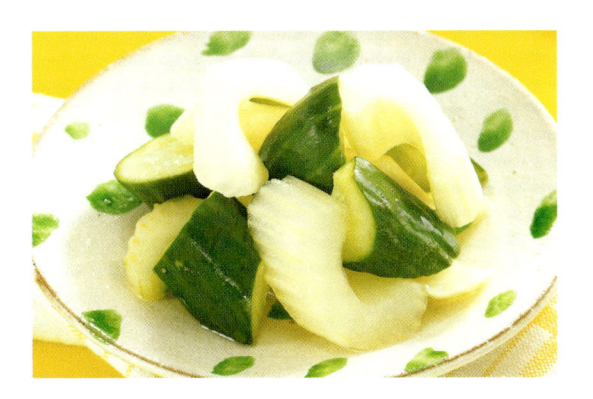

もずくの二杯酢

10 kcal　塩分 **0.9** g

材料と作り方　❶もずく（塩抜きしたもの）60gは目のこまかいざるに入れて流水で洗い、食べやすい長さに切る。
❷長ねぎ5gは縦に切り目を入れて芯をとり除き、白い部分のみをせん切りにして水にさらす。
❸ボウルにだし汁としょうゆ各小さじ1、酢大さじ1を入れてまぜ、二杯酢を作る。
❹③に①を入れてあえ、器に盛って、②をのせる。

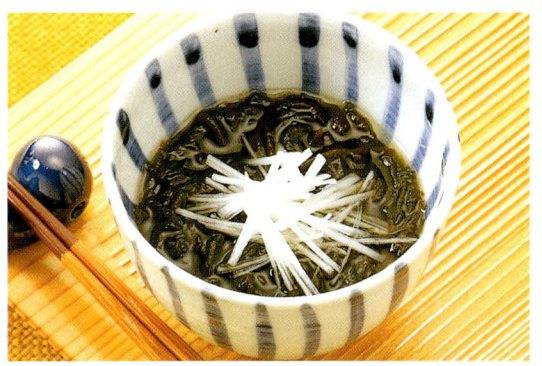

低エネルギーおかず

ふきの青煮

20 kcal　塩分 **1.2** g

材料と作り方　❶ふき60gはまな板にのせ、塩少々(分量外)を振って転がすように数回もんでから、鍋に沸かしたたっぷりの熱湯でゆでる。しんなりと曲がるようになったらすぐ冷水にとり、皮と筋をむいて3cm長さに切る。
❷鍋にだし汁$\frac{1}{4}$カップ、薄口しょうゆ小さじ1、塩0.3g、日本酒小さじ1を入れて煮立て、①の太いところを入れ、一煮立ちしたら細いところを入れて1～2分煮る。すぐ鍋底を水につけて冷まし、バットに煮汁ごと移してラップをかけ、味をじゅうぶんに含ませる。

白菜の柚香(ゆこう)漬け

10 kcal　塩分 **1.0** g

材料と作り方　❶白菜80gは茎の部分を1.5～2cm角くらいに切り、葉はざく切りにする。
❷ゆずの皮少々は細いせん切りにする。
❸昆布少々はキッチンばさみを使って細切りにする。
❹ボウルに①と②、③を入れ、塩0.7gを振って全体にからめ、重しをして半日ほどおく。
❺④を器に盛って、しょうゆ小さじ$\frac{1}{3}$をかける。

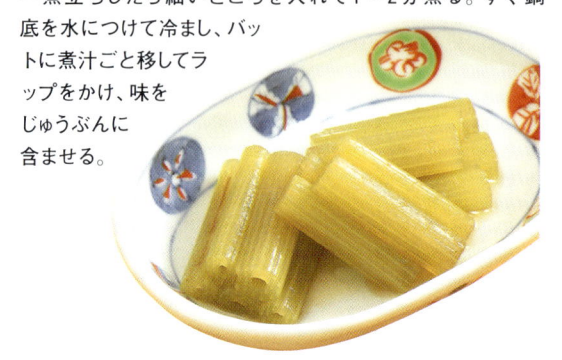

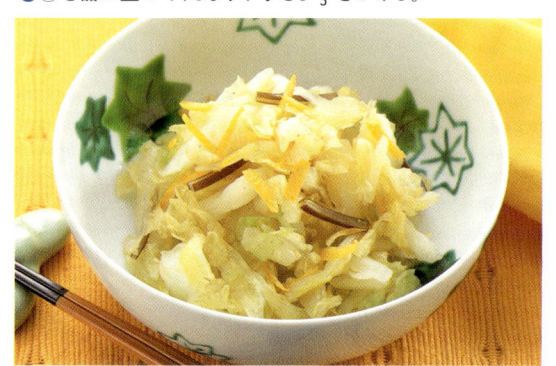

えのきの焼きびたし

20 kcal　塩分 **0.7** g

材料と作り方　❶えのきだけ50g($\frac{1}{2}$袋)は小分けにし、よく熱した焼き網にのせて、うっすらと焼き色がつくまで強めの中火で焼く。
❷鍋にだし汁大さじ2としょうゆ小さじ1を入れて火にかけ、煮立ったら火を止める。ここに①を入れ、しばらく浸して味を含ませる。
❸②を汁ごと器に盛り、薄くそいだゆずの皮少々を添える。

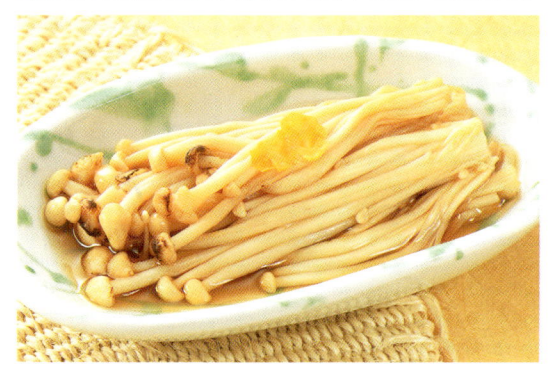

生わかめのスープ煮

20 kcal　塩分 **1.4** g

材料と作り方　❶わかめ(塩蔵)40gは塩を洗い流し、水けをしぼって食べやすい長さに切る。
❷玉ねぎ15gは薄切りにする。
❸鍋に水1カップ、コンソメスープの素(固形)$\frac{1}{2}$個、おろしにんにく少々を入れて煮立て、②を加えて強火で煮る。玉ねぎがしんなりしたら①を加えて一煮し、塩0.2gとこしょう少々で調味する。

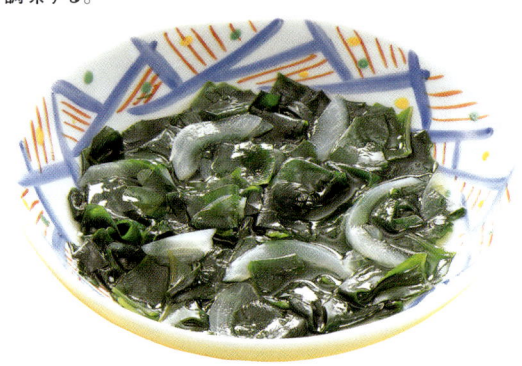

低エネルギーおかず

こんにゃくの刺し身
10 kcal　塩分 **0.8** g

材料と作り方　❶刺し身用こんにゃく(市販品)80gは5mm厚さくらいに切り、冷蔵庫で冷やしておく。
❷**大根**20gはせん切りにし、水にさらしてシャキッとさせ、ざるに上げて水けをしっかりきる。
❸器に②をのせて①を盛りつけ、**練りわさび**少々と小皿に入れた**しょうゆ**小さじ1を添える。あれば、写真のように、つま野菜として浜ぼうふうやラディシュの薄輪切りなどを添えても。

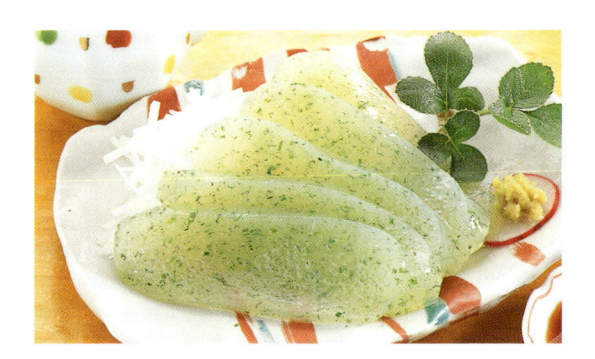

焼きしいたけ
10 kcal　塩分 **0.3** g

材料と作り方　❶よく熱した焼き網に、生しいたけ3個をひだのある白いほうを下にしてのせて中火で焼く。うっすらと焼き色がついたら裏返し、こんがりとするまで焼く。
❷①を半分に切って器に盛り、軽く水けをきった**大根おろし**大さじ1をのせ、**しょうゆ**小さじ$\frac{1}{3}$をかける。

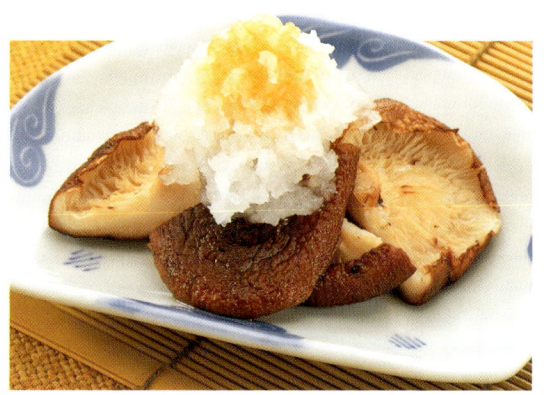

焼きのり
4 kcal　塩分 **0.4** g

材料と作り方　❶**焼きのり**$\frac{1}{2}$枚は食べやすい大きさに切る。
❷①を皿に盛り、小皿に**しょうゆ**小さじ$\frac{1}{2}$を入れて添える。

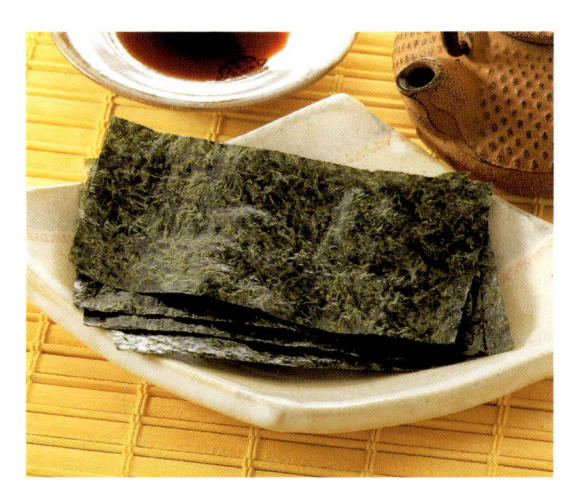

昆布のつくだ煮
10 kcal　塩分 **1.1** g

材料と作り方　**昆布のつくだ煮**(市販品)15gを器に盛る。
参考メモ　低エネルギーですが塩分はやや多いので、1食でとる量は控えめにします。できるだけ薄味のものを選ぶようにしましょう。

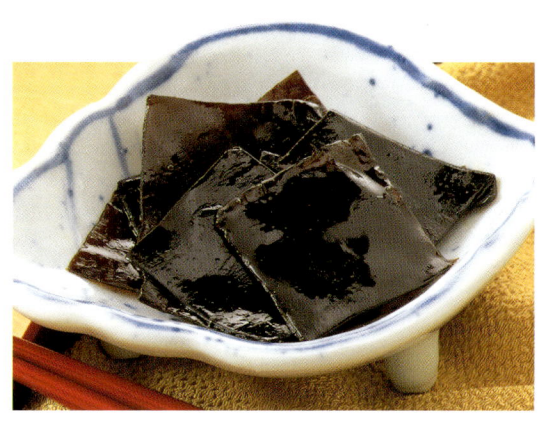

糖尿病の食事療法を成功させる一口アドバイス

せっかく食事療法を始めても、誤った情報や思い込みのもとに進めては、効果が上がらないばかりか、逆効果にさえなりかねません。まずはあなたにも間違った思い込みがないか、知識を再チェックしてみましょう。

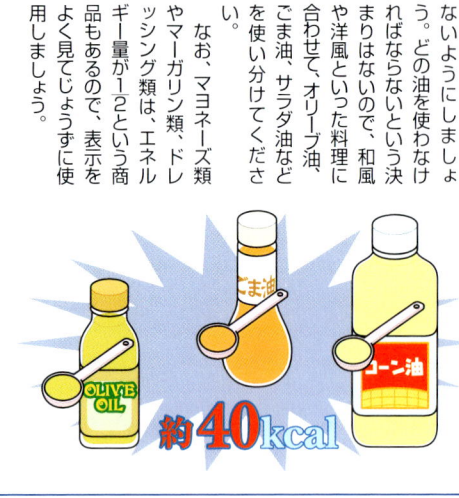

油は、種類が違ってもエネルギー量は同じです

このところ、市販されている植物油の種類がたいへん豊富になってきました。ごま油、サフラワー油、コーン油などはもうおなじみですし、オリーブ油、落花生油などもよく知られるようになりました。そして脂肪の成分をみても、ジアシルグリセロール、植物ステロール、中鎖脂肪酸入りの油などいろいろあります。

「体に脂肪がつきにくい」「コレステロールを減らす」「太りにくい」といった表示についつい目を奪われがちですが、どの植物油も1gあたり約9kcal、小さじ1杯で約40kcalのエネルギー(いわゆるカロリーのこと)があります。体によい成分が含まれていても、使いすぎればカロリーオーバーになることを忘れないようにしましょう。どの油を使わなければならないという決まりはないので、ごま油、サラダ油など、オリーブ油、ごま油、サラダ油などを料理に合わせて、和風や洋風といった料理に合わせて使い分けてください。

なお、マヨネーズ類やマーガリン類、ドレッシング類は、エネルギー量が1～2という商品もあるので、表示をよく見てじょうずに使用しましょう。

約40kcal

ノンオイルドレッシングはエネルギー量ゼロではありません

「ノンオイル」とは、油を使っていないというだけで、"エネルギーがない"ということではありません。安心してたっぷりかけたりしないように注意しましょう。

ちなみに、和風のノンオイルドレッシングの場合で、大さじ1杯あたり約13kcalのエネルギーがあります。調味料に砂糖やはちみつなどが使われている場合もあるので、必ず表示を確かめるようにしましょう。

また、ノンオイルドレッシングには、塩分量が通常のドレッシング類より多いものがあるので、塩分の制限をしている人は注意が必要です。

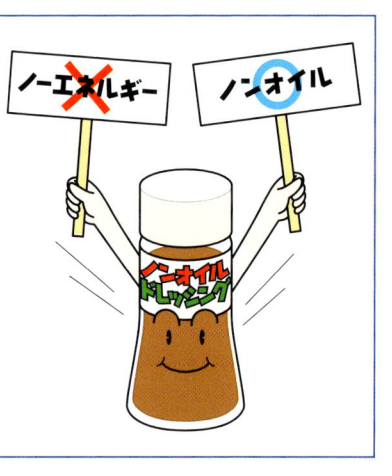

おかずの味つけは薄味を心がけましょう

おかずの味つけが濃いとご飯をおかわりしたくなるので、できるだけ薄味を心がけましょう。こしょうやカレー粉などのスパイス、レモンやゆずなどの柑橘類、ねぎやしょうが、にんにく、みょうがなどの香味野菜、オレガノやバジル、ミントなどのハーブ類をじょうずに利用すると、味つけのもの足りなさをカバーできます。

糖尿病の食事療法では、塩分量は1日10g未満を目安にします。塩分は塩だけでなく、みそやしょうゆなどの調味料、ハムやさつま揚げなど肉や魚の加工品にも含まれています。使いすぎにならないように、きちんと計量して使用しましょう。

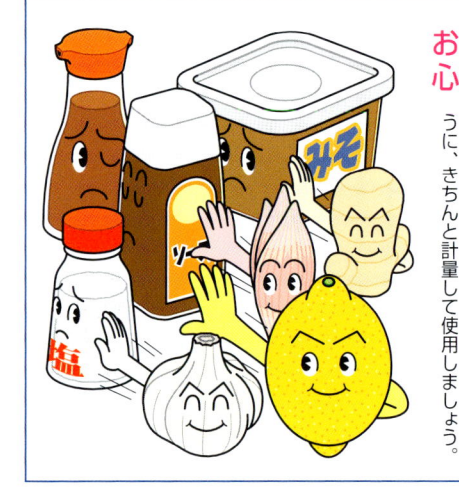

外食をする場合の注意点

外食メニューは一般に、高脂肪で野菜不足、しかも味つけが濃いめで量が多く、高エネルギーです。栄養のバランスをとって、じょうずにエネルギーをコントロールするには、食べ残したり、分け合って食べることが欠かせません。

外食をする場合は次のような点に注意しましょう。

1. 自分の指示エネルギー量に合わせて食べ、オーバー分は思い切って残します。
2. 単品メニュー（カレーライスやどんぶり物など）より、主菜や副菜がそろっている定食物を選ぶようにします。
3. メニューのエネルギー表示をしている店がふえてきました。注文する際は、そうした表示を見て選びましょう。
4. あらかじめ、ご飯など主食の量を調整してもらう、ドレッシング類はかけないように頼んでおくなど、リクエストのできるなじみの店をつくりましょう。

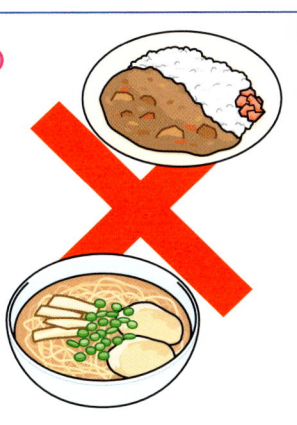

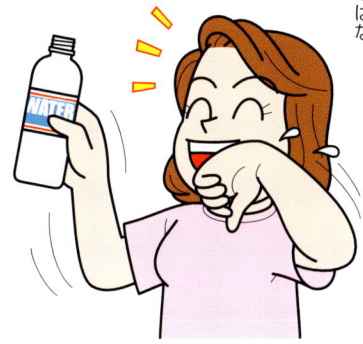

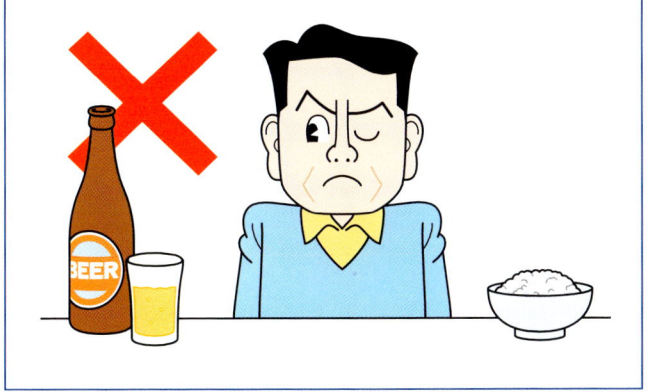

スポーツ飲料類にはエネルギーがあるので注意しましょう

スポーツで汗を流したあとや夏の暑い日など、のどをうるおす飲み物としてスポーツ飲料類に手を伸ばす人も多いのではないでしょうか。

スポーツ飲料とは、スポーツによる発汗で、失われた体液の補充を目的とした飲料です。さっぱりとした飲み口とイメージのせいで、エネルギーのことをつい忘れがちですが、ブドウ糖や果糖、砂糖といった糖質が含まれていて、もちろんエネルギーがあります。

ごくごくと飲みたいほどのどの渇きが激しいときは、やはり水かお茶類を飲むに限ります。

「アルコール類を飲んだらご飯を減らす」は間違いです

糖尿病の食事療法では、アルコール飲料は原則として禁止です。というのも、ビールはグラス1杯で約80kcal、日本酒は1合で約190kcalと、アルコール飲料そのものが高エネルギーであるうえ、食欲増進作用もあるからです。

中には、食事でとるご飯の量を減らしてアルコール類を飲む人がいますが、こうした自己流の調整も禁物です。アルコール類はエネルギー量はあっても、栄養分にはならないため、ご飯のかわりにはなりません。たとえエネルギーの帳尻があったとしても、栄養素の摂取に過不足が生じ、バランスがくずれてしまいます。

アルコール類をどうしても飲みたい場合（飲む機会がある場合）は、主治医の先生と相談して許容量を決めてもらってください。

巷（ちまた）のダイエット法に惑わされないでください

「○○で血糖値がみるみる下がった」「○○で糖尿病がよくなった」といったようなダイエット法が巷に氾濫しています。しかし、それらは、科学的根拠のないものがほとんどです。

糖尿病のコントロールには、まず、適正なエネルギー摂取を行う食事療法が第一です。安易な方法にはうかつに乗らないようにしましょう。人から「糖尿病によい」とすすめられて興味を持った場合は、始める前に必ず主治医または管理栄養士に相談してください。

こんにゃくのザーサイ炒め …108	白菜のえびあんかけ ………151	〈淡色野菜〉
こんにゃくの酢みそあえ …100	白菜のごま酢 …………114	うどの酢みそあえ …………170
しらたきと干しえびのいり煮 …123	白菜のスープ煮 ………126	かぶの三色サラダ …………175
しらたきのたらこまぶし …129	●ピーマン	かぶの酢みそがけ …………183
田楽 ……………………128	ピーマンと赤ピーマンのマリネ …115	キャベツとコンビーフのソテー …173
●春菊	●ブロッコリー	きゅうりとわかめの酢の物 ……177
春菊ときのこの煮びたし …122	ブロッコリーのかにあんかけ …151	切り干し大根の三杯酢 ………177
春菊のごまあえ …………133	ブロッコリーのスープ煮 …126	切り干し大根の中華煮 ………178
●セロリ	ブロッコリーの酢じょうゆあえ …105	グリーンサラダ ……………175
セロリのミルク煮 ………147	●ほうれんそう	コールスローサラダ ………176
●大根	ほうれんそうのおひたし …108	ごぼうとカリフラワーの梅風味 …178
イクラおろし ……………98	●もやし	たけのこの木の芽あえ ………171
炒めなます ………………135	もやしのカレー風味 ………106	ねぎの信田焼き ……………182
切り干し大根と油揚げの煮物 …146	●モロヘイヤ	ふろふき大根 ………………181
具だくさんのみそ汁風 ……141	モロヘイヤとオクラのあえ物 …106	もやしのナムル ……………172
しらすおろし ……………101	●山いも	焼きなす ……………………182
せん切り大根と	長いもの梅あえ …………102	れんこんとひじきの梅あえ …172
ほたて貝柱のサラダ …139	山いものせん切り …………130	〈きのこ類〉
大根とあさりの煮物 ……148	●レタス	まいたけと青梗菜のソテー ……174
大根とにんじんのなます …114	ピリ辛ホットレタス ………130	〈その他〉
大根とハムのサラダ ……139	レタスとうどのおひたし …109	うずら豆の甘煮 ……………178
焼きかますのおろしあえ …134	レタスとかにの炒め物 ……138	こんにゃくのおかか煮 ………179
●たけのこ	●れんこん	しらたきのピリ煮 …………179
たけのこのおかか煮 ……123	れんこんの甘酢カレー風味 …116	**低エネルギーおかず**
若竹煮 ……………………127	れんこんのきんぴら ………152	〈緑黄色野菜〉
●玉ねぎ	●わらび	小松菜と黄菊のおひたし ……184
さらし玉ねぎ ……………100	わらびの煮びたし …………127	ほうれんそうとまいたけのおひたし　185
野菜のホイル焼き ………154	●その他	〈淡色野菜〉
●青梗菜	板わさ ………………………155	セロリときゅうりのりんご酢漬け …185
青梗菜とうなぎの煮びたし …149	いりおから …………………143	大根の梅肉あえ ……………184
青梗菜と干し桜えびの煮物 …124	辛子明太子 …………………129	白菜の柚香漬け ……………186
青梗菜のクリーム煮 ……149	寒天ときゅうりのごまあえ …132	ふきの青煮 …………………186
野菜といかのしょうゆあえ …135	クラムチャウダー …………141	〈きのこ類〉
●とうがん	白あえ ………………………134	えのきの焼きびたし …………186
とうがんとかに缶のスープ煮 …124	大豆とひじきの煮物 ………148	えのきのわさび漬けあえ ……184
●豆苗	納豆 …………………………156	なめこのおろしあえ …………184
豆苗の卵とじ ……………150	マカロニサラダ ……………140	焼きしいたけ ………………187
●とうもろこし	はるさめとハムの酢の物 …143	〈海藻〉
スイートコーンのバターソテー …137	冷ややっこ …………………156	昆布のつくだ煮 ……………187
●トマト	焼き麩の卵とじ ……………152	生わかめのスープ煮 ………186
トマトのアンチョビーサラダ …111		もずくの二杯酢 ……………185
●長ねぎ	**もう一品**	焼きのり ……………………187
ねぎのスープ煮 …………125	〈緑黄色野菜〉	〈その他〉
●なす	いんげんとにんじんの和風サラダ　174	梅干し ………………………185
なすとピーマンのみそ炒め風 …137	いんげんの南蛮焼き …………181	こんにゃくの刺し身 …………187
なすとみょうがのおかかあえ …102	オクラのマヨネーズかけ ……183	**主食と主菜がいっしょになった一皿メニュー**
なすのチーズ焼き …………153	絹さやの黄身おろしかけ ……183	〈ご飯〉
●菜の花	グリーンアスパラサラダ …175	うな丼 ………………………159
菜の花のからしあえ ……103	グリーンアスパラのごまみそあえ …170	カレーライス ………………162
●にがうり	さやいんげんとまぐろ缶詰めのソテー　174	牛丼 …………………………160
にがうりの梅あえ ………104	ししとうの串焼き …………182	五目チャーハン ……………163
●にら	春菊としめじのくるみあえ …170	五目ちらし …………………161
にら玉フルフル ……………154	青梗菜とはるさめのわさび酢 …177	炊き込みご飯 ………………158
にらともやしの中華あえ …104	青梗菜の中華煮 ……………180	〈パン〉
●にんじん	菜の花のからしマヨネーズあえ …171	サンドイッチ ………………168
にんじんのごまあえ ……105	にんじんのグラッセ ………180	〈めん〉
にんじんのピリ煮 ………125	ピーマンとカテージチーズのサラダ …176	スパゲッティ・ミートソース …164
●白菜	ピーマンの甘辛煮 …………180	鍋焼きうどん ………………165
白菜とオレンジのサラダ …111	ほたて貝柱と三つ葉ののりあえ …171	冷やし中華 …………………166
白菜と鮭缶の煮びたし ……150	ミニトマトの二色サラダ …176	焼きそば ……………………167
	わけぎのぬた ………………173	

料理索引

主菜

〈肉料理〉
■揚げ物
揚げだんごの甘酢あんかけ‥‥32
■炒め物
鶏肉の五目みそ炒め‥‥‥‥28
肉野菜炒め‥‥‥‥‥‥‥‥20
豚肉とキャベツのみそ炒め‥21
レバーにら炒め‥‥‥‥‥‥39
■南蛮漬
砂肝の南蛮漬‥‥‥‥‥‥‥38
■煮物
いり鶏‥‥‥‥‥‥‥‥‥‥26
牛肉の柳川風‥‥‥‥‥‥‥17
すき焼き風煮物‥‥‥‥‥‥18
鶏つくねの炊き合わせ‥‥‥34
鶏肉のトマト煮‥‥‥‥‥‥30
なすのひき肉はさみ焼き煮‥35
豚肉のキムチ煮‥‥‥‥‥‥22
ロールキャベツ‥‥‥‥‥‥36
■蒸し物
蒸し鶏のピリ辛ソース‥‥‥31
■焼き物
牛肉の野菜巻き‥‥‥‥‥‥16
ささ身の梅しそ巻き‥‥‥‥27
スタッフドピーマン‥‥‥‥33
鶏肉の照り焼き‥‥‥‥‥‥29
ビーフステーキ‥‥‥‥‥‥19
豚肉のしょうが焼き‥‥‥‥23
豚肉のみそ漬け焼き‥‥‥‥24
和風ハンバーグ‥‥‥‥‥‥37
■ゆで物
ゆで豚の中華ドレッシングあえ‥25

〈魚料理〉
■揚げ物
あじフライ‥‥‥‥‥‥‥‥41
かれいの五目あんかけ‥‥‥53
■炒め物
いかの四川風炒め物‥‥‥‥45
えびのチリソース炒め‥‥‥48
貝柱とブロッコリーの炒め物‥49
かじきのオイスター炒め‥‥51
■サラダ
刺し身サラダ‥‥‥‥‥‥‥58
まぐろサラダ‥‥‥‥‥‥‥71
■鍋物
カキのみそ鍋‥‥‥‥‥‥‥50
たらちり鍋‥‥‥‥‥‥‥‥65
■なま物
かつおのたたき‥‥‥‥‥‥52
刺し身盛り合わせ‥‥‥‥‥59
しめさば‥‥‥‥‥‥‥‥‥62
■煮物
いかと野菜の煮物‥‥‥‥‥44
銀だらの煮つけ‥‥‥‥‥‥55
きんめだいの煮つけ‥‥‥‥54
鮭のかす煮‥‥‥‥‥‥‥‥56

さばのみそ煮‥‥‥‥‥‥‥60
なまりと野菜の炊き合わせ‥66
ブイヤベース‥‥‥‥‥‥‥67
ぶり大根‥‥‥‥‥‥‥‥‥68
ほたて貝柱と青梗菜のクリーム煮‥70
むつのしょうが煮‥‥‥‥‥73
■マリネ
いかとしめじのカレーマリネ‥43
スモークサーモンのマリネ‥63
わかさぎのマリネ‥‥‥‥‥75
■蒸し物
あまだいのちり蒸し‥‥‥‥42
■焼き物
あじの干物焼き‥‥‥‥‥‥40
いさきの塩焼き‥‥‥‥‥‥46
いわし(あじ)の香り焼き‥‥47
鮭の幽庵焼き‥‥‥‥‥‥‥57
さんまの塩焼き‥‥‥‥‥‥61
たちうおの酒塩焼き‥‥‥‥64
ぶりの照り焼き‥‥‥‥‥‥69
まながつおの西京焼き‥‥‥72
焼き鮭‥‥‥‥‥‥‥‥‥‥74

〈卵料理〉
■炒め物
卵と絹さやの炒め物‥‥‥‥78
■サラダ
ポーチドエッグサラダ‥‥‥82
■煮物
高野豆腐の卵とじ‥‥‥‥‥77
にらとじゃこの卵とじ‥‥‥80
三つ葉とちくわの卵とじ‥‥83
■焼き物
かに玉‥‥‥‥‥‥‥‥‥‥76
にら玉焼き‥‥‥‥‥‥‥‥79
ふわふわ卵‥‥‥‥‥‥‥‥81
目玉焼き‥‥‥‥‥‥‥‥‥84

〈豆腐・大豆製品料理〉
■炒め物
厚揚げの中華炒め‥‥‥‥‥85
いり豆腐‥‥‥‥‥‥‥‥‥86
■煮物
おでん‥‥‥‥‥‥‥‥‥‥87
がんもどきと青菜の煮物‥‥88
高野豆腐の炊き合わせ‥‥‥90
肉豆腐‥‥‥‥‥‥‥‥‥‥93
袋煮‥‥‥‥‥‥‥‥‥‥‥94
■冷ややっこ
中華風冷ややっこ‥‥‥‥‥91
■焼き物
ぎせい豆腐‥‥‥‥‥‥‥‥89
焼き厚揚げ‥‥‥‥‥‥‥‥95
■ゆで物
豆腐の野菜あんかけ‥‥‥‥92
湯豆腐‥‥‥‥‥‥‥‥‥‥96

副菜

●うど
うどとグレープフルーツのサラダ‥109

うどの白煮‥‥‥‥‥‥‥‥120
●オクラ
オクラと長ねぎのポン酢かけ‥112
オクラの山いもあえ‥‥‥‥98
●海藻
海藻サラダ‥‥‥‥‥‥‥‥110
切り昆布の煮物‥‥‥‥‥‥121
昆布と野菜のからしじょうゆあえ‥99
ひじきときゅうりの酢の物‥115
わかめとツナの酢の物‥‥‥116
●かぶ
かぶと厚揚げの煮物‥‥‥‥144
かぶときゅうりのあちゃら漬け‥117
かぶと昆布の三杯酢‥‥‥‥112
かぶのサラダ‥‥‥‥‥‥‥110
かぶのみそそぼろかけ‥‥‥144
かぶのレモン漬け‥‥‥‥‥117
菊花かぶ‥‥‥‥‥‥‥‥‥113
●かぼちゃ
かぼちゃの含め煮‥‥‥‥‥145
●カリフラワー
カリフラワーと
　にんじんのピクルス‥‥‥118
カリフラワーとブロッコリーの
　ミニグラタン‥‥‥‥‥‥153
カリフラワーのマリネ‥‥‥142
●きのこ類
エリンギのバターソテー‥‥107
きのこしぐれ‥‥‥‥‥‥‥120
きのこのワイン蒸し‥‥‥‥128
しめじとたけのこのうま煮‥122
●キャベツ
キャベツときゅうりの即席漬け‥118
キャベツの甘酢漬け‥‥‥‥119
キャベツのいり煮‥‥‥‥‥145
キャベツのカレー風味‥‥‥136
キャベツのスープ煮‥‥‥‥121
ツナサラダ‥‥‥‥‥‥‥‥140
ゆでキャベツと干し桜えびの
　からしじょうゆあえ‥‥‥107
●きゅうり
きゅうりとかにの黄身酢あえ‥132
きゅうりとくらげの酢の物‥113
きゅうりとたこの中華風酢の物‥142
きゅうりと鶏肉のごま酢あえ‥133
たたききゅうりの中華風‥‥119
●京菜
京菜と油揚げの煮びたし‥‥146
●グリーンアスパラガス
グリーンアスパラの
　カレーヨーグルトあえ‥‥99
グリーンアスパラのバター炒め　136
●ごぼう
ごぼうとささ身のサラダ‥‥138
根菜の田舎煮‥‥‥‥‥‥‥147
たたきごぼう‥‥‥‥‥‥‥101
●こんにゃく類

● 監修者紹介

金澤良枝 かなざわよしえ
東京家政学院短期大学講師。管理栄養士。日本病態栄養学会庶務理事、日本栄養改善学会評議員、日本透析医学会評議員、日本栄養食糧学会、日本糖尿病学会、日本腎臓学会、国際腎疾患栄養代謝学会会員。
短期大学で臨床栄養、公衆栄養、栄養指導論などの栄養士養成教育にたずさわると同時に、東京医科大学腎臓科で腎疾患や糖尿病の専門栄養指導を行っている。
主な著書に『透析の人のためのらくらく日常献立』、『透析患者さんのための四季の献立』(いずれも共著・主婦の友社)がある。

料理	赤堀永子　田川朝恵
	増井洋子　三浦孝子
表紙デザイン	大藪胤美(フレーズ)
本文デザイン	HBスタジオ
撮影	赤坂光雄
スタイリスト	塩畑美由喜　吉澤輝枝
イラスト	荒井孝昌
編集	金野しづえ
編集デスク	南條耕介(主婦の友社)

主婦の友新実用BOOKS

完全版 糖尿病を治す おいしいバランス献立

2003年9月10日　第1刷発行
2006年10月10日　第12刷発行

編　者	主婦の友社
発行者	村松邦彦
発行所	株式会社　主婦の友社
	〒101-8911　東京都千代田区神田駿河台2-9
	電話(編集)　03-5280-7537
	電話(販売)　03-5280-7551
印刷所	大日本印刷株式会社

もし落丁、乱丁、その他不良の品がありましたら、おとりかえいたします。お買い求めの書店か、主婦の友社資材刊行課(電話03-5280-7590)へお申しくださいい。

Ⓒ Shufunotomo.Co.,Ltd.2003　Printed in Japan
ISBN4-07-238210-8

Ⓡ本書の全部または一部を無断で複写(コピー)することは、著作権法上での例外を除き、禁じられています。本書からの複写を希望される場合は、日本複写権センター(電話03-3401-2382)にご連絡ください。